骨伤科
药食同源
临床应用

主编　谢　艳　王庆丰　吕艳艳

郑州大学出版社

图书在版编目（CIP）数据

骨伤科药食同源临床应用／谢艳，王庆丰，吕艳艳主编. — 郑州：郑州大学出版社，2023. 9

ISBN 978-7-5645-9725-2

Ⅰ. ①骨… Ⅱ. ①谢…②王…③吕… Ⅲ. ①骨损伤 - 食物疗法 Ⅳ. ①R247.1

中国国家版本馆 CIP 数据核字（2023）第 088603 号

骨伤科药食同源临床应用
GUSHANGKE YAOSHI TONGYUAN LINCHUANG YINGYONG

策划编辑	李龙传		封面设计	苏永生
责任编辑	张彦勤		版式设计	苏永生
责任校对	薛 晗		责任监制	李瑞卿

出版发行	郑州大学出版社		地　址	郑州市大学路 40 号（450052）
出版人	孙保营		网　址	http://www.zzup.cn
经　销	全国新华书店		发行电话	0371-66966070
印　刷	新乡市豫北印务有限公司			
开　本	787 mm×1 092 mm 1／16			
印　张	17.75		字　数	420 千字
版　次	2023 年 9 月第 1 版		印　次	2023 年 9 月第 1 次印刷

书　号	ISBN 978-7-5645-9725-2		定　价	68.00 元

作者名单

主　审　吴晓龙

主　编　谢　艳　王庆丰　吕艳艳

副主编　周英杰　马文龙　裴圆圆
　　　　殷　娜　张　丽　宁桃丽

编　委　（以姓氏笔画为序）
　　　　王　昭　王　甜　王一方
　　　　王传珍　付晓燕　邢伟鹏
　　　　刘　杰　刘　佳　刘瑜新
　　　　孙　实　孙　瑞　李　洋
　　　　李　娜　李冬冬　李典要
　　　　肖　鹏　张军玲　张宏都
　　　　张琪悦　尚万山　罗石任
　　　　耿　捷　郭云鹏　葛向荣

前　言

中医养生历史悠久,方法众多。食疗养生是其主要组成部分及首要内容。中药与食物的关系是药食同源。药物和食物均源于自然界,药物从食物中分化而来。食物除了具有营养价值,同药物一样也具有药用价值。两者的不同点是:凡是药物性味之偏较大,作用猛烈,一般用来攻邪;食物性味之偏较小,平和无毒,一般用于补精益气,强身健体。

国内关于药食同源的书籍已经很多,但是关于"药食同源"物质在骨科的应用还比较少见,几乎没有系统的论述。由此我们编写了这本《骨伤科药食同源临床应用》,以供骨伤科的医师、护师及营养师和相关从业人员参考。

本书分为5章,第一章至第四章主要阐述药食同源的概念、起源、发展,以及相关的中医理论知识和骨科常见疾病的膳食原则等;第五章介绍了国家卫生健康委员会公布的110种药食同源物质,主要包括物质的别名、来源、产地、生境与分布、采收加工、鉴别方法、炮制、化学成分、性味与归经、功能主治、用法用量等,详述了这些物质在骨伤科疾病中的药物功效、食物功效和药膳举例。骨科常见疾病的膳食原则及中药食同源物质在骨伤科的药物功效、食物功效和药膳举例是本书的特色与亮点,不仅能使读者了解药食同源物质的信息,明确其治疗或辅助治疗骨伤科疾病的机制,并且通过药膳举例,增加了书籍的实用性和可读性。

本书通过对药食同源的概念和药食同源物质的性能、功效进行介绍,对目前较易混淆的一些概念和知识具体化,以帮助读者正确理解和运用。如有不当之处,希望广大读者批评指正。

编者

2023 年 6 月

目 录

第一章 药食同源的概念和历史演变

第一节 药食同源的概念

一、广义的药食同源

(一)广义(古代)药食同源的内容

中医学自古以来就有"药食同源"(又称为"医食同源")理论。这一理论认为:中医用于治病最主要的手段是中药材,其多属天然药物,包括植物、动物和矿物质,而人类的食物同样来源于自然界的植物、动物及部分矿物质。因此,中药和食物的来源是相同的。许多物质既是食物也是药物,食物和药物一样能够防治疾病,不能截然分开。

(二)广义药食同源物质的分类

1. 纯药物类 只能用来治病,属毒副作用较大的物质。

2. 纯饮食物类 只能作饮食之用,寒、热、温、凉属性不明显,但由于能供给人体营养素,起到补充气血阴阳精津作用,并无治病作用。

3. 药食两用类 既有治病的作用,同样也能当作饮食之用的物质。

(三)广义药食同源物质的范围

因为广义(或古代)药食同源理论,包括"纯饮食物"在内的以上3类物质都有寒、热、温、凉"四气"和酸、苦、甘、辛、咸"五味"的属性,都具备"调整阴阳平衡"和"扶正祛邪"等调养治病功能,所以,除去少数毒副作用较大的纯药物以外,绝大部分能食用的自然界物质都属于广义药食同源物质的范围。如橘子、粳米、赤小豆、龙眼肉、山楂、乌梅、桃、杏仁、饴糖、花椒、小茴香、桂皮、砂仁、南瓜子、蜂蜜等。它们既属于中药材,有良好的治病疗效,又是大家经常吃的、富有营养的可口食品。

二、狭义的药食同源

(一)狭义(或现代)药食同源的法律规定

狭义药食同源是专指:①2002年2月由卫生部发布的《卫生部关于进一步规范保健食品原料管理的通知》(卫法监发〔2002〕51号,以下简称《通知》)中《既是食品又是药品的物质名单》;②2021年11月10日由国家卫生健康委员会发布的《按照传统既是食品又是中药材物质目录管理规定》(国卫食品发〔2021〕36号)(以下简称《规定》),发布并增补的既是食品又是药品的物质名单。

1.《通知》是为进一步规范保健食品原料管理,根据《中华人民共和国食品卫生法》,印发了中药材《既是食品又是药品的物品名单》《可用于保健食品的物品名单》《保健食品禁用物品名单》,明确了申报保健食品中含有动植物物品(或原料)的,总个数不得超过14个;如使用《通知》中附件1之外的动植物物品(或原料),个数不得超过4个;使用《通知》中附件1和附件2之外的动植物物品(或原料),个数不得超过1个,且该物品(或原料)应参照《食品安全性毒理学评价程序》(GB15193.1—1994)中对食品新资源和新资源食品的有关要求进行安全性毒理学评价;以普通食品作为原料生产保健食品的,不受本条规定的限制等六条规定。

2.《规定》是根据《中华人民共和国食品安全法》第三十八条"按照传统既是食品又是中药材的物质的目录由国务院卫生行政部门会同国务院食品药品监督管理部制定、公布"的规定制定的《按照传统既是食品又是中药材物质目录管理规定》。

(二)狭义药食同源物质的范围分类和目录

狭义或现行药食同源物质的范围,主要是在《中华人民共和国食品卫生法》的框架下,已经列入国家中药材标准(包括《中华人民共和国药典》及相关中药材标准)中,又具有传统食用习惯的动物和植物可使用部分(包括食品原料、香辛料和调味品),包括既是食品又是药品的物品名单、可用于保健食品的物品名单、新增15种既是食品又是药品的物品名单。下面还列出了保健食品禁用物品名单。

1.既是食品又是药品的物品名单(按笔画顺序排序) 丁香、八角茴香、刀豆、小茴香、小蓟、山药、山楂、马齿苋、乌梢蛇、乌梅、木瓜、火麻仁、代代花、玉竹、甘草、白芷、白果、白扁豆、白扁豆花、龙眼肉(桂圆)、决明子、百合、肉豆蔻、肉桂、余甘子、佛手、杏仁(甜、苦)、沙棘、牡蛎、芡实、花椒、赤小豆、阿胶、鸡内金、麦芽、昆布、枣(大枣、酸枣、黑枣)、罗汉果、郁李仁、金银花、青果、鱼腥草、姜(生姜、干姜)、枳椇子、枸杞子、栀子、砂仁、胖大海、茯苓、香橼、香薷、桃仁、桑叶、桑椹、桔红、桔梗、益智仁、荷叶、莱菔子、莲子、高良姜、淡竹叶、淡豆豉、菊花、菊苣、黄芥子、黄精、紫苏、紫苏籽、葛根、黑芝麻、黑胡椒、槐米、槐花、蒲公英、蜂蜜、榧子、酸枣仁、鲜白茅根、鲜芦根、蝮蛇、橘皮、薄荷、薏苡仁、薤白、覆盆子、藿香。

新增15种既是食品又是药品的物品名单:人参、山银花、芫荽、玫瑰花、马尾松松花粉、油松松花粉、粉葛、布渣叶、夏枯草、当归、山柰、西红花、草果、姜黄、荜茇。

2.可用于保健食品的物品名单(按笔画顺序排序) 人参、人参叶、人参果、三七、土茯苓、大蓟、女贞子、山茱萸、川牛膝、川贝母、川芎、马鹿胎、马鹿茸、马鹿骨、丹参、五加皮、五味子、升麻、天门冬、天麻、太子参、巴戟天、木香、木贼、牛蒡子、牛蒡根、车前子、车前草、北沙参、平贝母、玄参、生地黄、生何首乌、白及、白术、白芍、白豆蔻、石决明、石斛(需提供可使用证明)、地骨皮、当归、竹茹、红花、红景天、西洋参、吴茱萸、怀牛膝、杜仲、杜仲叶、沙苑子、牡丹皮、芦荟、苍术、补骨脂、诃子、赤芍、远志、麦门冬、龟甲、佩兰、侧柏叶、制大黄、制何首乌、刺五加、刺玫果、泽兰、泽泻、玫瑰花、玫瑰茄、知母、罗布麻、苦丁茶、金荞麦、金樱子、青皮、厚朴、厚朴花、姜黄、枳壳、枳实、柏子仁、珍珠、绞股蓝、胡芦巴、茜草、荜茇、韭菜子、首乌藤、香附、骨碎补、党参、桑白皮、桑枝、浙贝母、益母草、积雪草、淫羊藿、菟丝子、野菊花、银杏叶、黄芪、湖北贝母、番泻叶、蛤蚧、越橘、槐实、蒲黄、蒺藜、蜂胶、酸角、墨旱莲、熟大黄、熟地黄、鳖甲。

3.保健食品禁用物品名单(按笔画顺序排序)　八角莲、八里麻、千金子、土青木香、山莨菪、川乌、广防己、马桑叶、马钱子、六角莲、天仙子、巴豆、水银、长春花、甘遂、生天南星、生半夏、生白附子、生狼毒、白降丹、石蒜、关木通、农吉痢、夹竹桃、朱砂、米壳(罂粟壳)、红升丹、红豆杉、红茴香、红粉、羊角拗、羊踯躅、丽江山慈姑、京大戟、昆明山海棠、河豚、闹羊花、青娘虫、鱼藤、洋地黄、洋金花、牵牛子、砒石(白砒、红砒、砒霜)、草乌、香加皮(杠柳皮)、骆驼蓬、鬼臼、莽草、铁棒槌、铃兰、雪上一枝蒿、黄花夹竹桃、斑蝥、硫磺、雄黄、雷公藤、颠茄、藜芦、蟾酥。

4.作为普通食品管理的食品新资源名单　菜花粉、玉米花粉、松花粉、向日葵花粉、紫云英花粉、荞麦花粉、芝麻花粉、高粱花粉、魔芋、钝顶螺旋藻、极大螺旋藻、刺梨、玫瑰茄、蚕蛹。

三、广义和狭义药食同源的区别

广义药食同源理论,主要从远古人类对药食发现过程出发,在自然界所有可食物质范围内区分药物或食物,而且区分毒性或副作用的大小的标准不够明晰,突出药食的共同养生治疗作用。狭义的药食同源规定,主要从国家法律法规角度出发,在中药材范围内区分可长期食用的食物或保健物,而且以毒性或副作用的大小区分的动态标准极其明晰,更突出的是可长期食用中药材的安全性。现代狭义的药食同源规定,把古代广义药食同源理论中大量非中药材的有治疗作用的可食物质分离了出去,如乌鸡、鸭子、羊肉、豆腐、黑木耳、芹菜等。

第二节　药食同源的起源与发展

一、药食同源的起源

我国的饮食疗法历史悠久,自古以来就有"药食同源""医食同源"的说法,早在5000年前甲骨文中已有"养生"的记载。《黄帝内经》提出"上古之人,其知道者……饮食有节,起居有常……尽终其天年,度百岁乃去",并提出符合现代营养学观点的"五谷为养,五畜为益,五菜为充,五果为助"的膳食模式。我国的饮食疗法已有2000多年历史,在中医理论指导下,应用食物来保健强身,预防和治疗疾病,促进机体康复以及延缓衰老。它和药物疗法、针灸、推拿、气功、导引等学科一样,都是中医学的重要组成部分。从某种意义上讲,我国的饮食疗法在健康教育、健康管理、预防医学、康复医学、老年医学领域中占有重要地位。

我国传统的"药食同源"思想即是一种养生思想的反映,其包括中医学中的食养、食疗和药膳等内容。

（一）食养

食养是依据个人体质,科学严谨地搭配食材,从而起到养生保健的作用。在疾病初起和渐消期时,可合理运用食养理论,扶正以驱邪。正如《黄帝内经·五常政大论》所说:"大毒治病,十去其六;中毒治病,十去其七;小毒治病,十去其八;无毒治病,十去其九;谷肉果菜,食养尽之;无使过之,伤其正也。"简言之,用食物调整机体的状态。食养虽为上策,但因效果不明显、易错过使用时机等问题而不被看好。

（二）食疗

食疗则是以中医学辨证论治和整体观念为基础,将食物作为药物,运用方剂学原理施治。"食疗"一词起源于《千金方·卷二十六·食治》,其所云:"知其所犯,以食治之,食疗不愈,然后命药。"充分说明食疗的地位已经具有"治"的趋势,更适合病人的使用。

（三）药膳

虽然在甲骨文与金文中就早有了"药"字与"膳"字,但将其合起来用,组成"药膳"一词,则最早见于《后汉书·列女传》。其中就记载有"母亲调药膳思情笃密"这样的语句,此外《宋史·张观传》则有"蚤起奉药膳"的记载,因此证明了至少在 1000 多年前,我国就出现了药膳一词。药膳是将药物与食物结合的产物,是食养、食疗的拓展物,是"药食同源"理论最璀璨的成果,是养生学中最为重要的一跃,提高了食疗、食养的作用效果——疗效显著增加;扩大了其作用范围——无论健康与否,无论为何种体质,均可辨证施膳;更丰富了养疗种类——原材料增多,食用性药物的加入。

二、药食同源的发展

（一）上古时期

为了繁衍、生存,人类需要食物以维持身体的正常需求。上古时期,在寻找食物的过程中,人类逐渐分清了食物与药物的区别,将有治疗功能的物质均归于药物,而用于饱腹充饥,对人体有利的物质归纳为食物,因此便有了"药食同源"的说法。《淮南子·修务训》中载"神农尝百草之滋味,水泉之甘苦,令民知所避就"就是最好的依据。神农尝百草一日七十二毒,虽然有些夸张但却形象地说明上古之人药食不分,当时药和食还没有明确的界限。

（二）夏商周时期

夏朝,是中国最早的奴隶制国家,当时人类的生活水平还处于非常低的层次,即使帝王尧的饮食也以"粝粱之食(粗粮)""藜藿之羹(野菜)"为主。而在夏朝时期,人们还学会通过稻、菽、粟等作物来酿制酒浆,如后世《吕氏春秋》中就有"仪狄作酒"的记载。相传仪狄曾做酒献给夏禹品尝以健体。

商朝,伊尹善调五味,教民五味调和,创中华割烹之术,开后世饮食之河,在中国食养文化史上占有重要地位,被中国烹饪界尊为"烹调之圣""烹饪始祖""厨圣",伊尹烹制的"紫苏鱼片",可能是我国最早运用中药紫苏来制作的药膳。而后期殷商,有彭祖,又叫筏铿、彭铿,他研制了"雉羹"(见《楚辞·天问》),被后世公认为最早的复合汤羹(是由豆叶、碎米粉、鸡肉、茭白配餐,进行煮熬成汤羹的食物)。直到今天徐州还有祭拜彭祖的习惯。

周朝,分为西周、东周及春秋与战国时期。西周在前朝基础上建立了国家级的医疗体系,朝廷设"三公九卿"制,并且设专职的膳夫和食医,这为"药食同源"理论的发展奠定了基础。根据《周礼》记载,"食医"主要为天子调配"六食""六饮""六膳""百馐""百酱"的性、味、量等,其工作类似现代的专职营养师。长沙马王堆出土的医药书籍众多,相传成书均为战国以前,其中与"药食同源"理论相关的帛书有《却谷食气篇》《导引图》《养生方》《杂疗方》等。书中所载养生方法多数可"以食治之"或"以食养"。不难看出,"药食同源"理论已初见端倪。《黄帝内经》是该时期最重要的医学著作,对后世医家有着不可替代的意义。在"药食同源"方面确定了原则和使用方法,对于药、食的配伍,对五脏的影响及作用等多方面均有论述,对于药膳学的发展奠定了深远的作用。其中载有"药以祛之,食以随之",并强调"人以五谷为本"。

"药食同源"理论在该时期一步步走向成熟,从仅以充饥为目的的饮食到以保健养生为目的的饮食,从单用食物以滋养的"食养"到药食结合的"药膳",从后世著作中提及的只言片语到自主传承下来的养生经典,无不反映"药食同源"理论的重要与珍贵。

(三)秦汉时期

此时期由于战争连绵,对于"药食同源"的发展不利,因此该时期没有重要的进步,但是也不乏一些著作的出版,它们为"药食同源"理论做了蓄势待发的准备。如《吕氏春秋·本味篇》《南淮子》等,而东汉末期《神农本草经》名声最大,详尽365种药,包括木、米、兽、谷、草、鱼、禽、果等,分成上、中、下三品,为"药食同源"理论提供了坚实的物质基础。

(四)晋至隋时期

晋朝,分为西晋与东晋。西晋时期人们非常重视"食养"之道,宫廷兴食一种以大枣、胡桃仁为馅的药膳酵面蒸饼。东晋葛洪的《肘后备急方》没有明确地提及"药食同源"理论,但它和大多数医籍一样都离不开"防微杜渐""未病先防"的养生思想,均为"药食同源"理论的深入人心做了铺垫。雷敦的《雷公炮炙论》、虞悰的《食珍录》、陶弘景的《本草经集注》《陶隐居集》《集金丹黄白方》、刘休的《食方》、崔浩的《食经》、贾思勰的《齐民要术》等均多多少少涉及养生的理论。隋朝太医巢元方所著《诸病源候论》中详细阐述了"养生方导引法"和"养生方",继承和发扬了《黄帝内经》的"药食同源"思想,把食疗、食治的措施落实到日常生活中。

(五)唐宋时期

唐朝为我国封建社会的顶点,在经济、文化、外交、政治等方面均达到了巅峰的成就,是我国历史上的全盛期,也是当时世界上的全盛期。而到了宋朝,虽然政治、经济、外交有所下滑,但文化却到了另一个高度,是一个文化的盛世。特别是医药保健刊物,更是如雨后春笋一般出现。在唐朝早期,苏敬等编撰的《新修本草》,陈藏器所著的《本草拾遗》,孙思邈的《备急千金要方》《千金翼方》为重量级巨著,《备急千金要方》中有食疗专篇,收载食物150多种,分果实、菜蔬、谷米、鸟兽虫鱼四门来叙述,并总结出五脏所宜食法。在《千金翼方》中就强调:"若能用食平疴,释情遣疾者,可谓良工,长年饵生之奇法,极养生之术也。夫为医者,当需先洞晓病源,知其所犯,以食治之,食疗不愈,然后命药。"孙思邈还引扁鹊的话说:"不知食宜者,不足以存生也。不明药忌者,不能以除病也……若能用食平释情遣疾者,可谓良工。"与此同时,在理论总结上,食疗开始逐渐从各门学科中分化出来,出现了专门论述食疗的专卷,标志食疗专门研究的开始。孙思邈度百岁乃去,正是他深入贯彻这些方面的理论及与其自身实践相结合的效果。孟诜的《食疗本草》是全世界最早的一部药膳学方面的专著,它集古代"药食同源"理论之大成,与当今营养学相联系,为"药食同源"的发展做出了巨大的贡献,因此孟诜也被誉为食疗学的鼻祖。陈仕良的《食性本草》,郑樵所著《食鉴》,陈直所著的首部老年养生书《养老奉亲书》,娄居中所著的《食治通说》,蒲虔贯的《保生要录》都对药膳食疗起到承传与引领。其中《保生要录》的作者蒲虔贯根据五味能入五脏、五脏同时旺于四时以及五行相生相克理论,首次提出了四时的饮食五味要求:"四时无多食所旺并所制之味,皆能伤所旺之脏也。宜食相生之味助其旺气。"认为"旺盛不伤,旺气增益,饮食合度,寒温得益,则诸疾不生,遐龄自永矣"在食膳发展史上有着一定的意义。而宋徽宗下旨编写的《圣济总录》中记载285个食疗保健方,适用于29种病证,其尤为突出的是在药膳的制作方法和类型方面有创新。不仅有饼、羹、粥,还有面、散、酒、汁、饮、煎等烹制方法的记载。王焘的《外台秘要》,王怀隐的《太平圣惠方》及《诸病源候论》,孟钺的《东京梦华录》也通过自己的方式在诠释着"药食同源"。

该时期已经出现了一定量的药膳方,但制作还较为简单,依旧以食养、食疗为主。但不能否认本时期的著作对"药食同源"理论的发展有着不可替代的意义。

(六)元明清时期

元朝,是以蒙古民族为主要统治者的朝代,他们在辽、西夏、金等基础上融入了蒙医,大量蒙医思想的进入加速了中医学的创新。与此同时,药膳文化也在其中大放光彩,如元朝饮膳太医忽思慧所著《饮膳正要》,总结了古人保健养生的经验以及烹饪的技术,提出食养、食疗须以"春食麦""夏食绿""秋食麻""冬食栗"四时为宜的理论,并根据元朝皇帝食疗的需求精心设计了"生地黄鸡""木瓜汤""良姜粥""山药面""渴忒饼儿""葛根羹""姜黄腱子""五味子汤"等药膳方剂。可谓是药膳学的百科全书。朱震亨著有《丹溪心法》《格致余论》《金匮钩玄》《医学发明》《局方发挥》等,其研发的"参麦团鱼""沙参麦冬炖猪肘""玉竹心子"均属于典型的滋阴药膳方。

明朝,是继唐宋之后,又一文化盛世,此时名医药家们留下大批的著作,如卢和的《食物本草》,宁原的《食鉴本草》及《养生食忌·养生导引法》均有多个版本行于当代。李时珍著的《本草纲目》可以说是这个时期最为璀璨的明珠,其包含诸多养生保健内容。它以中医五行学说为核心,以"五味"发挥五行学说,被认为是集前朝养、疗本草之大成,是前人的"药食同源"理论和实践的总结,并在该基础上衍生出自己独特的理论体系,有力地证实了中医"药食同源"理论。张介宾(号景岳)著有《类经》《景岳全书》,其中《景岳全书》中养生的思想为"治形保精"与"滋养阳气"为主,张景岳本人创制的"天麻鱼头""人参生脉鸡汤""附片羊肉汤""归芪鸡汤"等都是著名的食疗方,至今仍在使用。明代还有鲍山的《野菜博录》，姚可成的《救荒野谱补遗》，王磐的《野草谱》，屠本峻的《野菜笺》，周履靖的《茹草编》等著作，这些书对"药食同源"均有指导价值。明成祖朱棣的《救荒本草》《普济方》中养生部分即为整理明以前"药食同源"理论。

清朝，是中国最后一个封建朝代，清宫廷的御膳多为药膳或营养之品，尤其是慈禧太后更为注重养生和药膳、食疗的发展。清朝中医药与养生的文献史料极多，有尤乘的《食治秘方》，沈李龙的《食物本草会纂》，龙柏的《脉药联珠药性食物考》，文晟《食物常用药物》及《本草饮食谱》，何克谏的《增补食物本草备考》，王孟英的《随息居饮食谱》，章穆的《调疾饮食辨》，袁枚的《随园食单》，费伯雄的《食鉴本草》《本草饮食谱》《食养疗法》，顾仲的《养小录》，李调元父子与李化楠合著的《醒园录》。其中龙柏的《脉药联珠药性食物考》首次以脉区分药物，以脉的浮、沉、迟、数为纲，先言脉理，因脉言症，因症治药，再对药食之性味、归经、主治、功能一一分考，对于临床施膳有重要的指导意义。而王孟英的《随息居饮食谱》对每类食材多先解释名称，后阐述其功效、性味、宜忌、单方效方甚至是详细制法，同时比较产地优劣。以上都是清朝与"药食同源"理论相关的主要著作，其余著作因其特性不明显就不一一列举。

不难发现，成熟的药膳方在本时期已经大量出现，因为"药食同源"理论已经成熟，人们已经可以灵活地配伍出经典的药膳方，且品种丰富剂型繁多。为以后挖掘食疗、药膳方提供了广阔的空间。

（七）民国时期

民国时期，西方先进科学知识的引入拓展了"药食同源"的理论知识，与此同时，大多的著作融入了现代医学的知识，如张若霞《食物疗病新书》，程国树的《伤寒食养疗法》，沈仲圭与扬志一合编的《食物疗病常识》，丁福保的《食物疗病法》，上官语尘的《食物常识》，朱仁康的《家庭食物疗法》，秦伯未的《饮食指南》，陆观豹的《食用本草》等，均对中医食养、食疗及药膳的传承起到重要作用。

（八）中华人民共和国成立至今

中华人民共和国成立后，对中医药的发展十分重视，国家与各省、市均有不同层次的中医药类的学校，其中不少学校还开设了中医药膳课程。从事中医药学教学的部分学者与教授，著有药膳、食疗类的著作，如叶橘泉1973年所著《食物中药与便方》，书中对"药食兼用"的食物与中药做了全面详细的功能介绍，并一一列出适应的药膳配方，为国家卫健委拟出《既是食品又是药品的物品名单》做出了贡献。叶锦先1976年所著《实用食物疗法》，此书赠至各省、市图书馆，对中医药膳食疗的教学起到最为直接的作用。改革开放以来，有关"药食同源"的作品相继问世，给养生学科带来新的理论知识。例如翁维健教授1982年的《食补与食疗》，彭铭泉教授1985年的《中国药膳学》，孟仲法教授1987年的《中国食疗学》，谭兴贵教授、谢梦洲教授主编的国家规划教材《中医药膳学》都对"药食同源"理论与药膳学科开创了新的局面。

2016年是中医药发展战略规划及相关法律法规集中出台的一年，中医药发展前景一片大好。2016年2月22日发布的《中医药发展战略规划纲要（2016—2030年）》提出鼓励中医药机构充分利用现代科学技术研发一批保健食品。2016年10月25日，中共中央、国务院印发了《"健康中国 2030"规划纲要》,提出要充分发挥中医药独特优势,"到2030 年,中医药在治未病中的主导作用、在重大疾病治疗中的协同作用、在疾病康复中的核心作用得到充分发挥";2016 年 12 月 25 日,《中华人民共和国中医药法》通过,提到国家支持发展中医养生保健服务;2016 年 12 月 26 日,《中医药"一带一路"发展规划(2016—2020 年)》提倡"结合不同国家的常见病、多发病、慢性病以及重大疑难疾病,面向沿线民众提供中医医疗和养生保健服务,推动中医药理论、服务、文化融入沿线国家卫生体系",为中医药产业发展提供了良好的政策环境;2016 年 12 月 28 日,国务院办公厅印发了《国务院办公厅关于进一步促进农产品加工业发展的意见》,明确提出"重点支持果品、蔬菜、茶叶、菌类和中药材等营养功能成分提取技术研究,开发营养均衡、养生保健、食药同源的加工食品";2016 年 12 月 31 日,《中共中央、国务院关于深入推进农业供给侧结构性改革加快培育农业农村发展新动能的若干意见》提出"加强新食品原料、食药同源食品开发和应用"。2017 年 7 月 13 日,国务院办公厅发布《国民营养计划(2017—2030 年)》,其中强调要大力发展传统食养服务,并要进一步完善我国既是食品又是中药材的物品名单。文件还指出要深入调研,筛选一批具有一定使用历史和实证依据的传统食材和配伍,对其养生作用进行实证研究,建设养生食材数据库和信息化共享平台。为响应《中华人民共和国中医药法》中支持发展中医养生保健服务的政策,2018 年,国家中医药管理局发布《中医养生保健服务规范(试行)》(征求意见稿)为深入落实《中华人民共和国中医药法》和《中共中央国务院关于促进中医药传承制新发展意见》中支持发展中医养生保健服务的政策。2023 年 4 月,国家中医药管理局发布《关于印发中医养生保健服务规范(试行)的通知》(国中医药结合发〔2023〕3 号)中提到不得给服务对象口服不符合《既是食品又是药品的物品名单》《可用于保健食品的物品清单》规定的中药饮片。国家通过系列法律法规的颁布为中医药事业的发展创造了良好的环境,而自古以来与养生保健紧密相连的药食同源理念及药食同源物质,也必将迎来重大利好。

第二章　药食同源的中医理论基础

一、阴阳五行学说

阴阳五行学说,是中国古代朴素的唯物论和自发的辩证法思想。它认为世界是物质的,物质世界是在阴阳二气作用的推动下滋生、发展和变化,并认为木、火、土、金、水5种最基本的物质是构成世界不可缺少的元素。这5种物质相互滋生、相互制约,处于不断的运动变化之中。这种学说对后来古代唯物主义哲学有着深远的影响,如古代的天文学、气象学、化学、算学、音乐和医学,都是在阴阳五行学说的协助下发展起来的。

我国古代医学家,在长期医疗实践的基础上,将阴阳五行学说广泛地运用于医学领域,用以说明人类生命起源、生理现象、病理变化,指导着临床的诊断和防治,成为中医理论的重要组成部分,对中医学理论体系的形成和发展,起着极为深刻的影响。

(一)阴阳学说

阴阳是中国古代哲学的一对范畴。阴阳的最初含义是很朴素的,表示日光的向背,向日为阳,背日为阴,后来引申为气候的寒暖,方位的上下、左右、内外,运动状态的躁动和宁静等。中国古代的哲学家们进而体会到自然界中的一切现象都存在着相互对立而又相互作用的关系,就用阴阳这个概念来解释自然界两种对立和相互消长的物质势力,并认为阴阳的对立和消长是事物本身所同有的,进而认为阴阳的对立和消长是宇宙的基本规律。

阴阳学说认为,世界是物质性的整体,自然界的任何事物都包括阴和阳相互对立的两个方面,而对立的双方又是相互统一的。阴阳的对立统一运动,是自然界一切事物发生、发展、变化及消亡的根本原因。正如《素问·阴阳应象大论》说"阴阳者,天地之道也,万物之纲纪,变化之父母,生杀之本始"。所以说,阴阳的矛盾对立统一运动规律是自然界一切事物运动变化固有的规律,世界本身就是阴阳二气对立统一运动的结果。

阴和阳,既可以表示相互对立的事物,又可用来分析一个事物内部所存在着的相互对立的两个方面。一般来说,凡是剧烈运动着的、外向的、上升的、温热的、明亮的,都属于阳;相对静止着的、内守的、下降的、寒冷的、晦暗的,都属于阴。以天地而言,天气轻清为阳,地气重浊为阴;以水火而言,水性寒而润下属阴,火性热而炎上属阳。

任何事物均可以阴阳的属性来划分,但必须是针对相互关联的一对事物,或是一个事物的两个方面,这种划分才有实际意义。如果被分析的两个事物互不关联,或不是统一体的两个对立方面,就不能用阴阳来区分其相对属性及其相互关系。

事物的阴阳属性,并不是绝对的,而是相对的。这种相对性,一方面表现为在一定的条件下,阴和阳之间可以发生相互转化,即阴可以转化为阳,阳也可以转化为阴。另一方面,体现于事物的无限可分性。

阴阳学说的基本内容包括阴阳对立、阴阳互根、阴阳消长和阴阳转化4个方面。在中医学理论体系中,处处体现着阴阳学说的思想。阴阳学说被用以说明人体的组织结构、生理功能及病理变化,并用于指导疾病的诊断和治疗。

（二）五行学说

五行是指木、火、土、金、水5种物质的运动。中国古代人民在长期的生活和生产实践中认识到木、火、土、金、水是必不可少的最基本物质,并由此引申为世间一切事物都是由木、火、土、金、水这5种基本物质之间的运动变化生成的。这5种物质之间存在着既相互滋生又相互制约的关系,在不断的相生相克运动中维持着动态的平衡,这就是五行学说的基本含义。

根据五行学说,"木曰曲直",凡是具有生长、升发、条达、舒畅等作用或性质的事物,均归属于木;"火曰炎上",凡具有温热、升腾作用的事物,均归属于火;"土爱稼穑",凡具有生化、承载、受纳作用的事物,均归属于土;"金曰从革",凡具有清洁、肃降、收敛等作用的事物则归属于金;"水曰润下",凡具有寒凉、滋润、向下运动的事物则归属于水。

五行学说以五行的特性对事物进行归类,将自然界的各种事物和现象的性质及作用与五行的特性相类比后,将其分别归属于五行之中。五行学说认为,五行之间存在着生、克、乘、侮的关系。五行的相生相克关系可以解释事物之间的相互联系,而五行的相乘相侮则可以用来表示事物之间平衡被打破后的相互影响。中医学应用五行学说以解释人体的生理功能,说明机体病理变化,用于疾病的诊断和治疗。

（三）阴阳与五行的关系

阴阳学说主要说明事物对立双方的互相依存、互相消长和互相转化的关系;五行学说是用事物属性的五行归类及生、克、乘、侮规律,以说明事物的属性和事物之间的相互关系。在中医学里,二者皆以脏腑、经络、气、血、津液等为其物质基础,都是从宏观自然现象包括人体的变化规律,用取象比类的方法,来分析、研究、解释人体的生理活动和病理变化及人体内外的各种关系,并指导临床辨证与治疗。

二、藏象学说

"藏象"二字,首见于《素问·六节藏象论》。藏指藏于体内的内脏,象指表现于外的生理、病理现象。藏象包括各个内脏实体及其生理活动和病理变化表现于外的各种征象。藏象学说是研究人体各个脏腑的生理功能、病理变化及其相互关系的学说。它是在历代医家医疗实践的基础上,在阴阳五行学说的指导下,概括总结而成的,是中医学理论体系中极其重要的组成部分。

它以脏腑为基础。脏腑是内脏的总称,按照生理功能特点,分为五脏、六腑和奇恒之腑;以五脏为中心,一脏一腑,一阴一阳为表里,由经络相互络属。五脏,即心、肝、脾、肺、肾,其共同特点是能贮藏人体生命活动所必需的各种精微物质,如精、气、血、津液等;六腑,即胆、胃、小肠、大肠、膀胱、三焦,其共同生理特点是主管饮食物的受纳、传导、变化和排泄糟粕;奇恒之腑,即脑、髓、骨、脉、胆、女子胞(子宫),其共同特点是它们同是一类相对密闭的组织器官,却不与水谷直接接触,即似腑非腑,但具有类似于五脏贮藏精气的作用,即似脏非脏。

藏象学形成的来源主要有 3 个方面:一是古代的解剖知识。如《灵枢·经水》中说:"夫八尺之士,皮肉在此,外可度量切循而得之,其死,可解剖而视之。其脏之坚脆,腑之大小,谷之多少,脉之长短,血之清浊……皆有大数。"二是长期对人体生理、病理现象的观察。例如因皮肤受冻而感冒,会出现鼻塞、流涕、咳嗽等症状,因而认识到皮毛、鼻窍和肺之间存在着密切联系。三是长期医疗经验的总结,如从一些补肾药能加速骨折愈合的认识中产生了"肾主骨"之说。

藏象学说是一种独特的生理病理学理论体系。其中脏腑不单纯是一个解剖学的概念,更重要的是概括了人体某一系统的生理和病理学概念。心、肺、脾、肝、肾等脏腑名称,虽与现代人体解剖学的脏器名称相同,但在生理或病理的含义中,却不完全相同。一般来讲,中医藏象学说中一个脏腑的生理功能,可能包含着现代解剖生理学中的几个脏器的生理功能;而现代解剖生理学中的一个脏器的生理功能,亦可能分散在藏象学说的某几个脏腑的生理功能之中。

人体是一个有机的整体,脏与脏、脏与腑、腑与腑之间密切联系。它们不仅在生理功能上相互制约、相互依存、相互为用,而且以经络为联系通道,相互传递各种信息,在气、血、津液环周于全身的情况下,形成一个非常协调和统一的整体。

三、气血津液学说

气、血、津液是构成人体的基本物质,也是维持人体生命活动的基本物质。气、血、津液是人体脏腑、经络等组织器官生理活动的产物,也是这些组织器官进行生理活动的物质基础。

气,是不断运动着的具有很强活力的精微物质;血,基本上是指血液;津液,是机体一切正常水液的总称。从气、血、津液的相对属性来分阴阳,则气具有推动、温煦等作用,属于阳;血和津液,都是液态物质,具有濡养、滋润等作用,属于阴。

气、血、津液的生成及其在机体内进行新陈代谢,都依赖于脏腑、经络等组织器官的生理活动;而这些组织器官进行生理活动,又必须依靠气的推动、温煦,以及血和津液的滋润濡养。因此,无论是在生理还是病理状况下,气血津液与脏腑、经络等组织器官之间,始终存在着互相依存的密切关系。

此外,构成人体并维持人体生命活动的基本物质中还有"精"。"精"在中医学理论上的基本含义,有广义和狭义之分。广义之"精",泛指一切精微物质,包括气、血、津液和从饮食中来的营养物质。狭义之"精",即通常所说的肾中所藏之精。这种精与人的生长、发育和生殖,都有直接关系。

气、血、津液均为构成人体和维持人体生命活动最基本的物质,都离不开脾胃运化的水谷精气,因而气和血、气和津液、血和津液在生理上相互依存、相互制约、相互为用,病理上相互影响、互为因果。

四、经络学说

经络是经脉和络脉的总称。经，有路径之意。经脉贯通上下，沟通内外，是经络系统的主干。络，有网络之意。络脉是经脉别出的分支，较经脉细小，纵横交错，遍布全身。经络内属于脏腑，入络于肢节，沟通于脏腑与体表之间，将人体脏腑、组织、器官联结成为一个有机的整体，并借此行气血、营阴阳，使人体各部的功能活动得以保持协调和相对平衡。

研究经络系统的生理功能、病理变化及其与脏腑之间关系的理论，称为经络学说。它是中医学分析人体生理、病理和对疾病进行诊疗的主要依据之一。"经络"一词首见于《黄帝内经》，《灵枢·邪气脏腑病形》说"阴之与阳也，异名同类，上下相会，经络之相贯，如环无端"，又如《灵枢·脉经》中说"经脉者，所以能决死生，处百病，调虚实，不可不通"。

经络学说的内容十分广泛，包括经络系统各组成部分的循行部位、生理功能、病理变化及其表现，经络中血气的运行与自然界的关系、经脉循行路线上的穴位及其主治作用，经络与脏腑的关系等。

经络学说的形成，是以古代的针灸、推拿、气功等医疗实践为基础，经过漫长的历史过程，结合当时的解剖知识和藏象学说，逐步上升为理论的，其间受到了阴阳五行学说的深刻影响。《黄帝内经》的问世，标志着经络学说的形成。《黄帝内经》中系统论述了十二经脉的循行部位、属络脏腑，以及十二经脉发生病变时的证候；记载了十二经别、别络、纤筋、皮部等的内容；对奇经八脉也有分散的论述；记载了约 160 个穴位的名称。

经络系统，由经脉、络脉、十二经筋和十二皮部所组成。经络在内连属于脏腑，在外则连属于筋肉、皮肤。中医把经络的生理功能称为"经气"。其生理功能主要表现在沟通表里上下，联系脏腑器官；通行气血，濡养脏腑组织；感应传导；调节脏腑器官的功能活动4 个方面。经络学说在临床上可以应用于解释病理变化、协助疾病诊断，以及指导临床治疗 3 个方面。

五、病因与发病

中医学认为，人体各脏腑组织之间，以及人体与外界环境之间相互作用，维持着相对的动态平衡，从而保持着人体正常的生理活动。当这种动态平衡因某种原因而遭到破坏，又不能立即自行调节得以恢复时，人体就会发生疾病。

病因，就是破坏人体相对平衡状态而引起疾病的原因。古代中医病因学将致病因素分为 3 种：即外因（如六淫、疬气等）、内因（如七情）和不内外因（包括饮食不节、劳逸损伤、外伤、寄生虫等）。痰饮和瘀血是人体受某种致病因素作用后在疾病发生过程中形成的病理产物，又能直接或间接作用于人体某一脏腑组织，发生多种病证，故又属致病因素。其实，中医的所谓"不内外因"，有的即是外因，如外伤等；有的则是内因为主，但常结合外因而致病，如饮食不节、劳逸损伤等。没有一种致病因素是既不属于内因，又不属于外因的，充其量是某一致病因素可能由内因与外因的协同作用形成。因而严格说来，中医所认识的病因是内因与外因两大类。

疾病与健康是相对的。人体脏腑、经络的生理活动正常,气血阴阳协调平衡,即"阴平阳秘"。当人体在某种致病因素作用下,生理活动异常,气血阴阳平衡协调关系被破坏,导致"阴阳失调",出现各种症状,便发生了疾病。中医学认为,疾病的发生和变化,总其大要,不外关系到人体本身的正气和邪气两个方面。

六、病机学说

病机,是指疾病发生、发展、变化及其结局的机制。以阴阳五行、气血津液、藏象、经络、病因和发病等基础理论,探讨和阐述疾病发生、发展、变化和结局的机制及其基本规律,即病机学说。病机的理论,在《黄帝内经》中已奠定了基础,病机之名,首见于《素问·至真要大论》的"审查病机,无失气宜"和"谨守病机,各司其属"。"诸风掉眩,皆属于肝"等"病机十九条",是以"五运六气"的"六气"与五脏相应的理论,将临床常见的诸多症状,分别归属于心、肺、脾、肝、肾之疾患,风、寒、湿、热、火之疾患,病变部位是在"上"或"下"等。但必须指出:《黄帝内经》论述病机,内容非常广泛,并不局限于"病机十九条",它对邪正和阴阳之盛衰,气血和脏腑之虚实,以及某些病证(如疼痛、痿、痹、厥、痈疽等)的病机,均有详尽的论述。

历代医家对于病机学说均非常重视。汉代张仲景的《伤寒杂病论》在《素问》及《灵枢》的基础上,结合临床实践,阐述了热病的虚实、寒热、表里、阴阳的进退变化;在《黄帝内经》脏腑、经络虚实的基础上,对不少病证的病机进行了阐述。隋代巢元方的《诸病源候论》对1729种病候的病因、病机及其临床证候作了阐述,成为我国历史上最早的病因病机学专著。金元时期的刘河间在《素问·玄机原病式》中提出"六气皆从火化"和"五志过极,皆为热甚"的观点;李东垣在《内外伤辨惑论》中论述了"内伤脾胃,百病由生"和"火与元气不两立"的病机;张从正在《儒门事亲》中论述了"邪气"致病的病机;朱丹溪在《格致余论》中阐释了"阳有余而阴不足"和"湿热相火"等病机。

病机学说的具体内容可以概括为以下几个方面。①从整体上探讨疾病的发生、发展、变化和结局的基本规律,如邪正盛衰、阴阳失调、气血失常、津液代谢失常等。②从脏腑、经络等某一系统研究疾病的发生、发展、变化和结局的基本规律,如脏腑病机、经络病机等。③探讨某一类疾病的发生、发展、变化和结局的基本规律,如六经传变病机、卫气营血传变病机和三焦传变病机等。④研究某一种病证的发生、发展、变化和结局的基本规律,如感冒的病机、哮喘的病机、痰饮的病机、疟疾的病机等。⑤研究某一种症状的发生、发展的病机,如疼痛的机制、恶寒发热的机制、失眠的机制等。⑥研究气血津液、脏腑等生理功能失调所引起的综合性病机变化,如内生"五邪"。

七、防治原则

(一)预防

中医学在治疗上历来以防重于治。《素问·四气调神大论》中说:"圣人不治已病治未病;不治已乱治未乱……夫病已成而后药之,乱已成而后治之,譬如渴而穿井,斗而铸锥,不亦晚乎。"所谓"治未病",可以概括为"未病先防"与"既病防变"两方面的内容。

1. 未病先防　又称无病防病、无病先防,是指在人体未发生疾病之前,充分调动人的主观能动性以增强体质,颐养正气,提高机体的抗病能力,同时适应客观环境,采取各种有效措施,做好预防工作,避免致病因素的侵害,以防止疾病的发生。古书《丹溪心法》曾称:"是故已病而后治,所以为医家之法;未病而先治,所以明摄生之理。"

未病先防,一是研究传统的养生方法,如针刺、气功、药物法等;二是研究综合的预防措施,如环境卫生管理、除灭疾病等;三是研究常见疾病的预防措施,如食疗、贴敷、中药等;四是运用现代科学手段整理中医预防措施,即通过开展中医药临床和实验研究,观察中医药预防措施的实际效果。

防病应该做到以下几个方面:增强正气,调养精神,健身锻炼,调节生活,营养调配,忌食或少食不利于治疗与康复的饮食,还可以采取药物预防的方法,并从各个方面注意防止病邪的侵入。

2.既病防变 又可以说是有病早治,防止病变。古称"瘥后防复",是指疾病刚痊愈,正处于恢复期,但正气尚未复元,因调养不当,旧病复发或滋生其他病者,事先采取的防治措施。或指疾病症状虽已消失,因治疗不彻底,病根未除,潜伏于体内,受某种因素诱发,防止旧病复发所采取的防治措施。总之,是指人体在患病之后要及时采取有效措施,早期诊断,早期治疗,截断疾病的发展、传变或复发,同时注意疾病痊愈后预防复发,巩固疗效。尤其是对传染性疾病,更应防止恶性或不良性变化,以防止传播条件的产生。

疾病防变在临床上可应用于多种急、慢性病中,中医药防变对于咳喘、慢性病毒性肝炎、慢性胃炎、胆石症、高血压、脑血管疾病、癌症等,均有积极作用,可有效阻止或减慢疾病向不良方面转化。

(二)治则

治则是中医学在整体观念和辨证论治的指导下,对疾病现状进行周密分析的基础上确立的一套比较完整和系统的治疗原则理论,包括治病求本、扶正与祛邪、调整阴阳、调整脏腑功能、调整气血关系和因时、因地、因人制宜6个方面,其中包含着许多辩证法思想,用以指导具体的立法、处方、用药。治则是指导疾病治疗的总则;治法是治则的具体化,是治疗疾病的具体方法,如汗法、吐法、下法、和法、温法、清法、补法、消法等。治法中的益气法、养血法、温阳法、滋阴法都属于在扶正总则下的具体治法;治法中的汗法、吐法、下法、逐水法等都属于祛邪总则下的具体治法。

八、四诊

四诊是指望、闻、问、切4种诊察疾病的基本方法,古称"诊法"。《素问·脉要精微论》说:"诊法何如……切脉动静而视精明,察五色,观五脏有余不足,六腑强弱,形之盛衰,以此参伍,决死生之分。"可见诊法就是对人体进行全面诊察的方法,借以判断人的健康与疾病状态。

《黄帝内经》奠定了四诊方法的基础,《难经》则明确指出了四诊的基本概念。如《六十一难》将四诊概括为:"望而知之谓之神,闻而知之谓之圣,问而知之谓之工,切而知之谓之巧。"四诊所涉及的范围相当广泛,内容十分丰富,举凡人体所表现的一切现象,与生命活动有关的社会和自然环境等,统统在诊察之列。

四诊具有直观性和朴素性的特点,在感官所及的范围内,直接地获取信息,医生即刻进行分析综合,及时做出判断。四诊的基本原理是建立在整体观念和恒动观念的基础上的,是阴阳五行、藏象经络、病因病机等基础理论的具体运用。物质世界的统一性和普遍联系,就是四诊原理的理论基础。

四诊是搜集临床资料的主要方法,而搜集临床资料则要求客观、准确、系统、全面、突出重点,这就必须"四诊并用""四诊并重""四诊合参"。《难经》所提出的神、圣、工、巧之论,并非将四诊的意义分成等级。而是强调其各自的重要性以及掌握这些技巧的难易程度。早在《黄帝内经》中就明确提出了切勿强调切诊的观点,《素问·征四失论》说:"诊病不问其始,忧患饮食之失世,起居之过节,或伤于毒,不先言此,卒持寸口,何病能中?"张仲景在《伤寒论》中批语那种不能全面运用诊法的医生是"所谓窥管而已"。张景岳在《景岳全书》中指出,唯以切脉为能事的医生,不能得是通医道的人。只有将四诊有机结合起来,彼此参悟,才能全面、系统、真实地了解病情,做出正确的判断。

九、八纲

八纲,即阴、阳、表、里、寒、热、虚、实,是辨证论治的理论基础之一。八纲辨证,是将四诊得来的资料,根据人体正气的盛衰、病邪的性质、疾病所在的部位深浅等情况,进行综合分析,归纳为阴、阳、表、里、寒、热、虚、实 8 类证候。

《黄帝内经》已经奠定了八纲辨证的基础。张仲景则具体地将其运用于伤寒与杂病的诊疗中。《景岳全书》中有"阴阳""六变辨"等篇,对八纲有进一步的阐发。

疾病的临床表现是千变万化、错综复杂的。从八纲辨证来看,任何一种病症都可用阴阳确定类别,用寒热阐发性质,用表里反映其病位深浅,用虚实说明邪正盛衰的强弱。八纲是分析疾病共性的辨证方法,是各种辨证的总纲,在诊断疾病的过程中,有执简驭繁、提纲挈领的作用,适应于临床各科的辨证。具体来说,各科辨证是在八纲辨证的基础上加以深化。

在八纲辨证中,阴阳、寒热、表里、虚实类证候之间的关系并非彼此平行的,一般而言,表证、热证、实证隶属于阳证范畴。里证、寒证、虚证统属于阴证范畴。所以,八纲辨证中,阴阳两证又是概括其他六证的总纲。此外,八类证候也不是相互独立的,而是彼此错杂,互为交叉,体现出复杂的临床表现。

在一定的条件下,疾病的表里病位和虚实寒热性质往往可以发生不同程度的转化,如表邪入里、里邪出表、寒证化热、热证转寒、由实转虚、因虚致实等。当疾病发展到一定阶段时,还可能出现一些与病变性质相反的假象。如真寒假热、真热假寒、真虚假实、真实假虚等。所以,进行八纲辨证时不仅要熟悉八纲证候各自的特点,同时还应注意它们之间的相互联系。

十、辨证

辨证,就是辨别症状,根据四诊所得的资料进行分析、综合、归纳,以判断疾病的原因、部位、性质,从而做出正确的诊断,为治疗疾病提供依据。

"证"与"症"应该严格区分,"症"是一个一个的症状,而"证"是证候,是辨证所得到的结果。

　　"证"与"病"的概念是不同的。清代医家徐灵胎说:"病之总者为之病,而一病总有数证。"也就是说,病可以概括证。辨病名,必先辨证。诊断先从辨证再进一步辨病,辨病之后又再进一步辨证。因此,辨证论治并不是说中医不讲究辨病,辨证已包括辨病于其中了。

　　辨证的方法很多,都是在长期临床实践中形成的,如病因辨证、六经辨证、卫气营血辨证、经络辨证、气血津液辨证、脏腑辨证、三焦辨证等。其中病因辨证着重从病因角度去辨别证候,可以看成是外感病辨证的基础;六经辨证是外感病中"伤寒"的辨证法;卫气营血辨证是外感病中"温病"的辨证法;经络辨证、气血津液辨证及脏腑辨证适应于杂病各科辨证,但脏腑辨证是杂病辨证的重点辨证法,经络辨证与气血津液辨证可以看作是脏腑辨证互为补充的辨证方法。

第三章 营养学的基本理论及骨科营养学相关内容

第一节 人体需要的营养素

营养素是食物中对人体有维持生命、促进生长发育和身体健康作用的成分。目前已知的营养素有 40～45 种,从营养学的角度,食用时应尽量减少对这些营养素的破坏。现代营养学把营养素分为七大类,分别是蛋白质、脂类、碳水化合物、矿物质、维生素、膳食纤维和水。这些营养素一部分不能在体内合成,必须从食物中获得,称为"必需营养素";另一部分可以在体内由其他食物成分转换生成,不一定需要从食物中直接获得,称为"非必需营养素"。蛋白质、脂类、碳水化合物因为需要量多,在膳食中所占比重大,称为宏量营养素。由于这 3 种营养素在人体经氧化分解后可释放能量,因此,也称为产热营养素。矿物质和维生素因为需要量较少,在膳食中所占比例也较小,称为微量营养素。膳食纤维是一种多糖,分为可溶性膳食纤维和不溶性膳食纤维。其作用有:抗腹泻,如树胶和果胶等;预防某些癌症,如肠癌等;治疗便秘;解毒;预防和治疗肠道憩室病;治疗胆石症;降低成年糖尿病患者的血糖。

营养素有三大基本功能:参与机体组织的构成及修复;提供能量;调节代谢以维持正常生理功能。一种营养素可具有多种生理功能,如蛋白质既能构成机体组织,又可以为机体提供能量。同样,不同的营养素也可具有相同的生理功能,如蛋白质、脂肪和碳水化合物都能提供能量等。

一、蛋白质

蛋白质是化学结构复杂的一类有机化合物,是人体的必需营养素之一。蛋白质是一切生命的物质基础,没有蛋白质就没有生命。蛋白质是构成人体组织、调节各种生理功能不可缺少的物质。

(一)蛋白质的组成和分类

1. 蛋白质的组成　蛋白质种类繁多,其元素组成相似,主要由碳、氢、氧、氮 4 种元素构成,多数蛋白质含有少量硫,有些蛋白质还含有少量磷、铁、铜、锌、锰、钴、碘等。蛋白质是人体内氮元素的唯一来源。各种蛋白质的含氮量很接近,平均为 16%,每克氮相当于 6.25 g 蛋白质,即蛋白质的换算系数为 6.25。

构成蛋白质的各种元素分别组成各种不同的氨基酸,氨基酸是组成蛋白质的基本单位。广义上是指既含有一个碱性氨基又含有一个酸性羧基的有机化合物。但在生物界中,构成天然蛋白质的氨基酸具有其特定的结构特点,即其氨基直接连接在α-碳原子上,这种氨基酸被称为α-氨基酸。

（1）必需氨基酸与非必需氨基酸。自然界中约有300多种氨基酸,其中构成人体的α-氨基酸有20多种。有些氨基酸在体内不能合成或合成的速度不能满足机体需要,必须由食物供给的氨基酸称为必需氨基酸。成人的必需氨基酸有8种,即亮氨酸、异亮氨酸、赖氨酸、蛋氨酸、苯丙氨酸、苏氨酸、色氨酸、缬氨酸。另外,婴幼儿由于体内合成组氨酸的能力弱,故组氨酸也是婴幼儿的必需氨基酸,即婴幼儿的必需氨基酸有9种,婴儿缺乏组氨酸时易患湿疹。其余的氨基酸在体内能自行合成,称为非必需氨基酸。

必需氨基酸包括赖氨酸（Lys）、色氨酸（Trp）、蛋氨酸（Met）、苯丙氨酸（Phe）、亮氨酸（Leu）、异亮氨酸（Ile）、苏氨酸（Thr）、缬氨酸（Val）、组氨酸（His,组氨酸也是婴幼儿必需氨基酸）。非必需氨基酸包括天冬氨酸（Asp）、天冬酰胺（Asn）、谷氨酸（Glu）、谷氨酰胺（Gln）、甘氨酸（Gly）、脯氨酸（Pro）、丝氨酸（Ser）、精氨酸（Arg）、胱氨酸（Cys-Cys）、丙氨酸（Ala）。条件必需氨基酸包括半胱氨酸（Cys）、酪氨酸（Tyr）。

（2）氨基酸模式和限制氨基酸。营养学中把蛋白质中各种必需氨基酸的构成比例称为氨基酸模式。根据蛋白质中必需氨基酸含量,规定含量最少的色氨酸含量为1,分别计算出其他必需氨基酸含量与色氨酸的相应比值,这一系列比值就是该种蛋白质的氨基酸模式。

食物蛋白的氨基酸模式与人体蛋白的氨基酸模式越接近,必需氨基酸集体利用的程度就越高,其营养价值也相对越高。鸡蛋蛋白质和人乳蛋白质的氨基酸模式与人体蛋白氨基酸模式最接近,在评价其他食物蛋白质营养价值时常作为参考蛋白质。食物中任何一种必需氨基酸缺乏或过量,可造成体内氨基酸的不平衡。这使其他氨基酸不能被机体充分利用而使蛋白质营养价值降低,这些含量较低的氨基酸称为限制氨基酸。因此,在饮食中提倡食物多样化,将多种食物混合食用,而使2种或2种以上食物蛋白质的必需氨基酸互相补充、取长补短,使其模式更接近人体的需要,以提高蛋白质的营养价值,这种现象称为蛋白质的互补作用。

2. 蛋白质的分类 营养学上常根据食物蛋白质氨基酸的组成进行蛋白质的分类。

（1）完全蛋白质:又称为优质蛋白质,是指所含必需氨基酸种类齐全、数量充足、相互比例适当的蛋白质。其不但能维持人的生命和健康,还能促进儿童生长发育。例如,动物性食物中的肉、鱼、蛋、奶等及大豆蛋白质。

（2）半完全蛋白质:是指含必需氨基酸种类齐全,但有些氨基酸数量不足,比例不适当,可以维持生命,但不利于生长发育。如小麦中的麦胶蛋白等。

（3）不完全蛋白质:是指所含必需氨基酸种类不齐全,数量不充足,比例不适当,既不能维持生命,也不能促进生长发育。如动物结缔组织和肉皮中的胶原蛋白,玉米中的玉米胶蛋白等。

（二）蛋白质的生理功能和代谢

1. 蛋白质的生理功能

（1）构成、修补和更新机体组织。蛋白质是一切生命的物质基础,是机体细胞的重要组成部分,是人体组织更新和修补的主要原料。人体的每个组织如毛发、皮肤、肌肉、骨骼、内脏、大脑、血液、神经、内分泌等都是由蛋白质组成的。成人体内蛋白质含量占体重的 16% ~ 19%,食物蛋白质被人体消化吸收后,主要用于组织蛋白质的更新,维持组织蛋白质的动态平衡。在婴幼儿、青少年、孕妇、乳母及创伤病人等中,其除维持组织蛋白质更新外,还用于合成新组织,对人体各种因素导致的损伤进行修复。因此,蛋白质对人的生长发育非常重要。

(2)构成人体各种生理活性物质。人体内大多数生理活性物质是由蛋白质构成的,如在合成代谢和分解代谢中起重要作用的酶大多数是蛋白酶;许多调节生理功能的激素是蛋白质,如胰岛素、生长激素、甲状腺素等;能抵御外来微生物及有害物质入侵的抗体、补体、细胞因子,其组成成分也是蛋白质;血液和细胞膜中的蛋白质担负着各类物质的运输和交换,如血红蛋白运输氧气。此外,蛋白质还参与血液凝固、视觉形成、肌肉运动等生理活动;维持机体内渗透压的平衡及体液平衡;构成神经递质(乙酰胆碱、5-羟色胺等),维持神经系统的正常功能;构成胶原蛋白和免疫细胞。

(3)提供必需氨基酸。氨基酸是组成蛋白质的基本单位。必需氨基酸是人体不能合成或合成速度不能满足机体需要,必须由膳食中蛋白质供给的一类物质。

(4)提供能量。蛋白质参与能量代谢,为机体提供一定的能量,当碳水化合物和脂肪所提供的能量不能满足机体需要时,蛋白质就会被氧化分解,释放出能量。1 g 食物蛋白质在体内生理氧化可产生 16.7 kJ(4.0 kcal)的能量,但氧化供能不是蛋白质的主要营养功能。

2. 蛋白质的代谢

(1)一般代谢:蛋白质的代谢也就是氨基酸的代谢,其代谢见图 3-1。氨基酸代谢可归纳为 3 条基本途径:①一部分存在于组织内的氨基酸,可能再次被利用于合成新的蛋白质;②一部分氨基酸进行分解代谢;③一部分氨基酸用于合成新的含氮化合物,也包括非必需氨基酸。这 3 条途径的主次关系受到多种因素的影响,如年龄、营养状况等,尤其是营养状况往往起决定作用。例如膳食中必需氨基酸供给不足,热量供给不足,可使第二条途径增强。

(2)氮平衡:各种食物蛋白质的含氮量都接近 16%,而且蛋白质是体内各种含氮物质的主要来源,因此通过测定摄入食物和排出物的含氮量,可以大体了解机体对摄入蛋白质的利用情况。氮平衡(B)可以反映体内组织蛋白分解代谢与合成代谢的动态平衡状况。公式如下:

$$B = I - (U + F + S + M)$$ （公式 3-1）

式中 B 表示氮平衡状况;I 表示食物摄入氮;U 表示尿氮;F 表示粪氮;S 表示皮肤排出氮;M 表示其他途径排出氮。

氮的总平衡:摄入氮等于排出氮,见于正常成年人。

氮的正平衡:摄入氮大于排出氮,见于儿童生长发育时期、患者病后恢复期等。

氮的负平衡:摄入氮小于排出氮,见于衰老、消耗性疾病等。

热能供给不足、活动量过大、蛋白质的摄入量过低,以及精神紧张都可促使氮平衡趋向负平衡。实验证明,成年人在无蛋白膳食条件下,每天排出内源氮约 54 mg/kg 体重,以体重 60 kg 计算,相当于 20 g 蛋白质,这是体内蛋白质的最低分解量。

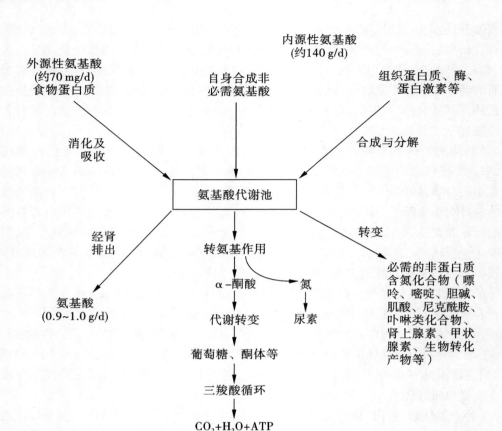

图 3-1　体内氨基酸的代谢情况

二、脂类

脂类是一类一般不溶于水而溶于有机溶剂的化合物,包括脂肪和类脂及它们的衍生物。营养学中的脂类主要有脂肪、磷脂、固醇等。脂类是人体必需的营养物质,在正常人体中脂类占 14%～19%,但摄入过多可能导致肥胖、高脂血症、动脉粥样硬化等。膳食脂类主要在小肠中消化和吸收,吸收后的脂类由脂蛋白参与转运代谢。

（一）脂类的组成与分类

1. 脂类的组成　脂肪、磷脂和糖脂的主要成分是脂肪酸。脂肪酸是由碳、氢、氧 3 种元素组成的一类化合物,按其饱和度可分为饱和脂肪酸(碳链上没有双键)、单不饱和脂肪酸(碳链上只有一个双键)和多不饱和脂肪酸(碳链上有两个或两个以上双键);按其碳链的长短可分为长链脂肪酸(大于 12 碳)、中链脂肪酸(6～12 碳)和短链脂肪酸(4～6 碳)。通常情况下,含不饱和脂肪酸高的脂肪常温下呈液态,如植物油(棉籽油、花生油、菜籽油、豆油等,但椰子油中主要是饱和脂肪酸)。含饱和脂肪酸高的脂肪,常温下呈固态,如动物脂肪。

人体必需而机体自身不能合成,必须由食物供给的多不饱和脂肪酸,称为必需脂肪酸,包括亚油酸和 α-亚麻酸。必需脂肪酸在体内有重要的生理功能:①是线粒体和细胞膜的重要组成成分,人体缺乏可导致线粒体肿胀,细胞膜结构功能改变,可出现上皮细胞功能异常、湿疹、鳞屑样皮炎等;②能降低血脂含量,减少血液的黏稠性,对保持微血管的弹性也有一定的作用;③是合成前列腺素的原料,且与动物的精子形成有关,缺乏时会导致组织形成前列腺素能力减退及动物不育;④促进生长发育,提高智力、视力;⑤对 X 射线引起的一些皮肤损伤有保护作用。

除亚油酸和 α-亚麻酸外,ω-3 和 ω-6 系列的其他不饱和脂肪酸如二十碳五烯酸、二十二碳六烯酸、花生四烯酸等都是人体不可缺少的脂肪酸,但可以由亚油酸和 α-亚麻酸合成。

2. 脂类的分类

(1)脂肪:脂肪是由一分子的甘油和三分子脂肪酸组成的甘油三酯,又称中性脂肪。食物中的脂类 95% 是甘油三酯,人体中的脂类 99% 是甘油三酯。成年人脂肪占体重的10% ~20% ,肥胖者可达 30% ~60% ,主要储存在脂肪组织内。脂肪受营养状况和机体活动的影响而增减,变动较大,故称动脂。

(2)类脂:类脂包括糖脂、磷脂、固醇和脂蛋白。类脂是生物膜的主要组成成分,构成疏水性的屏障,分割细胞水溶性成分和细胞器,维持细胞正常结构功能。类脂在体内相对稳定,不受营养状况和机体活动的影响,常称为定脂。

(二)脂类的生理功能和代谢

1. 脂类的生理功能

(1)供能和储能:人体正常生命活动能量消耗的 20% ~30% 是由脂肪提供的。1 g 脂肪在体内氧化产生 37.7 kJ(9.0 kcal)的能量,脂肪也是人体内主要的贮能物质。当机体摄入能量过多或不能被及时利用时,则以脂肪的形式储存在体内。

(2)构成人体组织和合成生物活性物质:脂类是机体组织的重要组成成分,在维持细胞结构和功能中起重要作用。例如,构成器官和神经组织的防护性隔离层,保护和固定重要器官,作为填充衬垫,避免机械摩擦,并使之能承受压力。体内脂类还可转变成多种生物活性物质,如胆固醇在体内可转变成肾上腺皮质激素、性激素、胆汁酸盐和维生素 D 等。

(3)提供必需脂肪酸:摄入足够的脂肪可保证人体必需脂肪酸的需要。亚油酸是人体不能合成的必须由食物供给的必需脂肪酸。亚油酸缺乏将使生长停滞、体重减轻、皮肤成鳞状并使肾受损。婴儿可能患湿疹。因此,机体不可缺少亚油酸这种必需脂肪酸。植物油中,如玉米油、葵花油、红花油、大豆油中亚油酸含量超过 50% 。亚油酸在人体内的产热量应占总产热量的 3% 为宜。

(4)促进脂溶性维生素的吸收:油脂不仅是脂溶性维生素的重要来源,而且还有利于脂溶性维生素的吸收。长期缺乏脂肪或脂肪吸收不良,会造成脂溶性维生素吸收障碍,并引起脂溶性维生素缺乏病。

(5)维持体温正常:皮下脂肪不易传热,故能防止散热,可维持体温恒定,还有抵御寒冷的作用。

(6)促进食欲及增加饱腹感:烹调时使用油脂可增加食物的色、香、味,增进食欲。膳食中油脂多,可延长胃排空时间,增加饱腹感。

2.脂类的代谢　体内脂类不断进行着合成代谢和分解代谢。合成代谢包括糖转变成脂肪储存及食物脂肪转变成人体脂肪的改造、同化作用;分解代谢包括甘油和脂肪酸的彻底氧化分解供应能量及转变生成代谢中间物酮体。磷脂在体内不断地进行代谢更新,这与蛋白质和氨基酸的代谢密切相关。胆固醇除从食物中摄取利用外,也可在体内自行合成。其分解代谢包括胆固醇转变生成一些重要的类固醇物质如胆汁酸等,最终排出体外。

(1)体内脂类的合成代谢:包括甘油、脂肪酸、磷酸胆碱等及脂肪、磷脂、胆固醇的合成代谢,主要在机体脂肪组织、肝脏、小肠黏膜细胞及乳腺、肾脏等中进行。

甘油由碳水化合物转变而成。由食物消化吸收进入体内的甘油常迅速被氧化分解供能。脂类合成需要的甘油来自碳水化合物分解代谢的三碳中间产物3-磷酸甘油醛,再经还原生成α-磷酸甘油,以便酯化合成脂肪与磷脂。

脂肪酸与脂肪的合成:脂肪酸的生物合成是指体内营养非必需脂肪酸的合成,它可由糖转变而成。摄入过多的糖可转变成脂肪储存。其代谢过程是葡萄糖经中间代谢分解生成大量含2个碳原子的乙酰辅酶A,进一步羧化生成含3个碳原子的丙二酸单酰辅酶A。乙酰辅酶A与丙二酸单酰辅酶A再脱羧生成含4个碳原子的丁酰辅酶A,之后在脂肪酸合成酶的继续催化下,每次循环加一分子丙二酸单酰辅酶A同时脱羧,使脂肪酸的碳链每次延长2个碳原子,直到合成不同长度的长链脂肪酸。其中催化丙二酸单酰辅酶A合成的乙酰辅酶A羧化酶是脂肪酸合成的限速酶,而脂肪酸合成反应分别在细胞和线粒体及胞浆中进行。最后脂肪酸与甘油缩合成甘油三酯,即3分子脂肪酸辅酶A与1分子α-磷酸甘油在脂酰转移酶催化下合成脂肪。

食物脂肪在体内的改造、同化作用:人与食物脂类中脂肪酸长度与不饱和程度的组成比例不同,其中动物脂肪中长链饱和脂肪酸较多,而植物油中链较短、不饱和脂肪酸量较多;人体脂类中脂肪酸主要是16～18个碳原子的脂肪酸,且不饱和脂肪酸约占3/5。因此,消化吸收进入人体内的食物脂肪酸在肝等组织中经过氧化酶等作用进行碳链长度与不饱和程度的转变与调整,仍仅限于n分类一族内各脂肪酸之间,如营养非必需脂肪酸中的n-9(即ω-9)脂肪酸以及营养必需氨基酸中的n-6(即ω-6)和n-3(即ω-3)脂肪酸。但营养非必需脂肪酸不可能转变成营养必需脂肪酸,而将最终调整好比例的食物脂肪酸即转变合成人体脂肪储存再利用。

磷酸胆碱和磷脂的合成:过程类似甘油三酯的合成。α-磷酸甘油与脂肪酰辅酶A先缩合成中间产物甘油二酯,再由磷酸胆碱脂酰甘油转移酶催化生成磷脂酰胆碱。其中胆碱来自丝氨酸脱羧后乙醇胺的甲基化,甲基由蛋氨酸提供,胆碱需经激酶催化由胞苷三磷酸提供能生成胞苷二磷酸胆碱,再转移其中磷酸胆碱生成磷脂酰胆碱,它是一种含量最多的磷脂。

胆固醇合成:体内胆固醇可由食物提供,也可自行生物合成。体内合成胆固醇最旺盛的组织是肝和肠壁细胞。胆固醇合成的原料来自糖、脂肪分解生成的乙酰辅酶A,先三分子缩合成甲羟戊二酰辅酶A,由限速酶甲羟戊二酰辅酶A还原酶催化,再还原生成甲羟戊酸,再脱羧生成含5个碳原子的异戊烯醇焦磷酸酯,进一步异构缩合成含10个碳原子的中间产物焦磷酸酯梫牛儿酯，并进而合成 15 个碳原子的焦磷酸法尼酯和继续反应生成含 30 个碳原子的鲨烯。鲨烯经过脱羧等反应最终生成含 27 个碳原子的胆固醇，全过程包括 30 步反应，有众多酶参加催化。细胞合成胆固醇的部位在胞浆和微粒中。体内胆固醇增多时可负反馈抑制肝及骨组织中胆固醇合成之限速酶的活性，但此负反馈调节机制在肠壁细胞中并不完全，因此要适当控制食物中胆固醇的摄入以防血中胆固醇浓度升高和动脉粥样硬化，尤其是中老年人。

（2）体内脂类的分解代谢

1）脂肪的动员：是指"脂库"中脂肪经甘油三酯酶、甘油二酯酶及甘油一酯酶的连续水解作用，释放出甘油与脂肪酸入血供各组织氧化分解产能。其中甘油三酯酶是脂肪动员多酶体系中的限速酶，且对肾上腺素等脂解激素敏感。当肾上腺素分泌增多时，该酶活性增高，体内脂肪动员分解增加。

2）甘油的分解：甘油在 ATP 和甘油激酶催化下生成 α-磷酸甘油，经脱氢氧化生成甘油醛-3-磷酸，再经甘油醛-3-磷酸脱氢酶等一系列胞浆酵解酶系作用生成丙酮酸，进入线粒体继续氧化脱羧生成乙酰辅酶 A，与草酰乙酸缩合成柠檬酸，经三羧酸循环彻底氧化分解成二氧化碳和水，同时释放出能量供机体利用。因此血中甘油浓度可作为脂肪动员分解的指标。

3）脂肪酸的氧化分解：不论碳链长短，脂肪酸在体内各组织的氧化分解分两个阶段。第一阶段是先耗能活化成脂肪酰辅酶 A，从胞浆进入线粒体，主要经 β 氧化，即经酶催化脱氢、加水、再脱氢和加辅酶 A 的硫解反应，从脂肪酸 β 位上断裂下来一分子乙酰辅酶 A，同时生成比原来脂肪酸短两个碳原子的脂肪酰辅酶 A，如此反复循环 β 氧化，脂肪酸的碳链不断缩短，最终不同长度脂肪酸可产生数目不等的乙酰辅酶 A，先释放出蕴藏的部分能量。第二阶段是乙酰辅酶 A 经三羧酸循环彻底氧化分解，再释放出大量能量。这是体内心肌、骨骼肌等大多数组织脂肪酸氧化分解供能的代谢途径。

4）酮体的生成与利用：脂肪动员 β 氧化生成的乙酰辅酶 A 在肝中部分可缩合生成含 4 个碳原子的 β 羟丁酸、乙酰乙酸和少数脱羧产物、含 3 个碳原子的丙酮，此三者合称为酮体。酮体因分子小，水溶性，释放入血易被外周各组织进一步氧化分解供能，也是一种代谢中间供能物质，尤其大脑，除葡萄糖外，不能直接利用脂肪酸氧化分解供能，因此肝中脂肪酸不完全分解生成的酮体可被大脑等组织继续分解成乙酰辅酶 A 进一步氧化分解供能。酮体是脂肪酸分解的正常代谢中间物，机体血中浓度不高，但在饥饿时脂肪酸大量动员分解时酮体生成增加，也可被骨骼肌、心肌，肾皮质等组织利用。若生成量超过外周组织利用量时，酮体在体内含量升高，可引起酮症酸中毒。病理性酮症酸中毒多出现在没有得到控制的糖尿病代谢紊乱时。

5）磷脂和胆固醇分解代谢：甘油磷脂的代谢类似甘油三酯。甘油第 2 位上的不饱和脂肪酸经磷脂酶水解后中间产物为溶血磷脂，并进一步水解成甘油、脂肪酸与胆碱，可被机体再利用或排泄。胆固醇在体内可转变生成多种类固醇化合物，其中约一半经断链、羟化等反应生成含 24 个碳原子的胆酸，胆酸在完成食物脂类消化吸收乳化作用后，大部分经肠肝循环重吸收与再分泌，但石胆酸不被吸收而被排出体外；肠中排除的胆固醇也经细菌作用生成类固醇排泄；此外尿中尚排出少量胆固醇转变生成的性激素、肾上腺皮

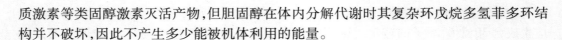

质激素等类固醇激素灭活产物,但胆固醇在体内分解代谢时其复杂环戊烷多氢菲多环结构并不破坏,因此不产生多少能被机体利用的能量。

三、碳水化合物

碳水化合物又称糖类,由碳、氢和氧 3 种元素组成,由于它所含的氢氧比例为 2∶1,和水一样,故称为碳水化合物。它是为人体提供热量的 3 种主要的营养素中最廉价的营养素,是膳食中最主要的能量来源。

(一)碳水化合物的分类

糖包括单糖、双糖、寡糖、多糖。

1. 单糖　是指不能被水解的结构最简单的糖类,由 3~7 个碳原子构成。单糖是体内糖的运输和利用形式,食物中各种糖类都必须水解成单糖,才能被机体吸收利用。食物中主要的单糖有:①葡萄糖,是构成其他糖类的基本单位,人体的血糖就是指血液中葡萄糖的含量;②半乳糖,是乳糖的组成成分,它不单独存在于天然食物中;③果糖,主要存在于水果及蜂蜜中,是天然糖中最甜的糖。

糖醇是单糖的衍生物,目前开发的有山梨糖醇、甘露醇、木糖醇等。糖醇类物质在体内消化吸收速度慢,且提供能量较葡萄糖少,而被用于食品加工业。用糖醇制取的甜味食品称无糖食品。糖醇对人体血糖值上升无影响,且能为糖尿病病人提供一定的热量。所以,糖醇可作为糖尿病病人提供热量的营养性甜味剂。糖醇现在已成为国际食品和卫生组织批准的无须限量使用的安全性食品之一。

2. 双糖　由两个单糖分子组成。天然食物中主要的双糖有蔗糖、麦芽糖、乳糖、海藻糖。①蔗糖是由 1 分子葡萄糖和 1 分子果糖合成的糖,日常食用的白糖、砂糖、红糖等都是蔗糖,是由甘蔗、甜菜提取而来,甜度仅次于果糖;②麦芽糖是由 2 分子葡萄糖合成,在发芽的麦粒中含量较多;③乳糖由 1 分子葡萄糖和 1 分子半乳糖合成,存在于人和动物的乳汁中;④海藻糖由 2 分子葡萄糖合成,主要存在于低等蕨类植物、藻类、无脊椎动物中。

3. 寡糖　又称低聚糖,是由 3~10 个单糖构成的聚合物,属于多糖,人体不易吸收。常见的有棉籽糖、水苏糖等。低聚糖集营养、保健、食疗于一体,广泛应用于食品、保健品、饮料、医药、饲料添加剂等领域。它是替代蔗糖的新型功能性糖源,是 21 世纪新一代功效食品。

4. 多糖　此处多糖是指由 10 个以上的单糖聚合成的高分子碳水化合物,主要包括淀粉、糖原、纤维素。

(1)淀粉:是由葡萄糖分子组成的多聚体。主要存在于谷类、根茎类食物中,是人类碳水化合物的主要来源。淀粉和淀粉的水解产物是膳食中可消化的碳水化合物。根据淀粉的结构可分为直链淀粉和支链淀粉,前者易使食物老化,后者易使食物糊化。淀粉的次级水解产物含葡萄糖较少,称为糊精。它与淀粉不同,易溶于水、强烈保水及易于消化等特点,在食品工业中常被用来增稠、稳定和保水。

(2)糖原:又称动物淀粉,是一种含有许多葡萄糖分子和支链的动物多糖,是人和动物体内糖的储存形式,在肝和肌肉内合成并储存。

（3）纤维素：是存在于植物体内不能被人体消化吸收的多糖。是植物界分布最广的多糖，是组成细胞壁和基础物质的主要碳水化合物。天然纤维素由 8000～12000 个葡萄糖分子组成。

（二）碳水化合物的生理功能

1. 提供能量　碳水化合物是人体最主要、最经济的供能营养素，在体内被消化吸收后，可迅速为机体氧化供能。1 g 碳水化合物在体内氧化可产生 16.7 kJ（4.0 kcal）的能量。我国居民膳食中 60% 以上的热量来源于碳水化合物。此外，神经系统和红细胞所需要的能量，只能由葡萄糖提供，故碳水化合物对维持神经系统和红细胞的正常功能具有重要意义。

2. 机体组织的重要物质　细胞膜的糖蛋白、神经系统的糖脂、结缔组织的黏蛋白等都是一些寡糖复合物。核糖和脱氧核糖参与构成遗传物质。另外，糖蛋白也是抗体、酶及激素的构成成分。

3. 节约蛋白质　当体内碳水化合物摄入不足时，能量供给不能满足机体需要，将影响体内蛋白质的合成，并将分解组织蛋白以满足能量需求。碳水化合物在体内充足时，首先利用它们供给热量，从而节省蛋白质的消耗，使摄入蛋白质主要用于合成组织蛋白质，即节约蛋白质作用。

4. 抗生酮　脂肪在体内的代谢需要碳水化合物的协同。脂肪在体内代谢产生的乙酰基必须与草酰乙酸结合进入三羧酸循环，才能被彻底氧化产生能量。而草酰乙酸是碳水化合物代谢的产物，如果碳水化合物摄入不足或身体不能利用糖（如糖尿病病人），体内草酰乙酸供应就会减少，同时体内脂肪或食物脂肪被动员供应能量，在这一代谢中脂肪不能被彻底氧化就会产生一种酸性物质——酮体。如果酮体在体内积存过多，即可引起酸中毒。因此，供给足量的碳水化合物可避免脂肪不完全氧化产生过量的酮体，即可发挥抗生酮的作用。

5. 保肝解毒　当肝糖原不足时，肝对有害物质（酒精和砷等）的解毒作用明显下降，由此说明糖类具有一定的保肝解毒的作用，其解毒作用的大小和肝糖原的数量有明显关系。

6. 调节血糖　糖原是动物体内碳水化合物的储存形式，当饥饿时血糖降低，糖原分解为葡萄糖，使体内的血糖调节到正常范围。

（三）碳水化合物的代谢

碳水化合物的代谢主要是糖的中间代谢，即吸收后的糖在细胞内的变化，是许多复杂的酶促反应过程，形成多种磷酸酯的中间产物，提供能量则集中表现为合成细胞可利用的化学能的形式——腺苷三磷酸（ATP）等高能化合物。糖的中间代谢包括两个方面。①合成代谢：指小分子葡萄糖合成大分子多糖（如糖原等）的过程。合成代谢过程需消耗能量。②分解代谢：指糖原或葡萄糖分解为二氧化碳和水，并释放出能量，以维持细胞的各种生命活动的过程。

1. 合成代谢　葡萄糖首先与 ATP 作用形成磷酸葡萄糖，再转变为尿苷二磷酸葡萄糖（UDP-葡萄糖），经糖原合成酶等的作用合成糖原。当吸收后葡萄糖量多时，肝中可合成较多的糖原,此过程称为糖原生成作用。除了由葡萄糖合成糖原外,体内(尤其是肝内)还可由乳酸、甘油和氨基酸合成糖原。这种由非糖化合物合成糖原的过程称为糖原异生作用。人体在葡萄糖来源缺乏时,就是靠这些过程合成肝糖原。肝糖原分解为葡萄糖,以维持血糖水平。

泌乳期的乳腺还有利用葡萄糖合成乳糖的作用。1分子葡萄糖先形成尿苷二磷酸葡萄糖(UDP-葡萄糖),再经表异构酶作用生成尿苷二磷酸半乳糖(UDP-半乳糖),遂与另1分子葡萄糖作用合成乳糖。其间也是由ATP分解供应能量的。

2. 分解代谢

(1)糖原分解为葡萄糖的过程称为糖原分解作用,其中也有中间产物磷酸葡萄糖。磷酸葡萄糖除去磷酸形成葡萄糖。此作用主要在肝中进行,是维持血糖浓度的重要反应。

(2)糖原或葡萄糖氧化分解为二氧化碳和水,并释放出能量,形成一定量的ATP。这一过程非常复杂,糖先磷酸化,再分裂为磷酸丙糖,随即氧化并产生高能磷酸键,变成丙酮酸。丙酮酸氧化脱羧成为乙酰辅酶A。乙酰辅酶A经过三羧酸循环氧化和脱羧。脱羧作用产生CO_2,氧化反应脱下的氢原子再经过呼吸链传递给氧原子形成H_2O,其中的能量合成ATP。

糖氧化分解的酶类分布在脑浆和线粒体内。丙酮酸氧化脱羧与三羧酸循环及呼吸链的酶类集中在线粒体内。成熟的红细胞内缺乏线粒体,或者当人体氧的供应缺乏时(如运动时),糖不能彻底氧化分解,此时丙酮酸被还原为乳酸,这一过程类似于酵母的发酵,故称为糖酵解。

(3)糖分解的磷酸戊糖途径:除了上述主要的分解途径外,葡萄糖磷酸化后还可直接氧化脱羧,由磷酸己糖变为磷酸戊糖,此时脱去CO_2和氢原子。这些氢原子往往被NADP(辅酶Ⅱ)所接受,为体内一些还原合成反应供应氢原子,如脂肪酸和胆固醇的生物合成等。磷酸戊糖又是合成核酸的原料。

四、矿物质

组成人体的各种元素,除碳、氢、氮、氧以有机物的形式存在外,其余各种元素主要参与人体无机质的构成,故统称为无机盐,又称矿物质。矿物质占人体重量的4%~5%。目前在人体已发现20余种。根据人体内的含量矿物质可分为宏量元素和微量元素。钙、镁、钾、钠、磷、硫、氯7种元素的含量较多(超过体重的0.01%),占矿物质总量的99.9%,称为宏量元素(常量元素),一般宏量元素均为人体必需元素。其他元素在体内的含量低于体重的0.01%,称为微量元素。其中的铁、锌、铜、钴、钼、锰、锡、镍、钒、碘、硒、铬、硅、氟等14种元素是机体生命活动中必不可少的,称为必需微量元素。

矿物质对人体具有十分重要的生理功能,如构成人体组织成分;调节细胞膜的通透性、维持细胞正常渗透压及酸碱平衡;维持神经肌肉的正常兴奋性;构成酶的辅基、维生素、激素、蛋白质和核酸或参与酶系的激活;维持生物体的生命活动。

矿物质在体内的含量随年龄增长而增加,且各元素间的比例变动不大。矿物质在体内分布极不均匀,如钙、磷、镁主要分布在骨骼和牙齿,铁集中在红细胞中,锌集中在肌肉组织中,碘主要在甲状腺。人体每天通过各种途径排出矿物质,如肾、肠道、汗腺、头发、指甲、皮肤等。人体又不能生成矿物质,因此,必须通过膳食补充。但是某些矿物质的生理作用剂量与中毒剂量距离较小,摄入不足容易导致缺乏,补充过多又容易导致中毒。

（一）钙

钙（Ca）是人体内含量最多的一种矿物质,成人钙的含量高达 1000～1200 g,占体重的 1.5%～2.2%。其中 99% 的钙储存于骨骼和牙齿中,其余 1% 以游离或结合的离子状态存在于软组织、细胞外液和血液中,称为混溶钙池。正常情况下,混溶钙池中的钙与骨钙保持着动态平衡,这对于维持正常的血钙水平与体内细胞正常的生理状态具有重要的意义。随年龄的增长钙更新速度逐渐减慢,婴幼儿骨骼生长迅速,钙代谢速度较快,一般 1～2 年便完成一次更新,成年人骨质更新较慢,10～12 年才能完成一次更新过程。40～50 岁以后,人体的钙含量逐渐下降,骨钙丢失、钙吸收率降低,易发生骨质疏松,女性早于男性,体力劳动者早于脑力劳动者。

1. 生理功能　①构成骨骼与牙齿的重要成分。②维持神经和肌肉的活动,维持神经肌肉正常兴奋性,神经冲动的传导,心肌正常的活动。③参与某些酶的活化和血液凝固,Ca^{2+} 作为凝血因子Ⅳ参与血液凝固。④维持毛细血管正常的渗透性。⑤维持酸碱平衡。

2. 营养状况评价　人体中由于钙含量较大,对其评价标准多以临床综合表现为依据,机体的状态、骨质的密度、血清钙浓度等,具体标准见钙缺乏性疾病相关内容。

钙过量:钙过量会增加肾结石的危险性。高钙尿是肾结石的主要危险因素,草酸、蛋白质、植物纤维摄入量过高,也是肾结石的相关因素。钙过量还会影响其他必需微量元素的生物利用率,如高钙会降低人体对锌的利用率,也会抑制铁吸收。钙过量也会导致骨骼过早钙化闭合,使身高受到限制。补钙过多还会导致低血压、婴儿囟门过早闭合等。

（二）铁

铁是人体必需的微量元素中含量最多的一种,成年人体内含铁量为 4～5 g,其中 72% 以血红蛋白、3% 以肌红蛋白、0.2% 以其他化合物形式存在。其余则为储备铁,以铁蛋白的形式储存于肝、脾和骨髓的网状内皮系统中,约占总铁量的 25%。食物中的铁主要以 $Fe(OH)_3$ 络合物的形式存在,在胃酸作用下还原成亚铁离子,再与肠内容物中的维生素 C、某些糖及氨基酸形成络合物,在十二指肠及空肠吸收。

1. 生理功能　①参与血红蛋白、肌红蛋白及某些酶的合成。②参与体内氧的运输与组织呼吸过程,促进生物氧化还原反应。③参与过氧化氢酶等的构成。④铁元素催化促进 β 胡萝卜素转化成维生素 A、嘌呤与胶原的合成;抗体的产生;脂类从血液中转运及药物在肝的解毒等。

2. 营养状况评价　铁的评价指标有血清铁蛋白和血红蛋白。血清铁蛋白 ≥14 mg/L 为正常,<120 g/L 为缺铁性贫血。

（1）铁缺乏症:膳食中长期缺铁会引起缺铁性贫血。婴幼儿、青少年、育龄妇女,尤其是孕妇、乳母和一些老年人均是缺铁性贫血的高发人种。缺铁性贫血的临床表现为面色苍白、乏力、易疲倦、食欲减退、心悸、头晕、反甲、毛发干燥无光泽等。婴幼儿缺铁性贫血表现为易烦躁或表情冷漠呆板,严重者会影响智力。儿童和青少年表现为注意力不集中,记忆力、认知力下降,容易疲劳,常伴头晕、心悸、气短、抵抗力下降等。孕妇缺铁性贫血会出现早产、胎儿发育迟缓、产期死亡率增加等。

(2)铁过量:通过各种途径进入体内的铁量增加,可使铁在人体内储存过多,以致铁在体内具有潜在的有害作用,体内铁的储存过多与多种疾病有关。

(三)锌

正常人体内锌含量为 2.0~2.5 g,主要存在于肌肉、骨骼和皮肤中,内脏、肾上腺、前列腺中也含一定量的锌。血液中锌仅占人体总锌的 0.1%,血浆中的锌主要与蛋白质相结合,红细胞膜上锌浓度较高,主要以酶的组分存在。

1.生理功能　锌的生理功能有以下几个方面。①参与细胞生长、分裂和分化过程,促进生长发育和组织再生,尤其是性器官和性功能的正常发育。②影响维生素 A 的代谢,维持眼睛的暗适应能力及听觉、嗅觉。③维护正常的味觉,增进食欲。④参与维护和保持免疫细胞的增殖,增强免疫力。⑤促进伤口和创伤的愈合,补锌剂最早被应用于临床治疗皮肤病。⑥锌还是酶(如金属酶、碳酸酐酶、碱性磷酸酶、乳酸脱氢酶、羧肽酶等)的组成成分或激活剂。

2.营养状况评价　目前,锌常用的营养状况指标为血浆(清)锌含量或发锌含量。

(1)锌缺乏症:锌缺乏是一种世界范围内的营养素缺乏病,尤其是以谷类为主食的居民。生长期儿童较容易缺锌,表现为:生长发育迟缓,味觉和嗅觉异常、厌食及异食癖(喜欢吃泥土、煤渣、生面粉等);免疫功能低下,较易发生上呼吸道感染;反复出现口腔溃疡或者地图舌;性成熟延迟,性器官发育不全;伤口愈合减慢;皮肤粗糙、干燥及智力低下。1~3 岁患病最多,重者还可造成肠原性肢体皮炎、胎儿畸形等。孕妇锌缺乏会导致妊娠反应加重;宫内胎儿发育迟缓;分娩并发症增多;肝、脾肿大等。成年男性锌缺乏会出现少精、弱精或精液不液化、男性前列腺炎而导致不育。

(2)锌过量:摄入镀锌罐头装的食物或饮料过多时可发生锌中毒。典型表现为上腹部疼痛、腹泻及恶心、呕吐;职业性吸入金属锌烟气,可出现呼吸增强、出汗及虚脱;每天补充锌 25 mg,可继发铜缺乏,长期摄入锌 150 mg/d,可见血清高密度脂蛋白降低、胃损伤及妊娠功能抑制。

(四)碘

碘是人体必需微量元素之一,有“智力元素”之称。正常成年人体内碘含量为 20~25 mg,约 20% 存在于甲状腺组织,其余主要分布于皮肤、骨骼、中枢神经组织及其他的内分泌腺,血液中碘主要为蛋白结合碘。

1.生理功能　①碘可以促进生物氧化,调节物质和能量代谢。②调节水盐代谢。③促进维生素的吸收利用。④促进生长发育。

2.营养状况评价　碘营养状况正常时,尿碘浓度值的中位数为 100 μg/L,<100 μg/L 则表示碘摄入量不足。另外,还可参考全血或血清促甲状腺激素(TSH)水平。

(1)碘缺乏症:成人缺碘主要表现为甲状腺肿大和甲状腺功能减退,常表现为黏液性水肿;孕母缺碘婴儿易患克汀病,又名呆小病,主要表现为呆、小、聋、哑、瘫。

(2)碘过量:由于长期摄入含碘量高的饮食或医疗用碘引起。每日摄入碘>0.5 mg

则有可能发生碘过量。土壤、饮水、食物中高碘可导致高碘性甲状腺肿。

（五）硒

硒是人体必需微量元素之一，人体含硒总量为 14～20 mg，硒遍布各组织器官和体液，肾中浓度最高，男性体内的硒多集中在睾丸及前列腺、输精管中，会随精液一起排出体外。

1. 生理功能

（1）抗氧化作用：硒是谷胱甘肽过氧化物酶的组成成分，可以催化还原型谷胱甘肽与过氧化物进行氧化还原反应。因此，硒可发挥抗氧化作用，保护生物膜免受损害，是主要的自由基清除剂。

（2）预防糖尿病、白内障，心脑血管疾病、克山病、大骨节病和关节炎。硒可以防止胰岛 β 细胞氧化破坏，使其功能正常，促进糖分代谢、降低血糖和尿糖，改善糖尿病病人的症状；硒可保护视网膜，增强玻璃体的光洁度，提高视力，有防止白内障的作用，白内障病人及糖尿病性失明者补充硒后，发现视觉功能有所改善；维持心脏正常功能的重要元素，对心脏肌体有保护和修复的作用；补硒能防止骨髓端病变，促进修复；在蛋白质合成中促进二硫键对抗金属元素解毒。

（3）解毒、排毒：硒与金属的结合力很强，能抵抗镉对肾、生殖腺和中枢神经的毒害。硒与体内的汞、铅、锡、铊等重金属结合形成硒蛋白复合而解毒、排毒，被誉为"重金属的天然解毒剂"。

（4）促进生长及抗肿瘤：有实验表明，硒是人和动物生长繁殖所必需的微量元素。人群调查发现，硒缺乏地区肿瘤发病率明显较高，胃癌发病与缺硒有关；动物实验还发现硒有降低黄曲霉毒素的急性损伤，减轻肝中心小叶坏死程度等作用，硒被科学家称为人体微量元素中的"防癌之王"。

（5）防治肝病、保肝护肝：流行病学调查发现，肝癌高发区的居民血液中的硒含量均低于肝癌低发区，肝癌的发病率与血硒水平呈负相关。补硒可使肝癌发病率下降 35%，使有肝癌家史者发病率下降 50%。

另外，硒还参与生育功能和甲状腺素代谢。

2. 营养状况评价　　目前，血硒、尿硒、发硒都是硒营养状况评价的常用指标。

（1）硒缺乏症：人体缺硒表现为患肿瘤风险增大，免疫力下降，维生素吸收抑制；易发生蛋白质能量缺乏性营养不良；生育功能下降等。已证实缺硒是克山病的重要原因。克山病在我国最初发生于黑龙江省克山地区，其易感人群为育龄妇女和 2～6 岁的儿童，临床表现为心脏扩大、心功能失代偿、心力衰竭或心源性休克、心律失常、心动过速或过缓，心电图检查可见 ST-T 波改变，严重时可发生房室传导阻滞，期前收缩等。此外，缺硒与大骨节病也有关，用亚硒酸钠与维生素 E 治疗儿童早期大骨节病有显著疗效。

（2）硒过量：硒摄入过多可致中毒。中国大多数地区膳食中硒的含量是足够安全的。我国湖北恩施和陕西的紫阳地区出现地方性硒中毒，与当地水土中硒含量过高，致使粮食、蔬菜、水果中含硒高有关。硒中毒主要表现为恶心、呕吐、烦躁、疲劳、指甲变形，头发、眉毛、胡须、阴毛等变干、变脆、易断裂及脱落，肢端麻木、抽搐，甚至偏瘫，严重时可致死亡。

五、维生素

维生素是人和动物为维持正常的生理功能所必需的一类低分子有机化合物,在人体生长、代谢、发育过程中发挥着重要的作用。维生素既不参与构成人体细胞,也不为人体提供能量。

维生素又名维他命,即维持生命的物质。维生素在体内的含量很少,但不可或缺。各种维生素的化学结构及性质虽然不同,但它们却有着以下共同点:①既不能构成机体组织,也不提供热量;②大多数情况下,以辅酶或辅酶前体的形式参与代谢;③一般在体内不能合成(维生素 D 例外)或合成量不足,必须由食物提供;④人体对维生素的需要量很小,每日需要量常以毫克或微克计算,但一旦缺乏就会引发相应的维生素缺乏症,对人体健康造成损害。

目前所知的维生素就有几十种,大致可分为脂溶性和水溶性两大类。脂溶性维生素包括维生素 A、维生素 D、维生素 E、维生素 K。它们不溶于水而溶于脂肪及有机溶剂,在食物中与脂类共同存在,摄入机体后,大部分储存于脂肪组织与肝,少量通过胆汁排出。长期大剂量摄入时易蓄积在体内而中毒,因此,不可盲目过量使用维生素制剂。摄入过少、脂类吸收不良或胆囊有炎症或长期腹泻时,脂溶性维生素的吸收就会减少,而引起缺乏症。脂溶性维生素主要来源于植物油、坚果类和动物性食物。水溶性维生素包括 B 族维生素(维生素 B_1、维生素 B_2、烟酸、维生素 B_6、维生素 B_{12}、叶酸、泛酸、生物素等)和维生素 C,易溶于水而难溶于脂肪及有机溶剂。水溶性维生素在体内不能储存,满足机体需要后,多余部分随尿排出,故必须每天从食物中摄取,否则易造成缺乏,含水溶性维生素的食物来源广泛。有些物质在化学结构上类似于某种维生素,经过简单的代谢反应即可转变成维生素,此类物质称为维生素原。例如胡萝卜素能转变为维生素 A,7-脱氢胆固醇可转变为维生素 D_3。

维生素缺乏在体内是一个渐进的过程,最初表现为体内储备量降低,继而出现有关的生化代谢异常、生理功能改变,最后才是病理性改变,出现相应的临床症状和体征。在我国,典型的维生素缺乏症已不多见,但亚临床缺乏在某些人群中仍普遍存在,故应引起足够的重视。维生素缺乏的原因一般有:①饮食中供给量不足或需要量增加,如偏食、挑食,妊娠、哺乳等特殊的生理状态。②饮食中缺少维生素吸收的辅助成分,如缺少油脂,无法吸收脂溶性维生素。③消化道疾病,影响营养素的吸收,如长期腹泻。④长期服药、不良的生活习惯等也会影响维生素的吸收,如长期酗酒损伤肝代谢功能从而妨碍营养素的吸收。⑤在食物的加工、烹调和储存过程中,维生素受到加热、光照射、酸碱性条件等因素的影响被破坏。另外,一些反季节的蔬菜水果由于得不到阳光的充分照射,维生素的含量比正常的少。⑥维生素需要量相对增高,如妊娠和哺乳期妇女。

(一)脂溶性维生素

1. 维生素 A　人体维生素 A 有两个来源,即动物性食物和植物性食物。动物性食物来源的有维生素 A_1(又称视黄醇)和维生素 A_2(3-脱氢视黄醇),维生素 A_2 的生物活性是维生素 A_1 的 40%;植物性食物虽然不含有维生素 A,但含有的胡萝卜素和类胡萝卜素可在体内转变成维生素 A 而被称为维生素 A 原,吸收后在肝可转化为维生素 A。

维生素 A 和维生素 A 原均溶于脂肪和脂溶剂,不溶于水。维生素 A 耐酸、耐碱、耐热,一般的烹调方法、罐头加工不易破坏,但在酸性环境中不稳定、极易氧化和受紫外线破坏。维生素 A 和维生素 A 原主要在小肠被消化、吸收,胆盐可促进其吸收,磷脂有助于胡萝卜素的吸收。

(1)主要生理功能:维生素 A 在人体代谢过程中起着重要的作用,具有维持正常生长、生殖、视觉及抗感染的功能。①维持正常的暗视觉。维生素 A 参与视觉细胞内感光物质的合成,维生素 A 不足或缺乏可致暗适应能力降低、夜盲症、眼干燥症。②维持上皮细胞结构的完整与健全。维生素 A 在维持上皮细胞正常生长与分化中,参与黏膜细胞中糖蛋白的生物合成,可使皮肤柔软细嫩,富有弹性。当维生素 A 不足或缺乏时,黏膜细胞中糖蛋白质合成受阻,从而使黏膜上皮的正常结构改变,上皮组织发生鳞状角化。③促进生长发育。维生素 A 可促进蛋白质的生物合成及骨细胞的分化,当维生素 A 不足或缺乏时,婴幼儿生长缓慢,伤口愈合不良,骨发育及代谢障碍。④维持正常生育功能,维生素 A 对胚胎发育是必需的,当维生素 A 不足或缺乏时,影响受孕,导致胚胎畸形。⑤增加免疫力,当维生素 A 不足或缺乏时,影响抗体形成,机体抵抗力下降。儿童易发生反复呼吸道感染。⑥抗癌作用,维生素 A 及其衍生物也有一定的抗氧化作用,可以中和有害的自由基,有抑癌防癌作用。维生素 A 缺乏时将影响上皮细胞的正常分化,机体对某些化学性致癌物质的敏感性增加。流行病学调查表明,高维生素 A 和胡萝卜素摄入者,肺癌等上皮癌症的危险性减少。

(2)营养状况评价:维生素 A 的营养状况评价常用的指标有血清维生素 A 含量测定,成人正常血清维生素 A 含量为 $0.05 \sim 1.35$ μmol/L($300 \sim 900$ μg/L)。确诊维生素 A 缺乏还可参考暗适应能力测定、血浆维生素 A 结合蛋白检测等。

(3)缺乏及过量表现:维生素 A 缺乏是一个全球性营养问题。因体内维生素 A 不足引起的以眼、皮肤改变为主的全身性疾病,最早表现为暗适应能力降低,甚至夜盲。由于角膜、结膜上皮组织、泪腺退行性病变,眼结膜干燥,球结膜可出现疱状银灰色斑点,重者角膜软化穿孔可导致失明;皮肤弹性下降,干燥、粗糙,失去光泽出现毛囊角化,皮脂腺、汗腺萎缩,防御病菌的能力降低,儿童易发生反复的呼吸道感染;毛发枯槁,指甲变脆;儿童发育迟缓,生殖功能异常。

维生素 A 为脂溶性维生素,过量摄入可在体内蓄积引起中毒,多见于长期大量服用维生素 A 制剂的儿童。急性中毒主要表现为恶心、呕吐、头晕、头痛、视物模糊、肌肉运动不协调,婴儿囟门凸起。慢性中毒,其常见症状为头痛、脱发、运动失调、长骨末端和肌肉疼痛、肝脾肿大、皮肤瘙痒等。停止补充维生素 A 可逐渐恢复。孕妇过量摄入可导致流产或胎儿畸形等。经食物摄入一般不会引起中毒,而药物补充一定要遵医嘱。

2.维生素 D　维生素 D 包括维生素 D_2(麦角钙化醇)和维生素 D_3(胆钙化醇),具有抗佝偻病的作用,又称佝偻病维生素。人体获得维生素 D 的途径有两个,即通过食物摄取和人体自身合成。人体皮肤中含有 7-脱氢胆固醇,在日光或紫外线照射下转变为维生素 D_3。因此,经常接受充足的日光照射是预防维生素 D 缺乏最安全、最有效的方法。

维生素 D 溶于脂肪及脂溶剂,不溶于水,化学性质稳定,在中性和碱性溶液中耐热,不易被氧化,但是在酸性环境中可逐渐分解,一般的加工烹调方法对其影响不大。

维生素 D 随食物中的脂肪在小肠被消化、吸收,胆汁可促进其吸收。无论是食物提供还是人体合成的维生素 D,绝大部分经肝、肾羟化为其活性形式 $1,25-OH_2-D_3$,它的生成受甲状旁腺素、降钙素和血中钙、磷水平的调节。

(1)主要生理功能:①促进钙磷吸收,调节钙磷代谢,维持血清磷钙浓度稳定,保证牙齿和骨骼的正常生长发育。②调节基因转录和免疫功能,提高机体抗感染能力。

(2)营养状况评价:$25-OH-D_3$ 和 $1,25-OH_2-D_3$ 是血液中维生素 D 的主要存在形式,可反映维生素 D 的营养状况,正常值为 $25 \sim 200$ μmol/L。如低于 20 μmol/L,则为明显的维生素 D 缺乏。另外,血清钙磷乘积、血清碱性磷酸酶活性也用于佝偻病的诊断。

(3)缺乏及过量表现:维生素 D 缺乏主要导致骨化不全,在婴儿期发生佝偻病尤其是早产儿、人工喂养的小儿及北方冬季出生的小儿。在成人发生骨质软化症,在老年人发生骨质疏松。

摄入大量的维生素 D 制剂可导致体内蓄积而产生不良反应,甚至中毒,其主要表现为食欲减退、恶心、呕吐、烦躁、腹泻、便秘、多尿等。可有血钙、血磷升高,并引起肾及其他软组织钙化,发生结石,严重者导致肾功能障碍。孕妇可引起胎儿出生体重低,智力发育不良及骨硬化;婴儿可出现明显神经精神症状。

3.维生素 E　维生素 E 又称生育酚,含有多种活性形式,其中以 α-生育酚生物活性最大,故常以 α-生育酚作为维生素 E 的代表。维生素 E 对氧十分敏感,容易被破坏,油炸时活性明显降低,一般烹调损失不大。在小肠随脂肪一起被消化、吸收,大部分储存于肝和肌肉组织。

(1)主要生理功能如下。①抗氧化作用:维生素 E 可作为对自由基的清除剂而防止自由基或氧化及对细胞膜中多不饱和脂肪酸、含巯基蛋白质成分、细胞骨架和核酸的损伤,此功能与抗动脉硬化、抗癌、改善免疫功能、保护视觉和延缓衰老过程有关。②促进蛋白质合成:维生素 E 参与 DNA 的合成,促进血红蛋白、酶蛋白的合成。③维持生殖器官的正常功能:实验证明,当维生素 E 缺乏时大鼠睾丸不能生成精子,雌鼠的卵子不能植入子宫内。维生素 E 在临床上常用于治疗不育症、习惯性流产及早产婴儿等。④抑制血小板聚集,维持红细胞的完整性低。维生素 E 膳食可引起红细胞数量减少及缩短红细胞的生存时间,可发生溶血性贫血,同时增加心肌梗死和脑卒中的危险性。临床上维生素 E 可用于治疗溶血性贫血。⑤预防肿瘤:维生素 E 可破坏亚硝基离子,在胃中能够比维生素 C 更有效地阻断亚硝胺的生成。⑥预防和延缓衰老,维生素 E 可减少脂褐素形成,改善皮肤弹性,减轻性腺萎缩,提高机体免疫力,可预防和延迟衰老。

(2)营养状况评价:维生素 E 的营养状况评价可采用血浆中 α-生育酚含量及红细胞溶血试验。血浆中 α-生育酚浓度的正常值为 $12 \sim 46$ μmol/L($5 \sim 20$ μg/L),若浓度低于 12 μmol/L 则为维生素 E 缺乏。

4.维生素 K　天然维生素 K 为脂溶性,包括维生素 K_1 和维生素 K_2。其中,维生素 K_1 来源于植物性食物,维生素 K_2 则由人体或动物肠道中的细菌合成。人工合成的维生素 K 是水溶性的,包括维生素 K_3 及维生素 K_4。

维生素 K 对热稳定,一般加工烹调过程中损失较少,但对酸、碱、氧化剂、光,特别是紫外线敏感,易被破坏而失去功效。

（1）主要生理功能：①参与凝血因子的合成，维生素 K 缺乏时，激活受到显著抑制，可发生凝血障碍；②维生素 K 的水平与骨矿物质密度值呈正相关时，有利于骨钙的沉积；③参与细胞的氧化还原过程；④可增加肠蠕动，促进消化液分泌，增强胆总管括约肌的张力。

（2）营养状况评价：一般情况下，维生素 K 不易缺乏，但如果有吸收障碍、腹泻或长期应用肠道抗生素，可适量补充维生素 K。

（二）水溶性维生素

1. 维生素 B_1　又名称硫胺素、抗神经炎因子、抗脚气病因子。易溶于水，故在淘洗、煮捞过程中容易丢失。在酸性环境中稳定，在碱性环境及遇高温时易被氧化而失活。维生素 B_1 吸收场所主要在回肠。

（1）主要生理功能：①参与机体的物质和能量代谢，维生素 B_1 通过构成辅酶而参与碳水化合物和能量代谢。②维持神经系统的正常功能，通过促进乙酰胆碱的合成，维生素 B_1 能维持神经、肌肉特别是心肌的正常功能。③其他，在维持正常食欲、胃肠蠕动和消化液的分泌方面，维生素 K 有重要件用。

（2）营养状况评价：主要根据尿负荷进行检测，即口服维生素 B_1 5 mg（儿童减半）后，收集 4 h 内尿液，测定尿中维生素 B_1 的含量，200 μg 以上者为正常，低于 100 μg 者为缺乏。也可通过测定尿中硫胺素与肌酐的含量比值来评价，总维生素 B_1（μg）与肌酐（g）比值小于 27，说明维生素 B_1 缺乏。

（3）维生素 B_1 缺乏症：早期症状不典型，有疲乏、食欲减退、恶心等，严重者可发生脚气病。多是因为长期摄入精白米、面，而缺乏其他杂粮类食物导致。另外，吸收障碍、需要量的增加也是其发生的原因之一。根据临床表现的不同可分为 4 型。

1）干型脚气病：以多发性神经炎为主，发生于四肢，一般两侧对称出现，下肢多见。表现为指（趾）麻木，腓肠肌压痛，腿沉重麻木并有蚁行感，最后可导致足下垂，重者可累及上肢。

2）湿型脚气病：以水肿和心脏症状为主，表现为心悸、心动过速、气促、皮肤发热等症状，若处理不及时可导致心力衰竭。

3）混合性脚气病：以上两类症状均有。

4）婴儿脚气病：多发生于 2~5 个月的婴儿。发病急，主要表现为食欲减退、呼吸、心率加快，烦躁不安，严重时可出现发绀、全身水肿、心动过速、心力衰竭等，常于症状出现后 1~2 d 死亡。

2. 维生素 B_2　又称核黄素，因其水溶液呈黄色而得名。微溶于水，在中性或酸性溶液中加热是稳定的，碱件条件下易破坏；游离型维生素 B_2 对光敏感，在紫外线照射下易引起不可逆的分解破坏。

维生素 B_2 在食物中多与蛋白质形成复合物，一般加工烹调损失较少。进入机体后在胃酸的作用下与蛋白质分离，进入小肠后被吸收。

（1）主要生理功能：维生素 B_2 是体内多种氧化酶系统不可缺少的辅酶成分。①参与碳水化合物、蛋白质、核酸和脂肪的代谢。②可提高机体对蛋白质的利用率，促进生长发育。核黄素有激活维生素 B_6 的作用。③参与体内色氨酸转变为烟酸。④参与叶酸转化。

⑤参与各种辅酶及其他一些生化反应。⑥强化肝功能,调节肾上腺素的分泌。⑦保护皮肤、毛囊、黏膜、皮脂腺和视网膜感光功能,与生长发育有关。

(2)营养状况评价:收集 24 h 尿样,测定维生素 B_2 含量,排出量在 200 μg 以上为正常;或口服 25 mg 维生素 B_2,收集 4 h 尿样,测定维生素 B_2 含量,800~1300 μg 为正常;测定细胞维生素 B_2 含量,高于 200 μg/L 为营养状况良好。

维生素 B_2 缺乏常表现为:①口角炎,口角开,口角湿白、出血、糜烂、结痂。②唇炎,嘴唇干裂、肿胀、出血、溃疡。③舌炎,舌肿胀、裂纹、疼痛、萎缩、舌苔厚或部分脱落形成地图状。④脂溢性皮炎,多发生在鼻翼两侧、前额、脸颊及两眉之间。女性阴部瘙痒、发炎、白带增多,男性阴囊发痒、红肿、脱屑、渗出、结痂并伴有疼痛感,故又称口腔-生殖综合征。⑤眼部症状,视力模糊、畏光、流泪、眼易疲劳、角膜充血。⑥继发性贫血,可出现缺铁性贫血的一系列表现。

3. 烟酸　又名尼克酸、维生素 B_3、维生素 PP、抗癞皮病因子,是维生素中性质最稳定的一种。烟酸易溶于水,对酸、碱、光、热都稳定,一般加工、烹调损失很小,但会随水流失。

(1)主要生理功能:①烟酸在体内参与构成辅酶 Ⅰ 和辅酶 Ⅱ,是组织中极重要的递氢体和电子受体。②参与体内能量代谢及蛋白质、脂肪和 DNA 的生物合成。③对于维持神经系统、消化系统和皮肤的正常功能起着重要的作用。

(2)营养状况评价:口服 50 mg 烟酸,收集 4 h 尿样测定烟酸含量,3.0~3.9 mg 为正常,2.0~2.9 mg 为不足,<2.0 mg 为缺乏;也可测定尿中 N1-甲基烟酰胺或 N1-甲基烟酰胺与肌酐的比值反映烟酸的营养状况。

烟酸缺乏主要引起癞皮病,典型症状为腹泻(diarrhea)、皮炎(dermatitis)、痴呆(dementia),简称"三 D"症状。初期主要表现为食欲减退、全身无力、失眠,继而出现面部、两手及其他裸露部位出现对称性、与晒斑相似的色素皮炎,伴瘙痒感和灼烧感。皮炎处有明显且界限清楚的色素沉着,随之形成水疱或脱皮,伴有胃肠功能失常、腹泻、口舌炎症甚至痴呆。

4. 维生素 B_6　又名吡哆素,天然维生素 B_6 有 3 种活性形式,即吡哆醇、吡多胺、吡哆醛。维生素 B_6 在酸性溶液中稳定,在碱性溶液中易被分解破坏,不耐高温,对光敏感。

(1)主要生理功能:维生素 B_6 主要以磷酸吡哆醛的形式作为转氨基酸反应中的酶参与 100 多种酶反应。①参与氨基酸代谢,与氨基酸的分解、蛋白质的合成有关。②参与糖异生、不饱和脂肪酸代谢。与糖原、神经鞘磷脂和固醇类的代谢有关。③与辅酶 A 的合成有关,与能量代谢有关。④维持脑细胞的稳定,参与神经递质(5-羟色胺、牛磺酸、多巴胺、去甲肾上腺素和 γ-氨基丁酸)的合成和大脑信息传递受体的组成。⑤参与核酸和 DNA 的合成,可维持适宜的免疫功能。⑥可降低血浆同型半胱氨酸水平,从而降低心血管疾病的发病率。

(2)营养状况评价:血清磷酸吡哆醛含量测定,正常血清磷酸吡哆醛含量 14.6~72.9 μmol/L(3.6~18.0 μg/mL)。单纯维生素 B_6 缺乏症极少见,常与其他 B 族维生素缺乏同时存在,表现为精神抑郁或易激动,以及舌炎、口角炎、脂溢性皮炎等。

5. 维生素 B_{12} 维生素 B_{12}，又称钴胺素，是唯一含有金属元素的维生素，也是 B 族维生素中迄今为止发现最晚的一种。维生素 B_{12} 易溶于水和乙醇，在 pH 4.5～5.0 弱酸条件下最稳定，强酸（pH<2）或碱性溶液中分解，遇热可有一定程度破坏，但短时间的高温消毒损失小，遇强光或紫外线易被破坏。普通烹调过程损失量约 30%。维生素 B_{12} 必须与胃黏膜细胞分泌的内因子结合，在回肠才能被吸收。

（1）主要生理功能：①维生素 B_{12} 具有活化氨基酸和促进核酸生物合成的作用，可以促进蛋白质的合成，促进婴幼儿生长发育。②以辅酶的形式存在，可以增加叶酸的利用率，促进碳水化合物、脂肪和蛋白质的代谢。③维护神经髓鞘的代谢与功能。④促进红细胞的发育和成熟。⑤减少动脉粥样硬化发生的危险性。

（2）营养状况评价：测定血清维生素 B_{12} 含量，血清维生素 B_{12} 浓度<1.1 pmol/L 时，表明维生素 B_{12} 缺乏。维生素 B_{12} 缺乏症较少见，多见于小儿喂养不当、某些疾病或药物影响其吸收而引起维生素 B_{12} 缺乏，临床表现为巨幼细胞贫血和神经系统病变。

6. 叶酸   叶酸是米切尔（H. K. Mitchell，1941）从菠菜叶中提取纯化的，故而命名为叶酸，又称蝶酰谷氨酸。食物中的叶酸被还原成四氢叶酸（THFA）才能被小肠吸收，四氢叶酸是叶酸在体内的生物活性形式，维生素 C 和葡萄糖可促进叶酸的吸收，乙醇、抗惊厥药及口服避孕药则影响叶酸的吸收。

（1）主要生理功能：叶酸为一碳单位的载体，参与多种代谢。①参与嘌呤和胸腺嘧啶的合成，进一步合成 DNA 和 RNA。②参与氨基酸代谢。③参与血红蛋白的合成。

（2）营养状况评价：测定血清叶酸、红细胞叶酸及血清维生素 B_{12} 水平，可较准确地反映叶酸的营养状况。当血清叶酸含量<7.5 nmol/L，红细胞叶酸含量<318 nmol/L，血清维生素 B_{12} 水平<74 pmol/L 时，为叶酸缺乏，血浆中同型半胱氨酸浓度水平升高，也代表着叶酸的缺乏。

叶酸缺乏时将影响红细胞成熟，导致巨幼细胞贫血，也可引起白细胞和血小板减少，消化道症状如食欲减退、腹胀、腹泻及舌炎等，以舌炎最为突出，舌质红、舌乳头萎缩、表面光滑，俗称"牛肉舌"。孕妇缺乏叶酸，可使先兆子痫、胎盘剥离的发生率增高，患有巨幼细胞贫血的孕妇易出现胎儿宫内发育迟缓、早产及新生儿低出生体重。怀孕早期缺乏叶酸，还易引起胎儿神经管畸形（如脊柱裂、无脑畸形等）。

7. 维生素 C   维生素 C 因能预防和治疗坏血病又称为 L-抗坏血酸。易溶于水，除在酸性溶液中较为稳定外，遇热、碱、氧、光等极易氧化分解。加工、储存、烹调时间过长也可使食物中维生素 C 大量损失。

（1）主要生理功能如下。①参与胶原蛋白的合成：胶原蛋白是体内所有结缔组织（骨骼、牙齿、皮肤和筋腱等）形成的基础。维生素 C 的功能就是参与胶原蛋白的合成，有利于组织损伤的修复愈合。②治疗坏血病：血管壁的强度和维生素 C 有很大关系，当体内维生素 C 不足，微血管容易破裂。这种情况在皮肤表面发生，则产生瘀血、紫斑；在体内发生则引起疼痛和关节胀痛。严重者在胃、肠道、鼻、肾及骨膜下面均可有出血现象，乃至死亡。③保护细胞膜和解毒：维生素 C 具有还原性，可使氧化型谷胱甘肽还原成还原型谷胱甘肽，从而发挥保护细胞膜的作用。维生素 C 可保护体内的巯基酶，故具有解毒作用。④治疗贫血：维生素 C 可保护铁不被氧化，促进铁的吸收，同时可将三价铁还原为二价铁,使小肠对食物中非血红素铁的吸收增加 2～4 倍。另外,维生素 C 也参与叶酸活化为四氢叶酸,对于贫血有一定的辅助治疗作用。⑤预防心脑血管疾病:维生素 C 可促进胆固醇排泄,从而阻止胆固醇在动脉内壁沉积,降低血液中胆固醇的含量。维生素 C 还可增强血管壁的强度和弹性,防止血管过度脆弱,对防治动脉粥样硬化起一定的作用。⑥抗过敏:当发生过敏时,会分泌组胺,维生素 C 可以抑制组胺的分泌。⑦防癌:丰富的胶原蛋白有助于防止癌细胞的扩散;维生素 C 的抗氧化作用可以抵御自由基对细胞的伤害,防止细胞的变异;维生素 C 与亚硝酸结合的速度是胺与亚硝酸结合的 3000 倍,因此,维生素可以阻断亚硝胺的致癌作用。

此外,肾上腺皮质激素的合成与释放也需维生素 C 的参与,维生素 C 还具有抵御感染、抑制神经的兴奋性、抗压力等作用。

(2)营养状况评价:评价维生素 C 营养状况的指标有以下两个。①血浆维生素 C 含量:测定血浆维生素 C 的饱和浓度为 85 μmol/L,血浆维生素 C 浓度降至 11～17 μmol/L 时,存在摄入不足。②尿负荷试验:受试者口服 500 mg 维生素 C,收集 4 h 尿样测定维生素 C 的排出总量,>10 mg 为正常,<3 mg 为缺乏。

维生素 C 缺乏可引起坏血病,其主要表现为牙龈肿胀、疼痛、出血,严重者牙齿松动甚至脱落;皮肤毛囊出现过度角化、皮下出血,出血部位一般常在受压和外伤处,出现的瘀斑可发展成溃疡;同时全身一般状况差,常有贫血、水肿,机体抵抗力下降,伤口愈合延缓且易继发感染。

维生素 C 较少出现明显的毒性,但当一次口服几克时,可能出现腹泻、腹胀;患有葡萄糖-6-磷酸脱氢酶缺乏的病人大量摄入维生素 C 时会出现溶血。此外,维生素 C 摄入过量还会引起铁吸收过度、降低白细胞杀菌能力、破坏红细胞及形成尿道结石。

六、水

水是人类机体赖以维持最基本生命活动的物质,所以是一种重要的营养素。成人体重 50%～70% 是水分。因为脂肪组织含水量仅约 10%,所以女子体内含水量少于男子。运动员肌肉发达,含水量亦相对较高。

(一)水的生理功能

人体内的一切生理活动和生化反应都需要在水的参与下完成。水是构成人体的重要成分,是维持生命活动所必需的物质,是营养输送、代谢产物排泄的载体。其主要生理功能如下。

1. 水是身体构造不可缺少的材料　所有组织内都含水。如血液中含水量高达 90%,肌肉含水 70%,坚硬的骨骼含水 22%。

2. 作为营养素等物质的溶剂　许多物质都溶于水,成为离子状态发挥重要生理功能。不溶于水的蛋白质和脂肪分子可形成胶体或乳液,有利于机体消化、吸收和利用。

3. 水在体内直接参加物质代谢　水在体内直接参加物质代谢,促进各种生理活动和生化反应的进行。没有水分就无法维持血液循环、呼吸、消化、吸收、分泌、排泄等生理活动,体内新陈代谢也就无法进行。

4.调节体温　水的比热容大,当外界气温增高,体内生热过多时,通过蒸发或出汗使皮肤散热;天冷时,水蒸发减少而减少散热。

5.水作为代谢物溶剂　通过大小便、汗液以及呼吸等途径把代谢废物和有毒物质排出体外。水是体内输送养料和排泄废物的媒介。

6.水是机体的润滑剂　水可以滋润皮肤。眼泪、唾液、关节囊液和浆膜腔液则是相应器官的润滑剂。饮食缺水或机体失水过多,则消化液分泌相应减少,会阻碍食物的消化和吸收,从而引起食欲减退、精神不振、易于疲劳。但人体饮水过多,则可因消化液稀释而致消化功能减弱,甚至可引起水中毒。

病人因呕吐、腹泻、大面积烧伤、大量出汗、过度呼吸等可使机体丢失大量水分。重度缺水使细胞外液电解质浓度增加,形成高渗,则细胞内水分外流形成"脱水"。失水占体重2%时,就会感到口渴、尿少。失水达体重6%以上就会全身乏力、抑郁、无尿。失水达体重10%以上,就会出现烦躁、眼球内陷、皮肤失去弹性、全身乏力、体温、脉搏增加、血压下降。

当尿液高度浓缩,体重减少8%～12%时,表现为严重脱水,必须及时采取有效措施,以防意外。此外,失水常伴有电解质的丢失,因丢失的水与电解质的量随疾病的不同而异,造成的脱水可能为高渗性、低渗性或等渗性,在补液处理时需注意。

(二)水的来源及需求量

人体中水的来源共有3个:三大营养物质代谢产生的水、食物中含有的水和饮用水。其中饮用水是人体所需水的主要来源,而代谢水及食物中的水变动较小,多以饮用水进行调节。饮用水以少量、多次无口渴感为适量。

人体每日水的需要量受年龄、性别、饮食、气候和劳动强度等因素的影响。健康成年人一般每日约需水2500 mL,孕妇和乳母可根据需要适当增加水的摄入量,婴儿和儿童体表面积较大,代谢率较高,体内含水多,易发生脱水,应特别注意补充饮水。

七、膳食纤维

植物性食物中不能被人体消化酶消化或人体不能吸收的非淀粉多糖物质称膳食纤维,又称"不可吸收的多糖"或"不可利用的多糖"。20世纪营养学上最重要的发现之一就是膳食纤维对人体健康的意义。也有人把膳食纤维称为第七大营养素。

(一)膳食纤维的分类

膳食纤维根据溶解性可分为不溶性膳食纤维(纤维素、木质素和部分半纤维素)和可溶性膳食纤维(果胶和树胶等亲水胶体物质和部分半纤维素)两类。

1.纤维素　纤维素是植物细胞壁的主要成分,是植物结构的支持组织,一般不能被肠道微生物分解。食草动物的肠道中有分解纤维素的酶,故可以利用纤维素。

2.半纤维素　半纤维素是谷类纤维的主要成分,食物中的半纤维素部分属于不溶性的膳食纤维,往往存在于粮食的皮层中;部分可溶性的膳食纤维如戊聚糖,能在结肠中被分解,并具有降低血清胆固醇的作用。

3. 果胶　果胶是可溶性膳食纤维,包括果胶、果胶原和果胶酸。果胶主要存在于植物果实和根茎类蔬菜软组织中,尤其是柑橘类和苹果中含量较多。果胶分解后形成果胶酸和甲醇,果胶具有胶化能力,在食品加工中常用果胶作为增稠剂制作果冻、色拉调料、冰激凌和果酱等。

4. 树胶　树胶是不溶性膳食纤维,主要成分是 L-阿拉伯糖的聚合物,可作为稳定剂用于食品加工。

5. 木质素　木质素是不溶性膳食纤维,虽然木质素包括在不可利用碳水化合物的范畴内,但它并不是真正的碳水化合物,而是苯基-丙烷衍生物的复杂聚合物,它与纤维素、半纤维素共同构成植物的细胞壁。食物中木质素主要存在于蔬菜木质化部分和种子中,随着食物的成熟,木质素不断增多,食物变得粗糙难以下咽。

(二)膳食纤维的生理功能

1. 预防便秘和大肠疾病　膳食纤维可刺激和促进肠蠕动,缩短肠内容物通过肠道的时间,减少细菌及其毒素对肠壁的刺激,有预防便秘、痔疮等疾病的作用。

2. 预防癌症　膳食纤维可以降低大肠癌、乳腺癌、胰腺癌发病的危险性。可溶性膳食纤维有较强的吸水能力,可增加粪便的体积和重量,稀释肠内致癌物,减少致癌物与肠黏膜的接触时间,从而预防癌症,降低大肠癌、乳腺癌、胰腺癌发病的危险性。

3. 预防心血管疾病和胆石症　膳食纤维能阻碍中性脂肪对胆固醇的吸收,对饮食性高脂血症有预防作用。膳食纤维还可促进胆汁酸的排泄,抑制血清胆固醇及甘油三酯的上升,降低血浆胆固醇水平,预防动脉粥样硬化和冠心病等的发生。膳食纤维可减少胆汁酸的再吸收,预防胆石症的形成。

4. 增加饱腹感预防肥胖　膳食纤维进入消化道内,在胃中吸水膨胀,使人产生饱腹感,减少食物的摄入量而降低全日总热量的摄取,有利于减轻体重和控制肥胖。

5. 预防糖尿病　可溶性膳食纤维的黏度能延缓葡萄糖的吸收,可抑制血糖的上升。膳食纤维还能增加组织细胞对胰岛素的敏感性,降低对胰岛素的需要量,从而对糖尿病预防具有一定效果。

6. 排毒　膳食纤维能够吸水膨胀,使肠内代谢物变软、变松,通过肠道时会更快,与此同时还能促进肠道蠕动,减少有害物质的吸收,消除体内毒素。

(三)膳食纤维的来源和供给量

膳食纤维主要来源于植物性食物,如根茎类和绿叶蔬菜、水果、豆类和谷类等。植物性食物富含纤维素,植物成熟度越高,其纤维素含量越多,一般绿色蔬菜和植物的根茎含纤维素较多,故提倡适当增加粗粮、豆类及豆制品的摄入。

因饮食习惯不同,食物纤维素的摄入量差异较大。供给量应根据种族、年龄、饮食习惯和身体状况来定。中国营养学会提出,成年人膳食纤维的适宜摄入量为 30 g/d,目前中国居民从日常食物中摄取的膳食纤维只能达到 8～12 g/d。

第二节　骨骼生长发育特需的营养素

骨骼的发育过程受个体的遗传因素和各种环境因素的相互作用。遗传因素决定了个体发育的可能性,即生长的潜力。但是这些潜力是否能够得到充分的发挥则取决于各种环境条件。影响儿童骨骼生长发育的环境因素很多,营养是重要的因素之一。任何一种营养素缺乏,都会影响骨骼的发育。目前影响骨骼发育的营养素主要有以下几种。

一、蛋白质对骨骼的影响

蛋白质是除钙和维生素 D 外,维持骨骼生长发育、力学性能和骨折愈合的重要营养素。研究发现,蛋白质摄入量过多或过少都对骨代谢有不利影响。适当增加蛋白质摄入可以增加全身骨密度,还可预防髋部骨折。素食者股骨颈和腰椎的骨密度低于杂食者,而且素食者的骨折率高于杂食者。过多摄入含有酸化氨基酸的动物来源蛋白质(如半胱氨酸和甲硫氨酸)会增加患骨质疏松症的风险。以鱼、橄榄油和低摄入红肉为特征的地中海饮食模式与较高的骨密度有关。因此,适量而均衡的蛋白质摄入有利于骨健康。

1. 蛋白质在骨代谢中的作用

(1)有机胶原蛋白是构成骨骼有机基质的基础原料。人的骨骼是由骨细胞、骨矿物质和有机质构成的。有机胶原蛋白原占骨骼的 1/3,对维持骨结构的完整及骨生物力学特性非常重要,它决定了骨骼的弹性特征。

(2)蛋白质在钙、磷和维生素 D 转运过程中的重要作用。磷和钙是骨形成的必需元素。进入人消化道中的钙离子,通过活性维生素 D 的作用,与细胞膜上的钙结合蛋白结合,通过钙泵的作用进入血液。

(3)很多与骨形成有关的激素、激酶、生长因子都是蛋白质。血浆中的生长激素(growth hormone,GH)、胰岛素样生长因子 1(insulin-like growth factor-1,IGF-1)、骨钙素(osteocalcin,OC)、骨碱性磷酸酶(bone alkaline phosphatase,BALP)、乳清碱蛋白(milk basic protein,MBP)都是调节骨钙代谢、维持骨重建平衡的重要因子,对预防骨质疏松、改善骨健康具有重要意义。同时,肿瘤坏死因子(TNF)家族的 NF-KB 受体激活子(RANKL)及其受体(RANK)和骨保护素(osteoprotegerin,OPG)组成的 RANKL-RANK-OPG 信号通路是调节骨重建过程中破骨细胞功能的重要通路。RANKL-RANK-OPG 轴直接参与破骨细胞的增殖和凋亡。

(4)骨骼肌(主要成分是水和蛋白质)可以通过力学作用对骨产生影响。肌肉收缩可减少破骨细胞生成,促进成骨细胞增殖。肌肉运动后产生的骨甘氨酸、鸢尾素、骨粘连蛋白、成纤维细胞生长因子-2(fibroblast growth factor-2,FGF-2)、白介素-6(interleukin-6,IL-6)、白介素-15(interleukin,IL-15)和 IGF-1 等均可能影响骨代谢。

2. 蛋白质的摄入量对骨代谢的影响　在人体中,一定量的蛋白质摄入也是必需的。美国居民推荐的蛋白质摄入量为 0.8 g/(kg·d)(成年人,不区分年龄、性别)不足以完全满足所有老年人的代谢和生理需求。老年人需要$(1.0 \sim 1.5)$ g/(kg·d)的蛋白质才能保持最佳健康状态。2017 年 Lidia 等在总结美国临床营养学杂志发表的补充文件后得出结论,专家组建议将推荐蛋白质摄入量从 0.8 g/(kg·d)增加到 $1.0 \sim 1.2$ g/(kg·d)。国家卫生健康委员会发布的中国居民蛋白质推荐摄入量,建议成年男性每日摄入蛋白质 65 g,成年女性每日摄入蛋白质 55 g,不随年龄增长而增加。各国居民饮食习惯的差异,地域特色、居民体质差别或许是造成各国蛋白质推荐摄入量不同的根本原因。

蛋白质摄入量与骨密度有着密切的关系。每日膳食蛋白质摄入量达到 2.0 g/kg时,需摄入 1400 mg 钙才能达到钙平衡。蛋白质摄入每增加 50 g,则尿钙排出量会增加 60 mg。因此,适量的蛋白质摄入,配合钙、维生素 D 有利于骨形成。蛋白质摄入严重不足会影响骨的发育,但过量摄入含硫氨酸的蛋白质,高蛋白摄入会造成人体的酸性环境,造成钙质的大量流失、影响肠道对钙的吸收,导致尿钙排出增加,对骨代谢不利,增加骨折、骨质疏松症患病风险。

二、脂类对骨骼的影响

脂类包括脂肪和类脂以及它们的衍生物,其中类脂是细胞构成原料,与蛋白质结合成为各种细胞膜和细胞器膜脂蛋白,参与细胞多种基本生命活动。对于膳食中脂肪的供给量一般不是非常明确,中国营养学会推荐儿童期脂肪摄入量占总能量的 25% ~ 30%;膳食脂肪通过作用于 PGS 的生物合成途径来影响骨代谢。高浓度的 PGE_2 可以抑制骨基质的生成,而在低浓度下,PGE_2 可以促进体内及体外的骨的生成。长期的膳食脂肪缺乏还可造成脂溶性维生素(维生素 D)的缺乏,间接影响骨骼的生长发育。

三、糖类对骨骼的影响

多糖类化合物广泛存在于动物细胞膜和植物、微生物的细胞壁中,是由醛基和酮基通过苷键连接的高分子聚合物,也是构成生命的四大基本物质之一。植物多糖,又称植物多聚糖,是植物细胞代谢产生的聚合度超过 10 个的聚糖。由于植物多糖的来源广泛,不同种的植物多糖的分子构成及分子量各不相同。有些植物多糖如淀粉、纤维素、果胶,早已成为人们日常生活中的重要组成部分。

对许多植物多糖的组成成分进行研究发现,植物多糖的相对分子质量从几万到百万以上,主要成分为葡萄糖、果糖、半乳糖、阿拉伯糖、木糖、鼠李糖、岩藻糖、甘露糖、糖醛酸等。植物多糖的主要组成存在差异,分别由几种不同种类的单糖,以一定的比例聚合而成。

(一)治疗骨质疏松症

植物多糖对骨质疏松症患者有着积极的作用,它可以减少骨量流失,对骨微结构具有保护作用。如:牛膝多糖可改善损伤的软骨细胞增殖活性,改善骨代谢;黄芪多糖对去卵巢大鼠骨密度和骨量具有保护作用等。

(二)治疗骨关节炎

骨关节炎(osteoarthritis,OA)是一种以关节软骨损害为主,并累及整个关节组织的常见关节疾病,其最终会导致软骨退变、纤维化、断裂、溃疡及整个关节面的损害,表现为缓慢发展的关节疼痛、僵硬、肥大及活动受限。OA 进程缓慢,但给患者带来了极大痛苦,如若治疗不当,会造成一定概率的致残,是中年以上人群丧失劳动力、生活不能自理的主要原因。OA 不仅给患者造成生活障碍,也给社会带来巨大经济负担。

近年来,中药多糖防治 OA 的作用及其机制一直是国内外研究热点。多糖可促进软骨细胞增殖,抑制软骨细胞降解,延缓软骨细胞分化,保护软骨细胞外基质,具有抗氧化、抗炎、降低 ONP 水平、改善血液循环、降低骨内压等作用;在临床作用方面,多糖可模拟关节滑液的物理作用,增大 OA 关节活动范围,减小 OA 关节滑膜厚度,减少关节腔积液,缓解关节肿胀疼痛,保护 OA 关节半月板,促进软骨修复,改善 OA 关节病理学。

四、维生素对骨骼的影响

(一)维生素 C

维生素 C 作为一种重要的还原剂,在骨盐代谢及骨质生成中具有重要作用。研究表明,维生素 C 可以促进骨折愈合、抗骨质疏松、延缓骨关节炎病情的发展等。

1. 促进骨质生成 维生素 C 能增加钙盐的沉积,刺激培养细胞矿化结节的形成,为破骨细胞分化所必需。同时维生素 C 是 I 型胶原蛋白合成时的必需辅助因子,参与脯氨酸羟化以合成胶原,而胶原蛋白的合成是骨骼形成的基本条件之一。当维生素 C 缺乏时,胶原合成障碍并阻碍骨化过程,使成骨细胞不能形成正常骨样组织最终出现普遍性骨质疏松与萎缩。

2. 减少骨质流失 氧自由基在骨组织周围产生时,可以促进破骨细胞的增生,局部骨吸收作用增强。而维生素 C 作为抗氧化剂,能减少体内活性氧含量,降低破骨细胞性重吸收水平,从而减少骨钙流失。

3. 成骨诱导与分化 实验表明维生素 C 与许多生长因子有协同作用,可增加其他生长因子对细胞的增殖效应。如可提高 ALP 活性和 VEGF 的表达水平,ALP 可以提升骨基质的矿化速度。VEGF 是最重要的促进血管形成因子之一,而血管形成在骨组织生长发育和再生中起着举足轻重的作用。在离体成骨细胞培养的研究中,也证实添加维生素 C 组的细胞内碱性磷酸酶活性、细胞增殖及 I 型胶原基因 mRNA 表达均有增加。

4. 维持骨代谢平衡 研究表明维生素 C 在骨形成过程中发挥重要作用且与体内激素水平密切相关。维生素 C 可作用于肾、骨骼和肠道等部位的甲状旁腺激素(parathyroid hormone,PTH)受体,增加骨骼成骨细胞和其他 PTH 靶器官系统对 PTH 的敏感性;反之,维生素 C 的缺乏可降低 PTH 受体敏感性,造成 PTH 相对不足,促进甲状旁腺释放 PTH,以维持机体骨骼代谢的平衡。

5. 预防和治疗铅中毒 骨骼是铅的主要储存池,体内 75% ~ 95% 的铅存于骨中。骨铅可直接抑制成骨细胞的功能,铅毒很可能是不利于最佳峰值骨量获得的原因之一。研究证明维生素 C 在肠道能与铅结合形成溶解较低的抗坏血酸铅,降低铅的吸收,维生素 C 保护体内含巯基的酶,减轻或消除铅对成骨细胞功能的抑制,体内铅含量增加时维生素 C 消耗加大等。同时,维生素 C 预防和治疗儿童铅中毒应用于临床已得到广泛认同。

(二)维生素 D

维生素 D 是骨代谢调控的主要维生素,其经典作用是调节钙、磷代谢,它可通过促进肠道和肾小管对钙的吸收,动员骨骼中的储存钙进入血液循环,以维持血钙在正常范围,同时影响 PTH 的水平;另外它还可以直接促进成骨前体细胞分化成熟,促使成骨细胞产生骨钙蛋白,增加碱性磷酸酶。维生素 D 还可通过促进胃肠道对钙的吸收、肾小管对钙的重吸收、影响降钙素分泌增加和甲状旁腺激素分泌减少的动态平衡来影响骨的健康。

1. 促进骨折愈合　发生骨折后,邻近及全身的成骨性干细胞募集于骨折处,骨折局部 $1,25(OH)_2-D_3$ 分泌增多,诱导干细胞向成骨细胞分化,出现骨的再生,从而进行骨的改建与塑型。维生素 D 含量高低与骨折愈合速度有一定的相关性,同时维生素 D 含量与血中骨碱性磷酸酶浓度呈正比,维生素 D 水平可提示骨折患者的骨形成能力和速度,为骨折的治疗和预后判断提供辅助性依据。

2. 预防和治疗骨质疏松症　维生素 D 是骨骼健康的基本组分,补充钙和维生素 D 是防治骨质疏松症的重要的基本策略。2010 年美国临床内分泌学家协会的临床实践医学指南认为,儿童和成年人预防骨质疏松症,重要的是要确保其维生素 D 的充足。2019 年中华医学会《原发性骨质疏松症基层诊疗指南》推荐成人维生素 D 摄入量为 400 IU（10 μg）/d,65 岁以上老年人摄入量为 600 IU（15 μg）/d;维生素 D 用于骨质疏松症防治时,剂量可为 800 ~ 1200 IU（20 ~ 30 μg）/d。骨质疏松症的常见严重并发症是骨折,2016 年美国国家骨质疏松基金会的荟萃分析结论为中老年人服用钙和维生素 D 补充剂能够作为降低骨折风险的干预措施,2019 年我国《绝经后骨质疏松症（骨痿）中医药诊疗指南》建议对绝经期低骨量人群,进行中医辨证防治,并补充钙和维生素 D。

3. 诊断和治疗骨关节炎　维生素 D 与骨关节炎（OA）发病机制有关,对诊断或治疗 OA 有潜在作用。目前维生素 D 对 OA 影响的机制尚不明确,可能的作用机制如下。

（1）维生素 D 抑制 OA 的炎症反应。OA 患者关节液中炎症细胞因子增加,软骨基质分解产物增多等改变,动物实验发现维生素 D 体内代谢产物 24R,25 二羟基维生素 D_3 可逆转大鼠关节软骨细胞炎症反应中 IL-1 诱导的炎症细胞凋亡和基质破坏,并认为在该反应过程中转化生长因子-1 起协同作用,共同降低 IL-1 导致的炎症反应。

（2）维生素 D 抑制软骨细胞及细胞外基质的破坏。OA 病情进展以关节软骨侵蚀破坏,软骨下骨质暴露为特征,维生素 D 受体（VDR）广泛存在于人类关节软骨细胞中,$25-(OH)-D_3$ 可以通过 VDR 调节软骨细胞中蛋白多糖和胶原蛋白合成,以及纤溶酶原激活物基质金属蛋白酶（matrix metalloproteinase, MMP）和前列腺素 E_2（prostaglandin E_2, PGE$_2$）的表达,而 MMP 表达可破坏细胞外基质（extracellular matrix, ECM）的完整性,从而使软骨细胞及 ECM 结构破坏,加重 OA 发展。

（3）维生素 D 还可通过调节钙代谢影响骨健康,同时在关节软骨的转换中发挥重要作用。提示适宜的维生素 D 摄入量或足够的日光照射可能减缓病情的进展并有益于 OA 的预防。

4. 应用于骨缺损修复　骨髓间充质干细胞（bone marrow mesenchymal stem cell, BMMSC）可以增殖分化为成骨细胞,是其目前应用于骨缺损修复细胞来源的关键。维生素 D 作为体内骨髓基质干细胞分化的重要调节因子,通过 Wnt 信号通路 Wnt5α/ROR$_2$ 轴 BMP/TGF-β/Samd 信号通路、ROS/ERK 信号通路调控 MSCs 成骨分化。

（三）B 族维生素

B 族维生素在骨生理学中有一定的作用。B 族维生素的水平,特别是维生素 B_{12} 和维生素 B_9,与骨密度低和骨折风险增加有关。同时,它的缺陷会影响同型半胱氨酸的代谢,从而导致高血清同型半胱氨酸。高血清同型半胱氨酸与骨脱矿、低质量的骨量和骨转换生物标记物的增加有关,这是由于对破骨细胞活性和胶原分子交联的影响。因此,高血清同型半胱氨酸可能是降低骨密度和骨质量的一个因素。B 族维生素可减少人体血液中同型半胱氨酸的含量,血液中同型半胱氨酸值升高后,其患骨质疏松症的概率也成倍增加。因此保持一定的 B 族维生素摄入对预防骨质疏松症有益。

（四）维生素 A

维生素 A 是指具有全反式视黄醇生物活性的一组视黄醇类物质,是第一个被确认的生长提高因子,可通过与视黄酸受体结合,在骨细胞的分化、增殖和成熟中起重要作用。

1. 调节生长发育,对骨构建产生影响　骨骼生长发育主要受生长激素-胰岛素样生长因子(GH-IGF)轴调控,维生素 A 通过 IGF 系统调节生长发育,还可以提高细胞对氮的利用,从而促进体内蛋白质的生物合成,刺激软骨细胞增生、分化,从而强壮骨骼,维护头发、牙齿和牙床的健康。维生素 A 已被证明存在于破骨细胞和成骨细胞中,抑制成骨细胞活性而激活破骨细胞活性。研究显示维生素 A 过量和缺乏都会刺激和抑制骨的形成。维生素 A 缺乏可使破骨细胞数目减少,成骨细胞的功能失控,导致骨膜骨质过度增生,骨腔变小,并压迫周围的组织产生神经压迫症状。但高剂量的维生素 A 摄入显示出对人类骨骼代谢的负面作用:过量的维生素 A 摄入可以导致胎儿的骨骼畸形,人类慢性维生素 A 中毒能导致高钙血症,损伤骨骼重建,导致各种骨骼异常。因此,适量摄入维生素 A,维持人体内所需正常维生素 A 的水平十分重要。

2. 与骨折和骨质疏松症相关　维生素 A 缺乏时可出现生长激素和胰岛素生长因子水平降低,减少新骨形成,亦可出现甲状腺功能亢进,使破骨细胞及成骨细胞活性均增高,加快骨吸收,导致骨形成减少,骨量降低,骨密度下降;另外,维生素 A 缺乏可导致肾小管上皮损伤,从而抑制钙的重吸收,减少骨钙含量,降低骨密度。但当维生素 A 摄入量过多时,则会抑制成骨细胞活性,刺激破骨细胞活性,加速骨代谢,骨密度降低,使得骨脆性及骨自发性骨折率增加。许多研究表明长期大剂量摄入维生素 A 所导致的骨质疏松和骨折在世界各地及各类人群中均可发生。

3. 诱导干细胞增殖分化　维生素 A 的代谢中间产物维生素 A 酸可促进细胞的增殖、分化、成熟和调节免疫等,是机体正常生长发育和各种生理活动必不可少的重要因素。动物实验证实了维生素 A 酸、锌及大鼠损伤脊髓提取液的联合作用可以在体外诱导大鼠骨髓间质干细胞分化为神经元样细胞。

（五）维生素 K

维生素 K 是一类具有叶绿醌生物活性的脂溶性维生素,主要有维生素 K_1 和维生素 K_2(主要活性体为 MK_4 和 MK_7),维生素 K 在骨代谢调解中的作用机制主要有 3 个方面。

1. 促进骨矿化　维生素 K 是谷氨酸-羧化酶的辅酶,它能将骨钙素中的谷氨酸残基羧化成-羧化谷氨酸残基,经过羧化的骨钙素不但对钙盐有强大的结合力,使钙盐快速沉积进而加速骨矿化,而且可以增加成骨细胞活性。维生素 K 还参与类固醇异质物受体介导的转录调节,主要在成骨细胞中提高 Tsk、$Matn_2$、CD_{14} 和 Msx_2 等靶基因的表达,起到聚集胶原蛋白增加成骨细胞数量,提高成骨细胞活性的作用,同时抑制 Fas 在成骨细胞中的表达,抑制成骨细胞凋亡,维持成骨细胞数量,促进骨形成。

2. 抑制骨吸收　维生素 K 能直接诱导破骨细胞凋亡,从根本上抑制骨吸收;维生素 K 能抑制前列腺素 2 和环氧化酶 2 的合成,从而间接抑制破骨细胞,降低骨吸收;维生素 K 可以使蛋白激酶 C 的表达能力下降,从而使破骨细胞的数量和活性均受到抑制;维生素 K 还能通过抑制某些促进骨吸收的活性成分(例如白介素-1、白介素-6 等)从而减少骨吸收;维生素 K 可以通过抑制组织蛋白酶的合成,减轻骨基质被溶解破坏的程度,从而减少骨吸收。

3. 促进骨折愈合　维生素 K_2 对骨骼具有合成代谢作用,这可能有助于其在诱导成骨细胞增殖和分化中的作用,从而产生骨形成。研究表明,维生素 K_2 可减轻骨量,减少大鼠骨密度的降低,在骨折后给药可加速矿化和骨生成,并能改善骨折愈合。增加大鼠的血清骨钙素水平,从而加速骨折愈合及改善股骨机械强度。

(六)维生素 E

维生素 E 是生育酚和生育三烯酚及其衍生物的总称,是人体内重要的脂溶性维生素与抗氧化剂,它可阻断自由基引起的破坏,防止脂质过氧化物的大量形成,降低不饱和脂肪酸的过度氧化,稳定细胞膜。维生素 E 可以从以下几个方面促进骨健康。

1. 抗氧化、清除自由基　维生素 E 能激活抗氧化酶及抵御氧化应激的侵害,保护氧化应激下的骨骼组织和细胞。

2. 促进骨形成　维生素 E 减少成骨细胞的氧化倾向,刺激成骨细胞的活性,提高蛋白质的合成速度。维生素 E 刺激骨小梁生长,增加骨小梁面积,减少骨小梁间隙,可能通过增加循环中雌激素而间接促进骨形成。

3. 抑制骨吸收　维生素 E 抑制与增加骨流失有关的细胞因子如 IL-1 和 IL-6 的产生,同时影响骨组织以及包括巨噬细胞在内的其他细胞如前列腺素 E_2(PGE_2)的产生。

五、矿物质对骨骼的影响

在生命的任何阶段,骨骼的生长和维持都需要充足的营养。营养为维持骨骼细胞的活性、构建骨组织结构、实现骨组织功能提供必需的底物。骨骼中的矿物质(钙、磷酸盐和镁等)、胶原和非胶原蛋白均依赖于营养所获得。矿物质不仅强化胶原蛋白基质,还是维持机体内环境稳态的重要离子来源。

(一)钙

人体中 99% 的钙集中于骨骼和牙齿。骨骼是维持体液正常钙浓度的钙库。随着尿钙和消化液中钙的丢失,人体需要不断补充足量的钙,以减少钙库的动员,否则骨中钙丢失的增加会引发骨量减少,进而引发骨折;同时钙盐的补充也使人体酸碱平衡倾向于碱性环境,进一步减少骨溶解,促进骨健康。

1. 促进骨骼生长,影响骨量峰值　钙是骨骼正常生长、发育和维持的必需元素,与骨骼的强度和结构密切相关。钙缺乏症主要表现为骨骼的病变。儿童时期长期钙摄入不足,并伴随蛋白质和维生素 D 的缺乏,可引起生长迟缓、新骨结构异常、骨钙化不良、骨骼变形,发生佝偻病。钙不仅对儿童生长发育极其重要,而且还关系到成年以后的骨量峰值。骨是钙的营养储备库,幼年时钙的摄入量与成年时的骨峰值直接相关。

2. 防止骨丢失,增加骨密度　羟基磷灰石是骨组织的主要成分,钙是构成羟基磷灰石晶体的主要矿物质之一。钙与骨健康之间的关系非常复杂,但有确切证据表明补钙可影响骨丢失的发生和骨丢失率。高钙摄入导致更强的正钙平衡,可增加骨密度。有研究发现,摄入钙含量较多的青春期女孩可获得更高的骨密度,而低钙饮食的儿童和成人则面临骨质疏松和骨折的风险。

3. 促进骨折愈合,增强骨生物力学特征　骨折愈合是缓慢而复杂的过程,其愈合过程中存在着许多影响因素。钙的代谢中,血中钙磷含量的高低又直接影响骨的钙化与溶解。血中钙磷相互作用,其乘积在一个水平,超过一定限度,则沉淀为骨盐。在骨折的愈合过程中,由于骨折局部新骨不断形成,钙盐大量沉积的哈氏系统内新生骨的沉积,说明钙对骨折愈合有重要作用。有研究表明,补适量的钙可促进骨痂愈合,提高骨痂质量,还可增强骨的抗变形能力。

（二）磷

人体内约 85% 的磷存在于骨骼中,是成骨细胞保持正常生理功能的基本营养成分。磷与钙共同构成羟基磷灰石晶体。它是一种微细的结晶体,可与吸附在表面上的其他离子进行交换,以更新其组成,使骨盐经常处于沉积和溶解的动态平衡中。磷酸盐约占骨矿物质总量的 60%,钙和磷在骨骼中的质量比是 10:6,因此摄取足够的磷对骨骼健康非常重要。

1. 促进骨骼生长发育　生长发育时期,血清无机磷水平高于成人期,这与儿童期骨生长活跃,需要大量无机磷供应相匹配。某些生长因子直接或间接调控骨生长,已知的 2 个机制均与干预无机磷吸收密切相关:一是肾小管对无机磷极高的再吸收能力,在骨生长活跃期急需无机磷供应的时候,它可促进已经停滞的无机磷分泌功能重新增加分泌。二是增加血清 $25-(OH)D_3-$ 水平。例如,胰岛素样生长因子通过刺激肾皮质,增加无机磷转运、增加骨骼无机磷水平和增加生成 $25-(OH)D_3$,令消化道无机磷吸收增加,从而保持无机磷在内环境的稳定,促进骨骼生长发育。

2. 影响骨基质矿化　目前研究发现在骨矿化的过程中,成骨细胞把无机磷从系统空室里转送到骨基质。在骨成型细胞内见有钠-无机磷转运系统,这个转运系统在成骨刺激因素（甲状旁腺素、胰岛素样生长因子 1、氟、血小板源生长因子等）调控下运转,甲状旁腺素通过蛋白激酶 A 发出信号,同时胰岛素样生长因子 1、氟、血小板源生长因子等对甲状旁腺素磷酸化过程实施调控,两者共同作用加强无机磷转运功能。

由于食物中的磷分布广泛且易于获得,磷摄入不足通常很难发生。只有在严重饥荒的状态下,才可能因磷摄入不足导致骨骼矿化障碍,引起佝偻病或骨软化症。然而,高磷摄入可导致肠磷吸收量增加,血磷升高,血钙降低,使钙调节激素升高,从而引起骨吸收增强,骨丢失和软组织钙化。但是,如果钙摄入充足,即使过多地摄入磷也不会干扰钙的吸收,引起骨密度减低。因此,常规补充磷可能对低钙饮食患者的骨骼产生不利影响,也不宜用于肾功能不全者。

(三)镁

镁是骨骼细胞结构和功能所必需的元素,体内镁的含量约为 22.6 g。其中大约 65% 储存在骨骼中,骨骼中 1/3 的镁以磷酸盐形式存在,2/3 吸附在矿物质元素结构表面,由此可见,镁对骨骼健康非常重要。

1. 影响骨密度　镁参与蛋白质和核酸合成过程的酶反应。镁元素可通过激素及其他多个角度在不同程度上影响骨盐和骨基质的代谢。首先,镁是维生素 D 羟化成为有生物活性的 $1,25-(OH)_2D_3$ 所必需的元素,其重要性不言而喻。其次,镁可以调节 PTH 和降钙素的平衡,促使 PTH 分泌减少并刺激降钙素,降低血钙水平,帮助钙离子进入骨组织预防骨质疏松症。当机体处于低镁状态时,组织对甲状旁腺激素的反应性降低,甲状旁腺激素通过活化维生素 D_3 间接使肠道吸收的钙离子增加,然而此时成骨细胞对钙离子吸收减少,不利于骨的形成。上述 3 个方面均提示了镁离子缺乏会导致钙吸收不良。有流行病学调查发现,在老年人中镁摄入量与骨密度呈显著正相关。还有研究显示无论补钙多少,若不联合补充镁元素,仍会产生骨质疏松症。

2. 镁与镁合金治疗骨折和骨缺损　镁可影响骨吸收,具有维持和促进骨骼生长的作用。金属镁及其镁合金在骨折和骨缺损治疗中具有潜在的优势,镁的密度 ($1.7\ g/cm^3$) 接近人骨密度 ($1.75\ g/cm^3$),其弹性模量 ($45\ GPa$) 也与人骨 ($20\ GPa$) 接近,其良好的生物相容性和可降解性使其成为近年来生物医用金属材料的一个研究热点。体外试验表明,镁离子能够促进成骨细胞的增殖与黏附,促进成骨细胞的成骨活性。镁合金材料在体内降解的过程中会释放高浓度的镁离子。还有研究结果表明:镁离子($\leq 10\ mM$)能促进间充质干细胞的黏附与生长,并且促进其向成骨方向分化。

(四)锌

1. 促进骨骼发育　锌作为人体所必需的微量营养素,在健康骨骼的生长、发育和稳态维持中发挥着重要作用,人体锌缺乏常常伴随多种骨骼状态异常。锌可以促进动物骨发育,锌是金属酶及一些与机体生长发育和骨代谢有关激素的重要组成成分。通过影响这些含锌酶、激素的活性,从而直接和间接参与核酸、蛋白质的合成以及调节细胞的分裂生长,影响骨骼的正常发育。

2. 促进骨形成,促进骨折愈合　锌已被证实在人体骨代谢中具有重要作用。首先,锌可刺激成骨细胞成骨,而锌缺乏会造成成骨细胞的生成减少。锌可刺激成骨细胞的分化,并可显著增加碱性磷酸酶活性和 $Runx_2$ 基因的表达。锌缺乏时,通过抑制 Wnt/β-连环蛋白信号通路使得 $Runx_2$ 基因表达和成骨细胞生成减少。其次,锌被证明对破骨细胞的生成具有抑制作用。锌对 RANKL 诱导的破骨样细胞形成和 $TNF-\alpha$ 诱导的破骨细胞生成具有抑制作用。锌还可调节 $1,25-(OH)_2D_3$ 或雌激素对骨代谢的合成代谢作用。实验动物骨折给予锌治疗能加速骨折愈合。

3. 减轻氟对骨的毒性　在体外,常温常压下氟不与锌等形成复合物,提示锌抗氟作用过程在体内发生。锌拮抗氟中毒的机制可能与锌在肠道及体内使结合态氟增加而离子态氟降低,从而减少氟的吸收和减轻氟的毒性有关。锌的拮抗作用还有被认为在体内能与氟结合,形成难以溶解的氟化物,降低体内氟。

4.调节骨代谢 锌元素既是骨的组分,又参与骨的代谢过程。细胞内锌的含量丰富,主要在细胞核内,近年来发现在 mRNA 中浓度比总 RNA 中浓度高许多倍,显示锌与蛋白质合成遗传信息的传递有关。在骨细胞体外培养和断奶鼠口服硫酸锌的实验中均证实锌能增加骨骼胶原蛋白的合成,提高碱性磷酸酶的活性。锌是成骨细胞分化标志性酶——碱性磷酸酶(ALP)的辅基,补锌可增加 ALP 活性。锌能调节激素对骨代谢的影响。实验证明钙调激素 $1,25-(OH)_2D_3$ 对断奶鼠骨代谢的调节作用明显因锌的作用而加强,说明锌是骨代谢调节的激活剂。锌具有稳定肥大细胞和抑制内源性肝素颗粒释放的作用,而内源性肝素与骨质疏松病理过程有关。锌缺乏时可降低成骨细胞功能,使胶原和硫酸软膏素合成降低。在许多去势动物模型中提到,锌在骨新陈代谢中具有成骨作用,归功于抑制骨再吸收和刺激骨形成。骨质疏松大鼠骨锌含量明显较正常低。锌还可以调节各种膜上的酶,由锌决定或影响着的酶有 100 多种,如三磷酸腺苷酶。在骨矿化钙沉积过程中,碱性磷酸酶和 ATP 最为重要,缺锌将使碱性磷酸酶和 ATP 活性降低,影响骨的代谢。锌能稳定成纤维细胞和溶酶体细胞膜,具有保护作用。破骨细胞含有大量的溶酶体,缺锌会使溶酶体膜的稳定性降低,使溶酶体膜发生特异性改变。作为膜的结构成分锌,它的特异功能不能为别的离子所代替。

(五)铜

铜是体内多种酶,如赖氨酰氧化酶、细胞色素氧化酶、过氧化物歧化酶等的组成成分,参与骨有机质合成中酶蛋白的催化反应,而且对于骨矿盐的沉积和骨羟基磷灰石的形成和稳定也是非常必需的。含铜的赖氨酰氧化酶能促进骨骼、皮肤和血管中弹性蛋白与胶原蛋白的交联。缺铜时,赖氨酰氧化酶活性降低,交联难于形成,可引起胶原和弹性蛋白合成障碍,影响骨胶原的合成与稳定性,使其强度减弱,骨骼的矿化作用不良,成骨细胞活动减少停滞。缺铜还可造成成骨细胞活性降低,长期给予缺铜饲料可使大鼠骨钙含量降低。铜缺乏不仅与骨质疏松症相关,也与骨软骨病的发生有一定的关系。流行病学调查资料表明锌缺乏以及铜/锌比值失衡,可使动物及人体生长发育迟缓,骨龄延迟,缺乏严重时可引起动物骨骼畸形。

(六)其他微量元素

1.氟 氟在自然界中分布广泛,地下水中有较高的氟含量。氟是人体必需的微量元素,对牙齿和骨骼结构的形成、钙磷代谢有一定的作用。当摄入的氟超过人体正常代谢量时,被逐渐积累沉积下来,蓄积在骨骼和牙齿中。氟可影响骨形成的非激素因子,具有双向调节作用。小剂量氟可促进骨形成,摄入过量氟对骨细胞有毒性作用。长期大剂量摄入氟可引起骨质疏松症、骨硬化,进而导致氟骨症发生。儿童期氟摄入高可以产生类似低钙摄入的骨发育畸形,导致血生化改变及骨矿物质含量、骨密度等变化。其原因为:由于高氟改变了骨代谢,妨碍钙的吸收,引发低钙,产生一系列类似低钙饮食的症状和体征。

2. 锰 锰在体内的主要生理功能在于锰是许多酶反应辅助因子。含锰的金属酶有精氨酸酶、丙酮酸羧化酶、超氧化物歧化酶等。有一种专需锰的酶——糖基转移酶,它在软骨的发育方面起着重要作用,在多糖和糖蛋白的合成过程中起着十分重要的催化作用。硫酸软骨素就是对于软骨和骨骼发育至关重要的黏多糖。缺锰与骨的异常密切相关,缺锰时出现骨端软骨的骨化异常、生长发育障碍。有人认为,缺锰时,血清中钙和磷增多,表明锰的降低可能动员骨盐。

3. 铁 铁作为合成骨基质和 $25-(OH)D_3$ 羟化酶的辅助因子,通过活性维生素 D 刺激钙吸收。铁缺乏的大鼠可表现为骨矿化不全以及骨小梁结构的病理改变。重度缺铁性贫血的大鼠则表现为骨基质形成减少和骨矿化过程减弱。另有研究表明,膝关节炎组患者铁含量明显低于正常对照组,提示骨质增生可能与铁缺乏相关。

4. 硼、硅、钒 硼、硅、钒均为超微量元素,与骨软骨代谢有密切关系。硼可能通过细胞膜的信号传递系统发挥着类似雌激素样的,对骨代谢的作用,即促进钙的吸收、利用和贮存,抑制骨的周转,而发挥抗骨质疏松作用,在西方已有硼制剂面市。硅有明显促进骨软骨细胞外基质合成代谢的作用,可能通过骨的磷酸化蛋白,如骨连接蛋白,与软骨钙化的启动和加速密切相关。钒的促进骨合成代谢的作用,可能与钒可影响甲状腺素代谢及具有生长因子样作用有关。

六、膳食纤维对骨骼的影响

膳食纤维指膳食中存在的,由单糖或多糖及其衍生物组成的,不能在胃肠道直接被人体分泌的消化酶分解、吸收,但在结肠中可被肠道菌群酵解的碳水化合物。根据其水溶性不同,可分为可溶性膳食纤维(如果胶、低聚果糖和聚葡萄糖等)和不溶性膳食纤维(如纤维素、半纤维素和木质素等)。除慢性便秘、感染性腹泻、炎症性肠病、肠易激综合征等肠道疾病外,膳食纤维还是糖尿病、高脂血症、动脉粥样硬化等慢性疾病的保护因素。在中老年消费群体中,对膳食纤维的认知主要集中于肠道健康和控制体重方面。鲜为人知的是,膳食纤维对于骨骼和肌肉健康同样表现出了积极影响。

(一)促进钙质吸收

膳食中摄入钙质(推荐摄入量为 800 ~ 1200 mg/d)只有 30% 被吸收利用,70% 被排出体外。水溶性膳食纤维对钙生物利用率的影响:提高肠道钙吸收、钙平衡和骨矿密度作用。

(二)治疗骨质疏松症

膳食纤维经过肠道微生物消化,产生的短链脂肪酸能够影响破骨细胞的代谢,平衡骨稳态、抑制骨吸收,增加骨密度,预防绝经后的骨质疏松症和关节炎带来的钙流失,并一定程度上缓解炎症,或将成为用来治疗骨质疏松症的一个新思路。

(三)预防肌减症

人类惧怕衰老,有很大一部分原因是惧怕肌肉衰退,行动不便。从 40 岁左右开始,人体的肌肉力量每年都在下降。步入 50 岁之后,这种真实无力感会越来越强。有研究表明,50 岁之后人类平均每 10 年会损失 15% ~30% 的肌肉质量,最终导致肌肉强度的急剧下降。这种与年龄相关的、因持续骨骼肌量流失、强度和功能下降而引起的综合征被称为肌少症。

伴随肌肉功能丧失而来的，往往是生活质量的降低，以及各种疾病的发病率和死亡率的增加。遗憾的是，对于中老年人肌肉功能的丧失，目前还没有获批的治疗方法。在40岁及以上的成年人中，较高的膳食纤维摄入量与较低的体重和身体组成的改善（以较高的瘦体质量与脂肪质量的比例为特征）有关。未来的研究应该着眼于评估增加膳食纤维摄入（通过饮食调整和补充）对骨骼肌及其相关结果的治疗潜力，重点是40岁及以上成年人骨骼肌质量的保存。

在生活水平提高和医疗条件改善的背景下，中国人口预期寿命显著增加。近几年来，生育率持续走低，老龄化进程逐步加快，呈现出基数大、增速快、高龄化、失能化、空巢化等趋势。中老年人的健康问题尤其是中老年人营养和合理膳食需要全社会的关注。

膳食纤维有助于增加饱腹感、促进肠道蠕动，对于"三高"人群和爱美人士再好不过。膳食纤维还有助于改善中老年人的骨骼和肌肉健康。在全球范围内，富含膳食纤维的产品已日趋成熟，从软糖、果冻等零食形态，到饮料产品，膳食纤维的应用已从保健品逐渐延伸到多种产品类别中，以膳食纤维为主导的功能性食品时代正悄然到来。

第四章　合理膳食与骨科疾病膳食原则

第一节　合理膳食

一、《中国居民膳食指南》

2022年第四版《中国居民膳食指南》由中国营养学会发布。

（一）食物多样，合理搭配

平衡膳食模式是最大程度上保障人体营养需要和健康的基础，食物多样是平衡膳食模式的基本原则。每天的膳食应包括谷薯类、蔬菜水果类、畜禽鱼蛋奶类、大豆坚果类等食物。建议平均每天摄入12种以上食物，每周25种以上。谷类为主是平衡膳食模式的重要特征，每天摄入谷薯类食物250～400 g，其中全谷物和杂豆类50～150 g，薯类50～100 g；膳食中碳水化合物提供的能量应占总能量的50%以上。

（二）吃动平衡，健康体重

体重是评价人体营养和健康状况的重要指标，吃和动是保持健康体重的关键。各个年龄段人群都应该坚持天天运动、维持能量平衡、保持健康体重。体重过低和过高均易增加疾病的发生风险。推荐每周应至少进行5 d中等强度身体活动，累计150 min以上；坚持日常身体活动，平均每天主动身体活动6000步；注意减少久坐时间，每小时起来动一动，动则有益。

（三）多吃蔬果、奶类、全谷、大豆

蔬菜、水果、奶类和大豆及其制品是平衡膳食的重要组成部分，坚果是膳食的有益补充。蔬菜和水果是维生素、矿物质、膳食纤维和植物化学物的重要来源。奶类和大豆类食物富含钙、优质蛋白质和B族维生素，对降低慢性病的发病风险具有重要作用。提倡餐餐有蔬菜，推荐每天摄入不少于300 g，深色蔬菜应占1/2。天天吃水果，推荐每天摄入200～350 g的新鲜水果，果汁不能代替鲜果。吃各种奶制品，摄入量相当于每天液态奶300 mL。经常吃全谷物、豆制品，适量吃坚果。

（四）适量吃鱼、禽、蛋、瘦肉

鱼、禽、蛋和瘦肉可提供人体所需要的优质蛋白质、维生素A、B族维生素等，有些也含有较高的脂肪和胆固醇。目前我国畜肉消费最高，过多摄入对健康不利，应适量食用。动物性食物优选鱼和禽类，鱼和禽类脂肪含量相对较低，鱼类含有较多的不饱和脂肪酸；

蛋类中各种营养成分齐全;吃畜肉应选择瘦肉,瘦肉脂肪含量较低。过多食用烟熏和腌制肉类可增加肿瘤的发生风险,应当少吃。推荐成人平均每天摄入动物性食物总量120~200 g,相当于每周摄入鱼类300~500 g,畜禽肉300~500 g,蛋类300~350 g。

(五)少盐少油,控糖限酒

我国多数居民目前食盐、烹调油和脂肪摄入过多,这是高血压、肥胖和心脑血管疾病等慢性病发病率居高不下的重要因素,因此应当培养清淡的饮食习惯。成人每天食盐不超过5 g,每天烹调油25~30 g。避免过多动物性油脂和饱和脂肪酸的摄入。过多摄入添加糖可增加龋齿和超重发生的风险,建议不喝或少喝含糖饮料,推荐每天摄入糖不超过50 g,最好控制在25 g以下。儿童青少年、孕妇、乳母不应饮酒,成人如饮酒,一天饮酒的酒精量不超过15 g。

(六)规律进餐,足量饮水

规律进餐是实现合理膳食的前提,应合理安排一日三餐,定时定量,饮食有度,不暴饮暴食。早餐提供的能量应占全天总能量的25%~30%,午餐占35%~40%,晚餐占30%~35%。水是构成人体成分的重要物质并发挥着多种生理作用。水摄入和排出的平衡可以维护机体适宜水合状态和健康。建议低身体活动水平的成年人每天7~8杯水,相当于男性每天喝水1700 mL,女性每天喝水1500 mL。每天主动、足量饮水,提倡饮用白开水和茶水,不喝或少喝含糖饮料。

(七)会烹会选,会看标签

食物是人类获取营养、赖以生存和发展的物质基础,在生命的每一个阶段都应规划好膳食。了解各类食物营养特点,挑选新鲜的、营养素密度高的食物,学会通过食品营养标签的比较,选择购买较健康的包装食品。烹饪是合理膳食的重要组成部分,学习烹饪和掌握新工具,传承当地的美味佳肴,做好一日三餐,家家实践平衡膳食,享受营养与美味。如在外就餐或选择外卖食品,按需购买,注意适宜分量和荤素搭配,并主动提出健康诉求。

(八)公筷分餐,杜绝浪费

日常饮食卫生应首先注意选择当地的、新鲜卫生的食物,不食用野生动物。食物制备生熟分开,储存得当。多人同桌,应使用公筷公勺、采用分餐或份餐等卫生措施。勤俭节约是中华民族的文化传统,人人都应该尊重和珍惜食物,在家在外按需备餐,不铺张浪费。从每个家庭做起,传承健康生活方式,树饮食文明新风。社会餐饮应多措并举,倡导文明用餐方式,促进公共健康和食物系统可持续发展。

二、特定人群膳食指南

(一)中国孕妇、乳母膳食指南

1.备孕妇女膳食指南

(1)调整孕前体重至适宜水平。

(2)常吃含铁丰富的食物,选用碘盐,孕前3个月开始补充叶酸。

(3)禁烟、酒,保持健康生活方式。

2. 孕期妇女膳食指南

(1)补充叶酸,常吃含铁丰富的食物,选用碘盐。

(2)孕吐严重者,可少食多餐,保证摄入含必要碳水化合物的食物。

(3)孕中晚期适量增加奶、鱼、蛋、瘦肉的摄入。

(4)适量身体活动,维持孕期适宜增重。

(5)禁烟、酒,愉快孕育新生命,积极准备母乳喂养。

3. 哺乳期妇女膳食指南

(1)增加富含优质蛋白质及维生素 A 的动物性食物和海产品,选用碘盐。

(2)产褥期食物多样不过量,重视整个哺乳期的营养。

(3)愉悦心情,充足睡眠,促进乳汁分泌。

(4)坚持哺乳,适度运动,逐步恢复适宜体重。

(5)忌烟、酒,避免浓茶和咖啡。

(二)中国婴幼儿喂养指南

1.6 月龄内婴儿母乳喂养指南

(1)产后尽快开奶,坚持新生儿第一口食物是母乳。

(2)坚持 6 月龄内纯母乳喂养。

(3)顺应喂养,建立良好的生活规律。

(4)生后数日开始补充维生素 D,无须补钙。

(5)婴儿配方奶是不能纯母乳喂养时的无奈选择。

(6)监测体格指标,保持健康生长。

2.7 ~ 24 月龄婴幼儿母乳喂养指南

(1)继续母乳喂养,满 6 月龄起添加辅食。

(2)从富铁泥糊状食物开始,逐步添加达到食物多样。

(3)提倡顺应喂养,鼓励但不强制进食。

(4)辅食不加调味品,尽量减少盐和糖的摄入。

(5)注重饮食卫生和进食安全。

(6)定期监测体格指标,追求健康生长。

(三)中国儿童少年膳食指南

1. 学龄前儿童膳食指南

(1)规律就餐,自主进食不挑食,培养良好饮食习惯。

(2)每天饮奶,足量饮水,正确选择零食。

(3)食物应合理烹调,易于消化,少调料、少油炸。

(4)参与食物选择与制作,增进对食物的认知与喜爱。

(5)经常户外活动,保障健康生长。

2. 学龄儿童膳食指南

(1)认识食物,学习烹饪,提高营养科学素养。

(2)三餐合理,规律进餐,培养健康饮食行为。

（3）合理选择零食，足量饮水，不喝含糖饮料。

（4）不偏食节食，不暴饮暴食，保持适宜体重增长。

（5）保证每天至少活动 60 min，增加户外活动时间。

（四）中国老年人膳食指南

1. 少量多餐细软；预防营养缺乏。

2. 主动足量饮水；积极户外活动。

3. 延缓肌肉衰减；维持适宜体重。

4. 摄入足量食物；鼓励陪伴进餐。

老年人膳食原则：饮食多样化；主食中应包括粗粮、杂粮；每天饮用牛奶或食用奶制品；进食豆类或豆制品；适量食用动物性食物；多吃蔬菜和水果；饮食清淡、少盐。

（五）素食人群膳食指南

1. 谷类为主，食物多样；适量增加全谷物。

2. 增加大豆及其制品的摄入，每天 50 ~ 80 g；选用发酵豆制品。

3. 常吃坚果、海藻和菌菇。

4. 蔬菜、水果应充足。

5. 合理选择烹调油。

三、中国居民平衡膳食宝塔

中国居民平衡膳食宝塔共分 5 层，各层面积大小不同，体现了 5 类食物和食物量的多少（图 4-1）。5 类食物包括谷薯类、蔬菜水果类、动物性食物、奶类、大豆和坚果类以及烹饪用油、盐。其食物数量是根据不同能量需要而设计，宝塔旁边的文字注释，标明了在能量为 1600 ~ 2400 kcal 时，一段时间内成人每人每天各类食物摄入量的平均范围。

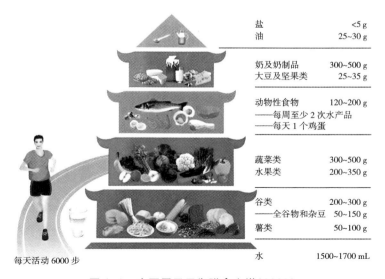

盐	<5 g
油	25~30 g
奶及奶制品	300~500 g
大豆及坚果类	25~35 g
动物性食物	120~200 g
——每周至少 2 次水产品	
——每天 1 个鸡蛋	
蔬菜类	300~500 g
水果类	200~350 g
谷类	200~300 g
——全谷物和杂豆	50~150 g
薯类	50~100 g
水	1500~1700 mL

每天活动 6000 步

图 4-1 中国居民平衡膳食宝塔（2022）

第一层是谷薯类食物,一段时间内,成人每人每天应该摄入谷类200～300 g(其中全谷物和杂豆50～150 g)、薯类50～100 g。第二层是蔬菜水果,推荐每人每天蔬菜摄入量应在300～500 g,水果200～350 g。第三层是动物性食物,推荐每天摄入量共计120～200 g。第四层为奶及奶制品、大豆和坚果,推荐每天应摄入相当于鲜奶300～350 g 的奶类及奶制品;第五层烹调油和盐,推荐成人每天烹调油不超过25～30 g,食盐摄入量不超过5 g。

第二节　常见骨科疾病的膳食原则

一、骨折

对于长期卧床的骨折病人,从饮食上讲,应适当地增加每日供给的热量和蛋白质,如动物蛋白和大豆蛋白。每人每天每千克体重1.0～1.5 g 最适宜。过高的蛋白质,在体内代谢中产生大量的酸性物质,并从尿中排出,而这些酸性物质被排出时,可使尿钙的排出量增加,从而导致体内钙的丢失,给肾功能增加负担。

在制动期间,应以鱼、虾、乳、蛋、禽等易消化、易吸收的动物蛋白为主,饮食清淡、低盐(每日不超过5 g 盐)和低脂饮食,避免动物性脂肪和煎炸食品影响钙的吸收和利用,如红烧肉和过于油腻的骨头汤等。在制动期间不应摄入过高的钙质,以防发生泌尿系统结石,摄入钙量过高时应确保有充足的液体摄入,以促进钙的排出。正常情况下,成人每天摄入钙量为1000～1500 mg。

手术后的病人还需适当补充锌,以利于伤口愈合,同时补充多种维生素类,如维生素A、维生素D、维生素C 和B 族维生素。保证每餐有新鲜的蔬菜和水果,防止便秘的发生,特别强调的是饮食要多样化,粗细搭配,少食多餐,少吃甜食,少喝咖啡、浓茶及碳酸饮料等,烟、酒要节制。卧床病人应经常接受紫外线日光浴及一些功能性的运动辅助治疗,几种治疗方式结合起来才更有意义。

骨折以后的饮食调理是很重要的,但是骨折以后多喝骨头汤并没有什么益处。因为白色的骨头汤里含有大量脂肪而非钙,进入人体后会转化成脂肪酸,而脂肪酸不利于骨折愈合。正确的方法是在骨折的不同时期增加不同的食品。

骨折初期,骨折部位有大量瘀血,患者常会出现低热、口渴、心烦等症,此时应食一些清淡易消化的食物,如瘦肉、鸡蛋、河鲜,以清蒸或煲汤为好,同时多吃一些蔬菜、水果,忌酸、辣、油炸食物。骨折中期,局部瘀肿开始消退,疼痛减轻,骨头也进入生长期,此时可吃些河鳗、黄鳝、甲鱼、鸽子等食物,一般以清蒸、煲汤为主,辅之一些黄芪、党参、枸杞子等中药,加工成药膳,具有补气养血的功效,能加快骨折部位的愈合,此时也应忌酸、辣。骨折后期,X 射线复查,骨痂已愈合,患者拆除固定后开始体育锻炼,此时无须忌口,饮食可以恢复正常,并适当增加各类食品的摄入量,以补充体育锻炼的消耗。

总之,骨折期间应:①适量多吃含钙的食物,如脆骨、蛋、虾皮、豆类及豆制品、奶类、鱼类。②应有足够的蛋白质,可选用牛奶、鸡蛋、鸡、瘦肉、鱼、豆制品等。③多吃新鲜的蔬菜、水果,如苋菜、香菜、芹菜、小白菜、橘柑、核桃、梨、苹果等。④忌辛辣之物。

二、骨折延迟愈合

1. 骨折迟缓愈合者若有食欲减退、纳食量少、排便次数增加且溏薄者,是由于脾胃运化不良,无法充分摄取食物中营养以充养筋骨,因此首先要健脾悦胃,宜食用易消化、吸收的食物,如鸡蛋羹之类。常可选用健脾食品,如山药、扁豆、红枣等。不宜以酸、辣刺激食欲。

2. 有些骨折迟缓愈合者食欲尚佳,而素为肾虚之体,如男子遗泄、女子带下经事失调者,应以补肾、调经、固涩为主,宜食用芡实、核桃、黑木耳、黑芝麻、黑米等。

3. 骨迟缓愈合者虽宜滋补,但忌大温大热、过分滋腻之品。

4. 骨迟缓愈合者易产生焦虑,所以不宜吸烟及饮用咖啡、浓茶、烈性酒等,需耐心而积极地与医生配合。

三、骨质疏松症

1. 原发性骨质疏松症,属肾虚证,总的治疗原则是补肾强肾,但要辨证施膳。属肾阴虚者,施以滋补肾阴的膳食,属肾阳虚者,施以温补肾阳的膳食。

2. 原发性骨质疏松症病人,如兼有肝脾等其他脏腑的症候,则应在补肾的基础上,配以兼治肝脾等脏腑的膳食。

3. 继发性骨质疏松症的病情甚为复杂,必须在治疗原发病的基础上,配以兼治肝、脾、肾等脏腑的膳食。

4. 营养不良引起骨质疏松症的原因有 3 个方面:一是营养成分缺乏或不足,二是脾胃失运或吸收不良,三是机体生理需要增加。所以,在配方用料时,必须重视营养成分的补充和保护或改善脾胃的运化及吸收功能。

5. 骨质疏松症病人从物质代谢角度看,是本身骨质的丢失大于它的补充,钙盐和蛋白质是骨骼的主要成分,维生素 D 及维生素 C 在骨骼代谢上起着重要的调节作用。所以在配餐时,应重点补充这方面的膳食,如羊奶、牛奶、牛肉、羊肉、鸡蛋、虾皮、动物肝脏、骨粉及各种蔬菜和水果等。

四、骨质增生

（一）宜吃的食物

1. 可多吃些含钙及维生素高的食物,如鸡蛋、海带、燕麦、海菜、沙丁鱼、芝麻、黄豆、豆腐、小虾、多数绿叶蔬菜、栗子等,以补充机体对营养物质的需求,利于病人康复。

2. 应多食富含抗氧化剂的食物,如木瓜、芒果、甜瓜、葡萄、凤梨、香蕉、草莓、番茄、马铃薯、包心菜等,这些食物所含有的物质成分,可防止自由基遭到破坏,以减缓炎症反应,进而加速疾病康复进程。

3. 病人多系中老年人,故配膳进食时,尤要注意保护脾胃,注意饮食规律,定时定量,食物应清淡、富有营养、食物品种应多样化,保证营养充足。可常用大枣、芡实、莲子、扁豆、山药之类煮粥食用,以助脾胃。

4. 常食益肾之物。肉、禽、乳、蛋、干贝、虾、鳖、海参、芝麻、桑椹、核桃等均为益肾佳品,病人可以经常选用。可起到强筋壮骨功效,进而可抑制骨质增生的发展。

（二）不宜吃的食物

1. 应少吃或不吃杏仁、芦笋、腰果、菠菜等,因这些食物含有草酸,会抑制机体对钙的吸收,不利于疾病的康复。因机体内钙物质缺乏时,会使骨骼结构不稳定,继而诱发或加重骨质增生。

2. 不要吃柳橙类水果,同时不要饮用刺激性饮料,如咖啡、酒等,因为这些物质可扰乱体内矿物质平衡,进而不利于疾病康复。

3. 禁食含磷类饮料及发酵食品,如可乐、奶茶、酸奶、面包、馒头等,因为吃这些食物会延缓疾病的痊愈。

4. 避免食用辛辣、肥腻、坚硬、生冷、黏滑等有伤脾胃或不易消化之物。

五、跌打损伤

从营养学的角度来讲,在饮食上注意调整,多以清淡饮食为主,禁食油腻、辛辣等刺激性比较强的食物,多吃水果和绿色蔬菜,比如说包菜中含有丰富的膳食纤维、矿物质、有机酸、氨基酸以及人体所需的多种微量元素等营养物质,对于身体健康以及自身免疫能力的提高有很大的帮助,对于症状的缓解有很好的辅助作用。饮食上宜采用以下方法。

1. 保证每日足够的水分摄入非常重要,每天的补水量应达到2000～2400 mL,可以早上起床先喝700 mL水。

2. 多喝粥、豆浆,多吃些萝卜、莲藕、荸荠、梨、蜂蜜等润肺生津、养阴清燥的食物。特别是梨有生津止渴、止咳化痰、清热降火、养血生肌、润肺去燥等功能,很适宜有内热,出现肺热咳嗽、咽干喉痛、大便干结的人食用。其他宜多吃的滋阴清热生津食物,如丝瓜、芹菜、黄花菜、枸杞子、青菜、淡菜、甲鱼等。

3. 多食含组氨酸的食物,如稻米、小麦和黑麦。组氨酸有利于清除机体过剩的金属。宜多食用富含胡萝卜素、黄酮类、维生素C和维生素E的食物。

4. 保证每天都吃一些富含维生素的食物,如亚麻籽、稻米麸、燕麦麸等。

5. 忌各种酒类:包括白酒、啤酒、葡萄酒等。

六、风湿性关节炎

（一）宜吃的食物

1. 具有消炎、镇痛作用的食物,对风湿性关节炎的肿痛很有功效。如薏苡仁,可以促进血液循环和水分的代谢,即利湿功能。对慢性风湿性关节炎的患者,也很有功效。而砂仁、绿豆等也是不错的选择。

2. 有些食物则益于缓解关节炎症状,如蔬菜、水果可以满足人体对维生素、微量元素和纤维素的需求,同时具有改善新陈代谢的功能,可起到清热解毒、消肿止痛的作用,从而有助于缓解关节炎症状。譬如山药、扁豆、豆腐、芹菜、苦瓜、丝瓜和香菇、黑木耳等食物,均有助于缓解局部的红、肿、热、痛等症状。

3. 清淡、清热类食品,如芹菜、荠菜、枸杞头、草头、马兰头、海蜇皮。

4. 注意增加营养,补充蛋白质和维生素。

（二）不宜吃的食物

1. 尽量不要食用寒凉的食物,如冰冻食物,因为外界环境越热,人体内就越寒,寒凉的食物可能会加重病情,像冰冻果汁、绿豆汤等,最好温热了再喝。

2. 只是在急性期或急性发作,关节红、肿、灼热时,不宜进食辛辣刺激的食物。

3. 久病脾胃虚寒者,少食生冷瓜果及虾、蟹、竹笋之类。

4. 牛奶、豆浆、麦乳精、巧克力虽是营养佳品,但体内有湿热或舌苔黏腻者,多食反而会腹胀不适,不思饮食;人参、白木耳、阿胶虽能补气养血,但脾胃不和或湿热内蕴者服之反而壅气助湿,非但病不能去,反添病痛。

七、类风湿性关节炎

1. 应进富含蛋白质和维生素的饮食。如有贫血和骨质疏松,还要补充铁剂、维生素 D 和钙剂,或吃富含此类营养成分的食物,如牛奶、豆浆、精肉、鳝鱼等。

2. 多吃开胃的食物如大枣、薏苡仁等,尤其薏苡仁具有祛风除湿的作用,煮成薏苡仁粥或与绿豆一起煮都是很好的选择。

3. 尽可能地减少脂肪的摄取,热量来源要以糖类和蛋白质为主。若是体重超过标准,要逐渐减轻体重。

4. 除急性发作以外,食物均以偏热性为宜。盛夏要注意少食冷饮之类。

5. 适当补足维生素 A、维生素 C、维生素 D、维生素 E 或含钙、铁、铜、锌、硒等矿物质的食物,以增强免疫力及预防组织氧化或贫血。

6. 关节炎急性发作期,或素体阳热内盛,或阴虚内热之人,饮食仍宜偏凉。

7. 要根据各人具体情况及疾病发展的不同阶段决定饮食,一般疾病初、中期仍以清淡、平补为宜,晚期消瘦贫血严重者,可用温补填精的食物,如狗肉、鳝鱼、鳗鱼等,但也不宜过食肥腻甘甜之物。

8. 禁忌香烟和烈性白酒,可以少量有规律地饮用黄酒。

八、骨性关节炎

（一）宜吃的食物

1. 宜多吃抗氧化的食物。身体里有过多的自由基,会侵袭或摧毁关节组织。关节炎本身也可能引发或加速新的自由基形成,使用抗氧化剂,能够对抗自由基,减轻关节炎。可以多吃富含抗氧化剂的食物,比如维生素 A、维生素 C 和胡萝卜素及维生素 E 等。相关食物:杏桃、芒果、木瓜、南瓜、菠菜、番薯、橙子、奇异果、葡萄、香瓜、番茄、青椒、芥蓝、麦芽、葵花籽、杏仁、核桃、腰果、花生、绿叶蔬菜、大蒜、洋葱、海产类等。

2. 多吃含类黄酮的食物。生物类黄酮可以加强关节内胶质的能力,减缓发炎的反应,加速关节伤害的复原。相关食物:柑橘、草莓、樱桃、李子等具有颜色的新鲜蔬果类。

3. 多吃富含 ω-3 脂肪酸的食物　关节炎是一种炎症反应,而前列腺素是造成炎症反应的罪魁祸首,部分来自动物油的脂肪酸,是前列腺素的先驱物,会加重炎症反应,所以烹饪食物时,应避免使用动物油。ω-3 脂肪酸可阻止前列腺素产生,进而减轻关节炎症。ω-3 脂肪酸主要来源于鱼类及亚麻籽、亚麻籽油和奇异子、花菜、紫苏子油、大麻籽等。

4. 平时饮用牛奶(少量多次),多晒太阳,必要时补充钙剂。

5. 多食含组氨酸的食物,如稻米、小麦和黑麦。组氨酸有利于清除机体过剩的金属。

(二)忌食的食物

1. 海产品。现代科学研究证明,骨性关节炎病人忌海产品。因海参、海鱼、海带、海菜等海产品中含有一定量的嘌呤,被身体吸收以后,能在关节中形成尿酸结晶,会使骨性关节炎的症状加重。

2. 高甜食物。据有关专家的观察,骨性关节炎病人常吃甜食可加重病情。实验研究结果表明,在同样药物治疗的条件下,连续 1 个月,每天吃 6 块奶糖的人症状没有任何改善,有的病情反而有加重趋势,而未吃奶糖的病人症状明显得以缓解。由此可见,骨性关节炎病人还是以少吃、不吃甜食品(如糖果、甜饼、巧克力等)为好。

3. 肥腻食物。现代科学研究分析,肥腻食物在体内的氧化过程中能产生一种酮体,过量的酮体会引起物质代谢失调,会强烈地刺激关节。因此,骨性关节炎病人应忌吃肥腻食物。在日常烹调菜肴过程中,宜用植物油,尽量不吃肥肉、奶油及油炸食品。

九、痛风性关节炎

1. 要节制含嘌呤多的食品,以减轻体内的嘌呤代谢。如猪肉、羊肉、牛肉、动物的肝、肾等,鸭、鹅、火鸡、鲤鱼、比目鱼、沙丁鱼、鹧鸪、鸽肉、贝类、蛤、蟹等,各种肉汤、鸡汤以及菠菜、龙须菜、豌豆、扁豆及其他豆类、冬菇等食物,均含有较丰富的嘌呤,都应忌食。同时,含酰胺、甘氨酸、天门冬氨酸多的食品也应尽量少食。

2. 应该摄取充足的碱性食品。因为尿酸在碱性液体中易于溶解并排出体外,在酸性液中易发生沉淀而加重病情。人体试验表明,吃了酸性食品后,尿液的 pH 大致在 0.5;而多吃碱性食品后,尿液的 pH 大致在 6.5,使酸度高的尿液接近中性。食物在体内代谢后的产物如果是碱性的,就称为碱性食物,如白菜、芹菜、黄瓜、南瓜、茄子、萝卜、胡萝卜、西红柿、土豆、竹笋、莴苣、洋葱、桃、梨、杏、栗、柑橘、香蕉、苹果、樱桃、葡萄、咸梅、酿造醋、海藻等。但如菠菜、蘑菇、黄豆等虽然说属于碱性食物,但其含嘌呤较多,亦不宜痛风病人食用。动物性食物在体内代谢后的产物是酸性的,所以不宜食用。

3. 要增加饮水量。每天 2000 mL 以上,以增加排尿量,促进尿液排出,防止形成尿酸结石。为了避免引起水肿,一定要少吃盐。也可摄取蔬菜汁、水果汁、矿泉水、牛奶等。

4. 采用低热量饮食,防止增加体重过多,甚至肥胖。糖果、蜜饯、淀粉类食品要适当控制。避免吃含脂肪过多的肉类、蛋黄、油煎性食物等。

5. 禁酒。经常酗酒可引起痛风急性发作,出现关节红肿和剧烈疼痛。同时,也不宜饮浓茶、浓咖啡及食用强烈的调味品、辛辣食品,因这些食品均可兴奋神经系统而诱发痛风急性发作。

6.病情严重时,特别是肥胖病人,应周期性采用植物饮食日,如"苹果日""黄瓜日""凉菜日"等。方法是禁止正常膳食一天,取用1.5 kg苹果分5~6次进食。或取用1.5 kg黄瓜和1~2个鸡蛋分5~6次进食。或取用含嘌呤少的蔬菜1.5 kg,加入少量植物油,不加盐或少加盐做成凉拌菜分5~6次进食。每星期可安排一天,有节奏地进行,对控制病情效果较好。

此种饮食特点可限制嘌呤和蛋白质,减轻机体代谢负担。这些食物富含维生素 B_1 和维生素C,并且钾多钠少,有利尿作用。又因都是碱性食物,所以可促进尿酸盐的溶解和排泄。含糖量低,可限制神经系统的兴奋,因而可降低机体的敏感性。

十、化脓性关节炎

1.膳食营养要丰富充足。丰富的膳食营养是维持身体健康的保障,同时也有利于促进疾病的康复。对于化脓性关节炎病人而言,除正常进食米、麦、肉、蛋、禽类及动植物油脂外,还应注意补充蔬菜、水果、薯类和海藻(紫菜、海带和海菜等),它们富含钾、钠、钙、镁等微量元素,有利于维持机体的营养均衡。

2.膳食结构要合理。化脓性关节炎病人日常饮食要注意清、淡、素、全。主食以米饭和面食为主,量约为每餐总量的1/3,另外蔬菜和水果各占1/3。宜饮食清凉、清淡,如用菊花脑、马兰头、枸杞子、绿豆芽等佐膳。可适当根据病人的口味选择食物,但不可偏食或过食。

3."三低"更健康。化脓性关节炎病人日常饮食要注意到"三低",即低脂肪、低糖、低盐。

4.补钙不可少。化脓性关节炎病人因活动不便,限制了户外活动,很容易缺钙,因此需要及时补充钙质。可以多食用一些牛奶、豆制品等,即可补充钙质,同时还可以补充铁、磷、镁、铜等微量元素。如果缺钙状态长期得不到纠正,就会影响到血钙自稳系统,机体通过各种机制的作用产生以患部为主的"钙搬家"现象,表现为失用性脱钙或骨质疏松。

5.具有清热解毒作用的食物,亦可常用,如食用苦瓜、绿豆衣或金银花泡汤代茶。

6.应补充足够的蛋白质,每日每千克体重宜1.0~1.2 g。

7.忌食温热、辛辣之品,如辣椒、胡椒粉之类。

十一、颈椎病

1.颈椎病病人以中老年为多见,饮食宜清淡,易消化,忌膏粱厚味之品。

2.颈椎病病人肝肾不足,宜常服枸杞子、菊花平肝明目,芝麻、桂圆、哈士蟆、桑椹子滋阴补肾。忌辛辣有刺激性的食物比如辣椒、烟、酒等。

3.症见视力模糊、流泪者宜多食含钙、硒、锌类的食物,如豆制品、动物的肝脏、蛋、鱼、贝类、蘑菇、芦笋、荠菜、胡萝卜等。忌服香燥、热性的食物,如炒货、羊肉、韭菜等。

4.症见排便困难者,宜多食含纤维素较多的食物,如芹菜、笋等蔬菜,每日早晚各食1根香蕉保持大便通畅。

5.对伴有高血压的病人,应多吃新鲜蔬菜和水果及含 B 族维生素、维生素 C 较丰富的食物,如豆芽、瓜类、海带、紫菜、木耳等。大蒜、芹菜、马兰头、茭白、地瓜、绿豆、胡萝卜等具有降压作用,可适量选用。

6.应忌烟、酒,不喝浓茶,同时宜低盐及限制动物脂肪的摄入。

十二、腰椎间盘突出症

1.中医认为,感受风寒湿邪是诱发腰椎间盘突出症的一个因素,所以腰椎间盘突出症患者应忌食寒凉之物,注意腰部保暖。

2.宜清淡饮食。中医认为过咸的食品能伤及肾脏,而肾虚也是导致腰腿痛的一个重要因素。

3.要慎食煎炸之品。因这类饮食易导致便秘,使腹压增高,加重腰腿痛症状。

4.可选用一些祛风寒、活血通络、补益肝肾之药膳进行饮食调护。

5.以下食品可供腰椎间盘突出症病人平时选用。①蛋白质含量多的食品:猪肉、鸡肉、牛肉、肝脏、鱼类、贝类、干酪、鸡蛋、大豆、大豆制品。②钙含量多的食品:鱼、牛奶、干酪、酸奶、芝麻、浓绿蔬菜、海藻类。③维生素 D 含量多的食品:粗米、精米、大豆、花生米、芝麻、浓绿蔬菜。④维生素 C 含量多的食品:红薯、马铃薯、油菜花、青椒、青白萝卜叶、油菜、菜花、卷心菜、芹菜、草莓、甜柿子、柠檬、橘子。⑤维生素 E 含量多的食品:鳝鱼、大豆、花生米、芝麻、杏仁、粗米、植物油。

十三、腰椎管狭窄症

1.血瘀气滞,宜食行气活血之品,如橙子、佛手、刀豆、桃仁、油菜、黑大豆等。少量饮用黄酒或药酒,有利活血行气但不宜过多。

2.湿热痹痛,宜食清热利湿之品,如冬瓜、薏苡仁等,忌食辛辣、肥甘厚味及鱼腥发物等。

3.风寒湿困,宜食散寒利湿之品,如牛肉、羊肉、生姜、茴香、薏苡仁、山药等;忌食生冷食品。

4.肝肾亏虚,宜食温肾壮阳、补肾滋阴之品,如枸杞子、山药、蘑菇、胡桃、龙眼肉、芝麻、黑豆等。

5.忌辛辣食物,戒烟限酒。

十四、尾痛症

1.急性外伤性尾部瘀肿青紫疼痛者,宜食化瘀消肿止痛类食物,如豆腐、豇豆、螺丝、田螺、赤小豆等。

2.扭伤后期尾痛,筋僵瘀结,络脉不通者应食舒筋活血的食物,如蘑菇、茄子、薏苡仁、鸡鸭血、丝瓜等;劳损正气不足、肝肾失调者,宜食补益肝肾、滋养筋骨、益气活血食物,如蚕豆、刀豆、板栗、花生、白木耳、南瓜等。

十五、跟痛症

针对该病的食疗当以养阴益肾、添精生髓、通络活血、化瘀止痛的原则为宜。

1. 多食补肝益肾之食物。

2. 水湿之气是形成本病的一个因素,所以应多食温经通痹之品。少食肥甘厚腻之品,以免助湿困脾,壅阻经络。

十六、腰腿痛

1. 宜食纤维素类。素食中的长纤维还可以防止结肠癌的发生。

2. 宜食维生素类。适当补充维生素 C、维生素 B_6、维生素 B_1、维生素 B_{12}、维生素 D、叶酸等脂溶性维生素。宜多食用的食物:米糠、麸皮、胡萝卜、鱼肝油、酵母、新鲜水果和蔬菜。

3. 无机盐类。老年人每天补充钙不能少于 1 g。黄豆含钙量较高,推荐中老年人多吃豆制品,500 g 的豆腐可维持每日钙的摄入量。另外老年人摄锌的能力降低,每日服 10% 硫酸锌数毫升即可,但不宜长期过量服用。

4. 控制总热量。人体内的蛋白质、脂肪和糖,三者可以相互转化。如果对饮食不加限制,即使脂肪点滴不进,发胖仍然是不可避免的,会加重病情。

十七、筋伤类(扭挫伤)

1. 多吃富含蛋白质的食物,如瘦肉、牛肉、鱼等,能够促进损伤组织的修复。

2. 多吃补肾强筋食品,如核桃、粟、里脊肉、虾、韭菜、枸杞子、猪腰、羊肉、狗肉、牛肉等。

3. 多吃有活血、理气,通络作用的食品,如山楂、油菜、丝瓜、硬果类、西瓜子、葵花籽、芝麻、金橘饼等。

4. 对于慢性伤筋,食品宜偏温燥,不宜生冷多湿。

5. 可饮少量低度酒、黄酒。

6. 忌烟。

十八、腰肌劳损

寒湿型的腰肌劳损病人应该少吃寒性的食物及肥腻的食物。湿热型病人尤其要注意不要大量进食滋腻厚味的食物和酸、热、甘性食物,特别是甘性的食物一定要少吃。气滞血瘀型的病人注意忌吃苦、寒、酸性味的食物及肥腻的食物,忌过量食用热、辛、甘、温性味的食物及高蛋白、高热量的食物。肾虚型的腰肌劳损病人注意忌食酸、苦、寒凉的食物。

(一)适宜吃的食物

1. 多吃具有壮腰补肾,活血通络的食品,如核桃、栗子、里脊肉、虾、动物肾、韭菜、山楂、丝瓜、枸杞子等。

2. 可适量多食动物血、蛋、鱼、虾、豆类制品、土豆、牛肉、鸡肉及牛腱子肉等富含组氨酸、精氨酸、核酸和胶原的食物等。

3. 腰肌劳损病人应该正确选食味佳可口,增强食欲的饭菜,以素食为主,饭后食用水果类(苹果、葡萄等),饮料以不含任何添加剂的果汁等天然饮料为宜,少饮用汽水等易引起胃酸的饮料。

4.可适量选食富含维生素 E、维生素 C、维生素 A、B 族维生素等的蔬菜和水果,如萝卜、豆芽、紫菜、洋葱、海带、木耳、干果(栗子、核桃、杏仁、葵花籽)及草莓、乌梅、香蕉,以及含水杨酸的西红柿、橘柑、黄瓜等。

(二)不宜吃的食物

腰肌劳损病人在饮食方面并没有多大禁忌,在平时生活中只需注意健康饮食,摄取营养,不暴饮暴食即可,对于腰肌劳损病人没有忌食的要求,但要注意以下几个方面。

1.同很多病症一样,腰肌劳损病人应该少饮酒、咖啡、茶,少抽烟,不抽烟的腰肌劳损病人应该注意避免被动吸烟,因这些食物都可加剧关节炎恶化。

2.少食甜食也是一个腰肌劳损病人的饮食注意事项,因其糖类易致过敏,可加重关节滑膜炎的发展,易引起关节肿胀和疼痛加重。

3.少食肥肉,高动物脂肪和高胆固醇食物,因其产生的酮体、酸类、花生四烯酸代谢产物和炎症介质等,可抑制 T 淋巴细胞功能,易引起和加重关节疼痛、肿胀,骨质脱钙疏松与关节破坏。

4.要少食牛奶、羊奶等奶类和花生、巧克力、小米、干酪、奶糖等含酪氨酸、苯丙氨酸和色氨酸的食物,因其能产生致关节炎的介质前列腺素、白三烯、酪氨酸激酶自身抗体及抗牛奶 IgE 等,易致过敏而引起关节炎加重,复发或恶化。

5.忌吃酸、辣,对身体有刺激的东西。

十九、肩周炎

(一)适宜吃的食物

1.多吃具有理气、活血、通络作用的食品和强壮筋骨的食物。如主食:玉米、粳米;副食:山楂、丝瓜、油菜、西瓜籽、芝麻、羊肉、猪腰、韭菜、虾、核桃、黑芝麻、木瓜、当归等。

2.食品宜温,不宜生冷。

3.可少量饮低度酒或黄酒。

(二)不适宜吃的食物

忌吃肥腻食品,肥肉、奶油、油炸食品等均属肥腻食品。肩关节周围炎属中医的痹证范畴。中医认为,痹证主要是由于体内气血瘀阻不畅所致,而高脂厚味的食物容易影响脾的运化。湿属阴邪,易加重气血瘀阻。医学专家发现,患有肩关节周围炎的病人,如果每天吃大量的高脂肪类食物,关节炎的症状明显加重。

二十、骨髓炎

1.宜补充足够的蛋白质,每日每千克体重 1.0~1.2 g。

2.多吃含钙量较高的食物,如牛奶、绿叶蔬菜、虾皮、芝麻酱等。

3.多吃蔬菜水果。骨髓炎病人的骨与软组织的修复离不开维生素,微量元素与宏量元素、植物荷尔蒙、纤维素等,而它们又都主要来源于新鲜的蔬菜、谷类和水果。因此,骨髓炎病人应该多食用蔬菜水果。不仅如此,蔬菜水果中所含的营养元素还能为病理状态下患部组织的修复提供一个偏碱性的生理环境。

4. 本病初期宜食清热解毒、凉血活血的食物。

5. 本病后期，多为气血两虚，宜食具有补益作用的食物。

6. 不宜食油炸、高脂、辛辣、香燥等物。

二十一、强直性脊柱炎

1. 饮食要有规律，注意卫生。暴饮暴食、食不洁食物会增加肠道疾病的机会，增加强直性脊柱炎的发病概率和加重病情。

2. 饮食应以补气养血、祛风除湿、通络为原则，以高营养，高维生素，富含铁、钙的食物为主，注意合理搭配营养及饭菜的色、香、味，以增加病人的食欲，促进营养物质的吸收。

3. 多吃豆类食品。豆类食品含有丰富的蛋白质和微量元素，有促进肌肉、骨骼、关节、肌腱的代谢，帮助修复病损的作用，如大豆、黑豆、黄豆等。可治疗以湿重为主的风湿骨痛，对身体沉重、关节不利、筋脉拘挛或麻木不仁、关节肿痛而重着不适的风湿病，效果较好。

4. 强直性脊柱炎的病人长期口服非甾体抗炎药、激素类药物等，对胃黏膜产生刺激，导致一定程度的胃部损害，因此，饮食上需要注意多吃保护胃黏膜的食物。如牛奶、小米、稀粥、秋葵、南瓜等。避免吃刺激胃酸分泌食物如韭菜、地瓜等；辛辣食物如辣椒、油条等，还有质硬食物。

5. 强直性脊柱炎病人会出现继发性骨质疏松，而且随着病情的进展越来越重。加上有些病人主动或被动长期服用激素，因此，可以适当地补充富含钙和维生素 D 的食物，如海鱼、动物肝脏、蛋黄、瘦肉等。结合户外运动，晒晒太阳，可以防治骨质疏松。

6. 处于该病急性期（早期）的患者饮食宜清淡，易消化，饮水要充分，有发热者更宜如此。一般主食可有大米饭、小米粥、高粱米饭、馒头、蒸糕等，可以用青菜、黄花菜、西红柿、芹菜、菊花脑、冬瓜、丝瓜、黄瓜等做成菜肴。

7. 处于该病晚期的病人，久病体虚，迁延不愈时，宜适当增加滋补食品，如排骨汤、猪腰汤、瘦肉、蛋类、乳类等，以增强体质，控制病情发展，利于康复。

8. 戒烟限酒：吸烟可以阻碍药物吸收，加速药物代谢，增加药物毒性。此外，吸烟可以损害肺功能，而强直性脊柱炎病人因为脊柱受累，胸廓活动度下降，导致肺功能恶化。因此，强直性脊柱炎病人必须戒烟。同时，饮酒对胃黏膜会产生刺激，对肝造成损害，因此，强直性脊柱炎病人需要限酒。

二十二、骨与关节结核

1. **热量**：每千克体重供给热量 40～50 kcal，全日 2500～3000 kcal，稍高于正常人。结核病肥胖病人及老年人伴有心血管疾病时，热量不宜过高，一般宜在 2000 kcal 左右。

2. **高蛋白质饮食**：每千克体重每日供给蛋白质 1.5～2.0 g，结核病人体内的蛋白质一般均见减低，可能由于蛋白质吸收和代谢障碍使得血浆蛋白过低。肝脏中蛋白质储备的消耗，可出现负氮平衡，结核病人多消瘦、抵抗力差，结核病灶的修复也有赖于蛋白质作为原料,故宜给高蛋白质饮食,应以乳类、蛋类、动物内脏和豆制品作为蛋白的主要来源。牛奶中含有丰富酪蛋白和钙质,可充分供给。

3. 适量脂肪:每日 80 g 左右。

4. 无机盐:氯化钠每日应少于 6 g,钾 1～2 g,钙 2～3 g,须结合病情而定。若为进行性骨结核极度衰弱、慢性肠炎及多汗等,常可出现氯化钠、钙、磷的明显减少,宜适当提高补充量。如伴有渗出性胸膜炎、腹膜炎时氯化钠应低于 2 g。钙质是骨结核钙化所不可缺少的物质。这就应多吃含铁、钙质丰富的食物如绿叶蔬菜、各种粗细粮食物、豆类及豆制品、奶类、蛋类、瘦肉类及动物内脏等。

5. 维生素要充足:维生素 A 在人体内的主要作用是协助、促进细胞新生和提高对各种疾病的抵抗能力,每日可供给 5000 IU。每日供维生素 B_1 3～5 mg,维生素 B_2 1.5～2.0 mg、维生素 D 500 IU、维生素 C 200～300 mg。因结核病病人体内 B 族维生素和维生素 C 剂量往往降低,故应充分补充。宜进新鲜蔬菜和水果、豆类,如青菜、西红柿、胡萝卜、豆制品等。

6. 碳水化合物要充足供应:主要来源是主食,也是热量最经济的来源。若伴有糖尿病,碳水化合物的供给量可限制在 200～300 g。

7. 应注意饮食中碳水化合物、脂肪、蛋白质比例的平衡。若热量和蛋白质过量,对身体都是有害的。因过量会加重消化系统的负担反而影响消化吸收。

8. 饭菜应多样化,应注意色、香、味、形,提高烹调质量,增进病人食欲。

9. 禁忌饮酒及食用刺激性强烈的食物。

二十三、肱骨外上髁炎

1. 多吃含有微量元素的食物。动物肝脏、海产品、黄豆、葵花籽、蘑菇中含锌较多,锌可以减少毒素吸收和组织损伤;动物肝脏、鸡蛋、豆类、绿叶蔬菜、面粉中含铁较多,可以提高肌体免疫力;麦片、芥菜、蛋黄、乳酪中含锰较多,锰具有提高免疫功能及改善机体造血功能的作用。

2. 多吃新鲜的蔬菜和水果,以保证摄入足够的维生素。

3. 少食油腻、煎炸食物。

4. 戒烟、限酒、忌辛辣刺激性食物。

5. 茶应少喝,茶中鞣质含量高,能影响钙、铁及蛋白吸收。

二十四、骨肿瘤

（一）宜吃的食物

1. 新鲜蔬菜如胡萝卜、萝卜、瓠果、茄子、甘蓝等,含有干扰素诱导物,能刺激细胞产生干扰素。这种物质可以增强病人对疾病和癌瘤的抵抗力。

2. 海藻类可用作恶性肿瘤病人的治疗食品。海藻类有效成分主要是多糖物质和海藻酸钠。海藻酸钠能与放射性锶结合后排出体外。常吃海带、紫菜等食品对身体有益。鱼类中含有丰富的硒、锌、钙、碘等无机盐类,对抗癌也是有益的。

3. 香菇中含有多糖物质和干扰素诱导剂,能抑制肿瘤。金针菇也具有同样的功效,对肿瘤有抑制作用。银耳对肿瘤有抑制作用。近年发现茯苓中90%的β-茯苓聚糖可增强免疫功能,有抗肿瘤的作用。杏仁可提高机体的免疫功能,抑制细胞癌变,它对口腔干燥等症状有缓解作用,但口腔有炎症、溃疡以及鼻出血的病人不宜食用,这也是预防肿瘤的食物中,比较特殊的一种。薏苡仁中的多糖体和薏苡脂能增强机体免疫功能及抑制肿瘤细胞的作用。

4.黄瓜:味甘,性平,又称青瓜、胡瓜、刺瓜等,原产于印度,具有明显的清热解毒,生津止渴功效。现代中医学认为,黄瓜富含蛋白质、糖类、维生素 B_2 、维生素 C、维生素 E、胡萝卜素、烟酸、钙、磷、铁等营养成分,同时黄瓜还含有丙醇二酸、葫芦素、柔软的细纤维等成分,是难得的排毒食品。

5.补肾壮骨类食品:海参、鲍鱼、海马、芝麻、核桃、羊肉、乌骨鸡、乌龟、龙虾、干贝、荔枝、沙鳛、蛤蜊。

6.化痰散结类食品:丝瓜、橘饼、萝卜、小蒜、洋葱、芥菜、金针菜。

7.壮骨止痛消肿类食品:芜菁、萝卜、薏苡仁、丝瓜、鳖血、鸭血、南瓜、樱桃、龟板、鳖肉、核桃、小苋菜、野葡萄、鹿血。

8.抗肿瘤类食品:羊脑、小蛇、壁虎、海蜇、海带、紫菜、亦魟、金果榄、山慈菇、苦菜、蟾蜍、蜂胶、赤豆、大叶菜、野葡萄、油菜籽、无花果、鹅血。

9.增强免疫功能食品:鲜牛奶、甲鱼、龟肉、香菇、银耳、灵芝、海参、鲍鱼、无花果、鲮鱼、百合、龙眼、冬虫夏草、冬笋。

10.防护化疗、放疗反应食品:核桃、猕猴桃、银耳、香菇、大头蒜、花粉、蜂乳。

(二)不宜吃的食物

1.避免食用含有致癌物的食物如含亚硝酸盐类强烈致癌物的蔬菜,发霉、腌制、烟熏、火烤、油煎食物。

2.忌烟酒。忌辛辣刺激性食物,如葱、蒜、姜、花椒、辣椒、桂皮等。

3.忌肥腻食物。

二十五、骨软化症

(一)宜吃的食物

1.保证供给充分的营养物质,如碳水化合物、脂类、无机盐、维生素和水。多进含维生素 D 的食物,如鱼肝油等。

2.维生素 D 是脂溶性维生素,需要有足量的胃酸和适当的肝脏、胰脏功能,所以当脂肪消化不良时,应同时给予胆盐和胰腺素含量高的食物。

3.宜用具有强筋壮骨功效之食材,多吃含钙丰富的食物,如牛奶、豆制品、虾皮等。牛奶富含高蛋白营养物质以及钙磷等微量元素,具有促进肠道营养物质的吸收,保护胃肠黏膜的作用,增强人体免疫力,提高抗病能力。每天350~500 mL 为宜,不宜在空腹时候饮用,热饮为佳。

4.多食富含维生素 C 的食物,维生素 C 可以促进钙、磷、铁等元素的吸收,每天200~300 g 为宜,清炒和炖汤都利于肠道的吸收。

5. 注意调理脾胃功能，多吃助消化食品。

6. 中医认为本病属肝肾亏损所致，宜滋补肝肾，给予血肉有情之品来强筋荣脉，以助康复，同时给予充足的阳光。

（二）禁忌吃的食物

1. 少食刺激性的食物，如花椒，花椒容易刺激胃肠黏膜，影响肠道对钙、磷、蛋白质等营养物质的吸收，导致机体营养不足。

2. 忌饮酒，酒精的刺激容易影响肠道对营养物质的吸收，损伤肝脏细胞，影响肝脏对营养物质的代谢，不利于身体的恢复。

3. 忌烟，香烟含有尼古丁等多种对人体有害的物质，可以影响人体的营养吸收，抑制骨质生长，不利于病人的恢复。

二十六、骨缺血性坏死

骨缺血性坏死病人在治疗期间应该秉承"三多三少"原则，即是"多喝水、多运动、多休息，少吃甜食、少油脂、少喝酒"。这是因为甜食会影响病人白细胞的形成及运动，以致降低身体的抵抗能力。食物太油腻，会造成病人摄入的脂肪过多，以致妨碍自身的免疫能力，使体内的免疫细胞懒惰，身体的抵抗能力下降。另外，过量摄入酒精会严重减弱各种免疫细胞的正常功能，同时也会影响肝脏、胰脏等的功能，引起脂质代谢紊乱，增加骨髓脂肪细胞的体积从而阻塞静脉血流，所以一定要戒酒。病人除酒之外，还需戒烟、咖啡等，因为这些不但会降低病人自身的免疫力，还会对人体造成伤害。专家提示，缺血性骨坏死的治疗期间，饮食是非常重要的，病人在治疗之前一定要咨询相关专家，这样才能对治疗产生有利的作用。

（一）宜吃的食物

1. 主食应以米、杂粮为主，减少面食，做到品种多样，粗细搭配。

2. 从股骨头坏死的 X 射线片上就可以看到有骨密度的改变，所以需要适量补充钙，病人可多吃含钙多的食物，如牛奶、奶制品、虾皮、豆类、海藻类、鸡蛋类等。此外多晒太阳，避免剧烈活动，减少负重，可能对股骨头坏死有预防作用。

3. 还应补充体内的微量元素如钠、铁等，特别需要注意膳食营养均衡。

4. 疾病早期饮食中宜食具有活血通络作用的食物为主，如黄鳝、青豆、橘络、丝瓜等。

5. 疾病晚期饮食中则宜食具有补肝肾强筋骨的食物为主，如狗肉、羊肉、鹿茸、人参、蹄筋、海参等。

6. 多吃一些蔬菜、水果。

（二）不宜吃的食物

1. 饮食上应做到少吃辛辣，不酗酒。

2. 股骨头坏死病人应该减少甘厚味食物的摄入。防止因为肥甘厚味吃得过多，使体内血脂增高，造成高脂血症，这样血液在血管中就会出现流通不畅的现象，所以股骨头坏死病人饮食上在保证营养的前提下，尽量以清淡饮食为主。

二十七、腱鞘囊肿

1. 多食富含蛋白质及钙质的食物和瘦猪肉、鸡肉、蛋、豆浆等。

2. 多食蔬菜、水果，如油菜、青菜、芹菜等及橘子、苹果、生梨、山楂等，以补充维生素和均衡营养。

3. 清淡饮食为主。腱鞘囊肿病人应以清淡饮食为主，注意适量少饮水，避免出现夜尿潴留的情况，在饮食上应该多吃些性质比较温和的食物，避免吃那些性质偏寒、偏热的食物，在烹饪方法的选择上，应该选择蒸、煮、炖的方法为好。

4. 忌食辛辣、油腻、刺激食品。腱鞘囊肿饮食上应该避免吃辛辣、油腻、刺激食品，辛辣、油腻、刺激食品不利于疾病症状的缓解，在一定程度上还会导致疾病症状加重，因此不宜吃带有辣椒、花椒的食物。

二十八、坐骨神经痛

针对该病的食疗一般分为两型：发病较急、年纪较轻、疼痛较剧者多为气滞血瘀型；发病较缓、年纪较大者，多为肝肾亏虚型。坐骨神经痛饮食原则如下。

1. 多吃"两素"。"两素"指维生素和纤维素。维生素C、维生素D和B族维生素是不可缺少的营养物质。多摄取这些营养素可降低坐骨神经痛的发病率。

2. 多吃钙含量高的食物。骨质疏松是腰腿痛发病的病理基础。因此多食含钙高的食物，如牛奶、豆制品、新鲜蔬菜、虾皮、芝麻酱等有益。

3. 多摄入蛋白质。蛋白质中含各种单一氨基酸，是修补神经及维持神经功能所必需之物，且氨基酸能较快被身体吸收利用。

4. 最好禁烟、禁酒，少吃辛辣刺激的食物，以免导致坐骨神经痛的复发。

二十九、氟骨病

1. 氟中毒流行区要绝对控制氟的摄入量，禁饮高氟水，禁食高氟粮食及蔬菜（包括用高氟煤炭烘烤的食品、蔬菜）。

2. 多食能减轻氟中毒的膳食，如含硼、铁、钙、镁多的胡萝卜、菠菜、奶粉、虾皮等食物，能和氟离子结合形成难溶性盐或络合物由粪便排出体外的蛇纹石等，能抗氟中毒的含维生素C、维生素B_1、维生素B_2、维生素D多的食物及解毒利尿的膳食。慎食促氟吸收的食物，如高脂肪食物、苏打和含铜多的扁豆、萝卜缨等。

3. 肾主骨，齿为骨之余。氟斑牙病人常出现牙釉剥脱和缺损，故治疗中在使用排氟药的同时要注意补肾。氟骨症病人常有关节疼痛、麻木或骨质硬化引起的关节僵直，或骨质疏松、软化引起的四肢变形、驼背、鸡胸，治疗中应着重补益肝、脾、肾，配合舒筋活络膳食。

4. 凡氟中毒的重病区，往往是生活条件差的贫困区，重症病人几乎都有营养不良现象，因此更应注意扶正固本，多选营养丰富、气血双补的膳食。

三十、大骨节病

1. 本病多因风、寒、湿邪阻痹气血经络而致,故食疗多选用驱风、散寒、化湿、温通之品。

2. 正气内虚是本病的病本,故补气血、益肝肾与祛风湿的食物,为治大骨节病药膳所常用,如鳝鱼、羊肉、牛肉、狗肉等。

3. 本病多迁延难愈,反复发作,故药膳食疗宜长期坚持,不可求旦夕之功。所选药膳亦应性味平和、不伤正、不碍胃,以利长期服用。

4. 若在大骨节病流行区,应改良水质。

5. 津液精血有赖脾胃纳运生化,故服食使脾胃健旺的药膳,对大骨节病的恢复是一重要原则。

三十一、佝偻病

1. 宜补充足量的含钙的食品:牛奶、河螃蟹、黄豆、黑豆、豆腐(北)、干豆腐、腐竹、牛奶、羊乳、豆浆、雪里蕻、油菜、芹菜、猪骨、贝类、鱼类。

2. 多进食富含维生素 D 的优质食品。如鱼肝油、鲱鱼、大麻哈鱼、金枪鱼、沙丁鱼、鸡肝、牛奶、羊肝、牛肝、鸡蛋等。

3. 调理脾胃,促进消化道吸收。

4. 除营养外,日光也是一个重要因素,平日多晒太阳。

三十二、成骨不全

1. 此病因先天肾亏所致,故饮食以温补添精培本为要,宜常食用富含蛋白质、维生素的食物,如鸡蛋、牛奶、精肉、豆类等。

2. 因此病多见于幼儿,脾胃较娇嫩,消化吸收能力较差,故宜食用易消化吸收的流质或半流质饮食,如牛奶、豆浆、肉糜、藕粉等。

3. 因该病易反复骨折,修复需大量钙、磷等矿物质和微量元素,故宜多吃豆制品、奶制品。

三十三、脱位

(一)宜吃的食物

1. 饮食要定时、适量,选择高蛋白、中脂肪、富含维生素、低糖、低盐和少刺激性的食物。

2. 能缓解症状的食物可用茯苓、薏苡仁等中药煮粥利湿,以车前草煎汤代茶以除燥热。苦瓜、苦菜、马齿苋、丝瓜等具有清热解毒的功效,可以缓解关节局部发热、疼痛。薏苡仁、豆腐、芹菜、山药、扁豆等能健脾利湿,可缓解关节肿胀。

3. 香菇、黑木耳等能提高人体免疫力,胡萝卜及多种新鲜蔬菜、水果都对病人康复有益。

4. 保持大便通畅,多饮水,多食蔬菜、水果,如青菜、芹菜、香蕉等,若便秘可用开塞露等轻泻药。

5. 早期宜用活血化瘀、行气止痛的药膳;后期以补益气血、滋养肝肾为主。

6. 老年或习惯性关节脱位病人,应多补充含钙质高的食物。

（二）禁忌吃的食物

1. 忌食刺激性食物:如辣椒、芥末等。

2. 戒烟限酒。

第五章　骨伤科药食同源物质

　　根据国家卫生健康委员会公布的药食同源名单,我国共有 110 种中药材又是食品,属于安全性很高的药食同源中药材。

　　1987 年版的《食品卫生法(试行)》规定了食品不得加入药物,但是按照传统既是食品又是药品的作为原料、调料的除外。1987 年卫生部依照《食品卫生法(试行)》制定出台了《禁止食品加药卫生管理办法》。根据《食品安全法》及其实施条例,卫健委制定了《按照传统既是食品又是中药材物质目录管理》(以下简称《规定》),对药食同源物品做出具体规定。

　　2012 年共有 86 种药品被列入了药食同源名单。2014 年国家卫生健康委员会公布新增 15 种中药材,包括人参、山银花、芫荽、玫瑰花、松花粉等;这 15 种药食同源中药材,国家卫生健康委员会明确规定,要在限定使用范围和剂量内作为药食两用。2018 年国家卫生健康委员会又公布了党参等 9 种新增的药食同源中药材。这 9 种中药传统上既是食物又是中药。本章的编写按照国家这 3 次发布顺序对 110 种药食同源药物排序。

1. 丁香

　　【别名】　丁子香、支解香、雄丁香、公丁香。

　　【来源】　为桃金娘科植物丁香 *Eugenia caryophyllata* Thunb. 的干燥花蕾。

　　【资源概述】　蒲桃属植物全世界有 500 余种,主要分布于亚洲热带,少数在大洋洲和非洲。我国有 72 种,多见于广东、广西和云南等地。

　　【产地、生境与分布】　原产于印度尼西亚马鲁古群岛及非洲坦桑尼亚桑给巴尔岛。这些岛在国际上享有盛誉,被称为"丁香之岛"。我国广东、广西也有栽培。

　　【采收加工】　当花蕾由绿色转红时采摘,晒干。

　　【鉴别方法】

　　1. 性状鉴别　花蕾略呈棒状,长 1 ~ 2 cm。花冠圆球形,直径 0.3 ~ 0.5 cm。花瓣 4,覆瓦状抱合,棕褐色或黄褐色,花瓣内为雄蕊和花柱,搓碎后可见众多黄色细粒状花药。萼筒圆柱状略扁,有的稍弯曲,长 0.7 ~ 1.4 cm,直径 0.3 ~ 0.6 cm,红棕色或棕褐色,上部有 4 枚三角状萼片,十字状分开。质坚实,富油性。气芳香浓烈,味辛辣,有麻舌感。以个大粗壮、鲜紫棕色、香气浓郁、富有油性者为佳。

2. 显微鉴别　萼筒中部横切面:表皮细胞1列,有较厚角质层。皮外侧散有2~3列径向延长的椭圆形油室,长150~200 μm;其下有20~50个小型双韧维管束,断续排列成环,维管束外围有少数中柱鞘纤维,壁厚,木化。内侧为数列薄壁细胞组成的通气组织,有大形细胞间隙。中心轴柱薄壁组织间散有多数细小维管束,薄壁细胞中含众多细小草酸钙簇晶。

粉末暗红棕色。纤维梭形,顶端钝圆,壁较厚。花粉粒众多,极面观三角形,赤道表面观双凸镜形,具3副合沟。草酸钙簇晶众多,直径4~26 μm,存在于较小的薄壁细胞中。油室多破碎,分泌细胞界限不清,含黄色油状物。

3. 理化鉴别　取本品粉末0.5 g,加乙醚5 mL,振摇数分钟,滤过,滤液作为供试品溶液。另取丁香酚对照品,加乙醚制成每1 mL含16 μL的溶液,作为对照品溶液。照薄层色谱法试验,吸取上述两种溶液各5 μL,分别点于同一硅胶G薄层板上,以石油醚(60~90 ℃)-乙酸乙酯(9:1)为展开剂,展开,取出,晾干,喷以5%香草醛硫酸溶液,在105 ℃加热至斑点显色清晰。供试品色谱中,在与对照品色谱相应的位置上,显相同颜色的斑点。

【炮制】　除去杂质,筛去灰屑。用时捣碎。

【化学成分】　花蕾含挥发油,即丁香油。

【性味与归经】　辛,温。归脾、胃、肺、肾经。

【功能主治】　温中降逆,补肾助阳。用于脾胃虚寒,呃逆呕吐,食少吐泻,少腹冷痛,肾虚阳痿。

【用法用量】　内服:水煎汤,1~3 g或入丸、散。外用:适量,研末调敷贴于患处。可作为调味品用于肉类、糕点、腌制食品、炒货、蜜饯、饮料的制作。

【注意事项】

1. 热病及阴虚内热者忌服。

2. 性功能亢进者慎用。

3. 不宜与郁金同用。

【贮藏】　置阴凉干燥处。

【骨科应用】

1. 药物功效

(1)镇痛:"经络闭塞气血凝",气血运行郁滞,不通则痛。丁香气芳香味辛,性温,具有温经散寒、通络止痛之功。现代药理研究表明,丁香含有丁香酚,是挥发油的主要成分,不仅具有局部麻醉止痛作用,还可提高药物的渗透系数,促进药物透皮吸收。因此,丁香常与其他药物配伍外用治疗骨折、筋伤疼痛及各种痹痛。

(2)改善骨科卧床病人胃肠:丁香温中降逆、暖肾助阳、下气止痛,与其他药物配伍脐敷能有效促进骨科术后卧床病人胃肠功能恢复,预防腹胀、便秘的发生,减轻病人的痛苦,促进机体生理功能的恢复。

2. 食物功效　丁香作为调味品,营养价值也是很丰富的,特别是丁香中含有很多的蛋白质,蛋白质是人体所必需的;同时丁香中的脂肪热量也是比较高的,再加上其中的碳水化合物同样很丰富,可以帮助我们很好地补充能量;同时丁香中还有很多的膳食纤维,可以帮助养胃,解决便秘的情况;丁香中的维生素 B_2,维生素 E,还有各种微量元素也是非常丰富的。

【药膳举例】

1. 丁香鸭

材料:净鸭子 1 只(约重 1500 g),丁香 6 g,白菜心 250 g,西红柿 150 g,酱油 15 g,料酒 12 g,葱、姜各 15 g,香油 20 g,植物油 750 g,精盐、味精、白糖、胡椒面适量。

制作:鸭子洗净,沥干水分。白菜心、西红柿洗净。葱切段,姜切片。鸭子用料酒、酱油、盐、白糖、胡椒面、丁香、葱、姜、味精拌匀,腌渍入味(约 2 h)。把鸭子取出用钩子钩住,挂在透风处晾干(盆内的调料留用),待鸭皮晾干后,把腌鸭子的调料塞入鸭腹,上锅用旺火蒸烂取出,拣去葱、姜、丁香。白菜洗净,切成细丝,放上白糖、醋、香油,拌匀入味,围在盘子边上。西红柿洗净后切成厚片,围在盘边白菜外圈。烧热植物油,把鸭炸透至皮酥,捞起,剁成块放在盘中,仍摆成鸭的形状即成。

用法用量:佐餐食用,每日 1 次。

功效:具有滋肾助阴、补阴生津的功效。适宜于食欲减退、心烦口渴、疲乏无力、胃中呃逆、腰膝酸软者食用。经常吃丁香鸭有促进食欲的作用,对于出现的心烦乏力或是食欲减退、腰酸背痛等情况的调理效果比较好,还有缓解身体虚弱的作用。

2. 丁香粥

材料:丁香 5 g,大米 100 g,生姜 3 片,红糖适量。

制作:将丁香择净,水煎取汁,加大米煮粥,待沸时调入红糖、姜末等,煮至粥熟即成,或将丁香 1 g,研为细末,待粥沸时与姜末、红糖同入粥中,煮至粥熟服食,每日 1 剂。

用法用量:每日 1 次,连续 3~5 d。

功效:具有温中降逆,温肾助阳的功效。适用于胃寒呕吐、呃逆食少、腹痛腹泻、阳痿阴冷、寒湿带下等。

2. 八角茴香

【别名】 大茴香。

【来源】 本品为木兰科植物八角茴香 *Illicium verum* Hook. f. 的干燥成熟果实。

【资源概述】 木本木兰科植物,分布于亚洲的亚热带和热带,我国多分布于西南部和南部。

【产地、生境与分布】 产区多在北纬 25°以南,年降水量需 1000 mm 以上,相对湿度 80% 以上。主产于广西西部和南部,福建南部,云南东南部和南部,台湾、广东、贵州、陕西秦岭南部,越南等地区也有种植。

【采收加工】 秋、冬二季果实由绿变黄时采摘,置沸水中略烫后干燥或直接干燥。

【鉴别方法】

1. 性状鉴别 本品为聚合果,多由 8 个蓇葖果组成,放射状排列于中轴上。蓇葖果长 1 ~ 2 cm,宽 0.3 ~ 0.5 cm,高 0.6 ~ 1.0 cm,外表面红棕色,有不规则皱纹,顶端呈鸟喙状,上侧多开裂;内表面淡棕色,平滑,有光泽;质硬而脆。果梗长 3 ~ 4 cm,连于果实基部中央,弯曲,常脱落。每个蓇葖果含种子 1 粒,扁卵圆形,长约 6 mm,红棕色或黄棕色,光亮,尖端有种脐;胚乳白色,富油性。气芳香,味辛、甜。

2. 显微鉴别 本品粉末红棕色。内果皮栅状细胞长柱形,长 200 ~ 546 μm,壁稍厚,纹孔口十字状或人字状,种皮石细胞黄色,表面观类多角形,壁极厚,波状弯曲,胞腔分枝状,内含棕黑色物;断面观长方形,壁不均匀增厚。果皮石细胞类长方形,长圆形或分枝状,壁厚。纤维长,单个散在或成束,直径 29 ~ 60 μm,壁木化,有纹孔。中果皮细胞红棕色,散有油细胞。内胚乳细胞多角形,含脂肪油滴和糊粉粒。

3. 理化鉴别

(1)取本品粉末 1 g,加石油醚(60 ~ 90 ℃)-乙醚(1∶1)混合液 15 mL,密塞,振摇 15 min,滤过,滤液挥干,残渣加无水乙醇 2 mL 使溶解,作为供试品溶液。吸取供试品溶液 2 μL,点于硅胶 G 薄层板上,挥干,再点加间苯三酚盐酸试液约 2 μL,即显粉红色至紫红色的圆环。

(2)精密吸取上述供试品溶液 10 μL,置 10 μL 量瓶中,加无水乙醇至刻度,摇匀,照紫外-可见分光光度法测定,在 259 nm 波长处有最大吸收。

(3)取八角茴香对照药材 1 g,照上述供试品溶液制备方法,制成对照药材溶液。另取茴香醛对照品,加无水乙醇制成每 1 mL 含 10 μL 的溶液,作为对照品溶液。照薄层色谱法试验,吸取上述供试品溶液及上述两种对照溶液各 5 ~ 10 μL,分别点于同一硅胶 G 薄层板上,以石油醚(30 ~ 60 ℃)-丙酮-乙酸乙酯(19∶1∶1)为展开剂,展开,取出,晾干,喷以间苯三酚盐酸试液。供试品色谱中,在与对照药材色谱相应的位置上,显相同颜色的斑点;在与对照品色谱相应的位置上,显相同的橙色至橙红色斑点。

【炮制】 生用或盐水炒用。

【化学成分】 茴香油、茴香烯、莽草酸。

【性味与归经】 辛,温。归肝、肾、脾、胃经。

【功能主治】 温阳散寒,理气止痛。用于寒疝腹痛、肾虚腰痛、胃寒呕吐、脘腹冷痛。

【用法用量】 内服:煎汤,3 ~ 6 g;或入丸、散。也可碾成粉状入菜肴。还可作为豆制品、酱腌菜的辅料。

【注意事项】 阴虚火旺者慎服。

【贮藏】 置阴凉干燥处。

【骨科应用】

1. 药物功效

(1)升高白细胞:八角茴香中含有的茴香烯能促进骨髓细胞成熟,还能明显升高白细胞,主要是升高中性粒细胞,可用于白细胞减少症的辅助治疗。

(2)理气止痛:含有的茴香油能刺激胃肠神经血管,促进消化液分泌,增加胃肠蠕动,排除积存的气体,因而有增食欲、促消化的功效,还有助于缓解痉挛、减轻疼痛。

2. 食物功效 八角茴香的主要成分是茴香油,它能刺激胃肠神经血管,促进消化液分泌,增加胃肠蠕动,有健胃、行气的功效,有助于缓解痉挛、减轻疼痛的作用;茴香烯能促进骨髓细胞成熟并释放入外周血液,有明显的升高白细胞的作用,主要是升高中性粒细胞,可用于白细胞减少症的作用。

【药膳举例】

1. 椒茴煮猪尾

材料:胡椒 12 g,八角茴香 10 g,猪尾巴 1 条。

制作:将猪尾巴洗净,放入锅中,水沸后,放入胡椒和八角茴香,转小火,熬制 2 h,然后调味即可。

用法用量:食肉喝汤,每日 1 次。

功效:具有温肾散寒、理气止痛的功效。适用于腰肌劳损寒湿型:腰痛、阴雨天受凉或劳累后加重,喜暖畏寒、重着乏力、不能直立、活动欠佳,苔白滑、脉弦细。

2. 枸杞生姜排骨汤

材料:猪排骨 1000 g,枸杞子、生姜片各 20 g,小茴香、花椒各 3 g,八角茴香 5 g,精盐 10 g。

制作:将猪排骨剁块,与生姜片、枸杞子及其他调料同放锅内炖至排骨熟烂,加盐调味。

用法用量:分数次食排骨并饮汤,连服数日。

功效:具有补气血、续筋骨的功效。适用于骨折中期。

3. 刀豆

【别名】 刀豆子、大弋豆、大刀豆、关刀豆、刀鞘豆、刀巴豆、马刀豆、刀培豆。

【来源】 为豆科植物刀豆 Canavalia gladiata(Jacq.)DC. 的干燥成熟果实。

【资源概述】 刀豆属(Canavalia)植物全世界约有 50 种,我国含引种品种在内共有 6 种。

【产地、生境与分布】 多生于气候较温暖的地区。北京及长江以南地区有栽培。

【采收加工】 秋季采收成熟果实,剥取种子,晒干。

【鉴别方法】

1. 性状鉴别 本品呈扁卵形或扁肾形,长 2.0~3.5 cm,宽 1~2 cm,厚 0.5~1.2 cm。表面淡红色至红紫色,微皱缩,略有光泽。边缘具眉状黑色种脐,长约 2 cm,上有白色细纹 3 条。质硬,难破碎。种皮革质,内表面棕绿色而光亮;子叶 2,黄白色,油润,气微,味淡,嚼之有豆腥味。

2. 显微鉴别 本品横切面:表皮为 1 列栅状细胞,种脐处 2 列,外被角质层,光辉带明显。支持细胞 2~6 列,呈哑铃状。营养层由十多列切向延长的薄壁细胞组成,内侧细胞呈颓废状;有维管束,种皮下方为数列多角形胚乳细胞。子叶细胞含众多淀粉粒。管胞岛椭圆形,壁网状增厚,具缘纹孔少见。周围有 4~5 层薄壁细胞,其两侧为星状组织,细胞呈星芒状,有大型的细胞间隙。

【炮制】 除去杂质,用时捣碎。

【化学成分】 刀豆种子含蛋白质、淀粉、可溶性糖、类脂物、纤维及灰分。还含有刀豆氨酸、刀豆四胺、γ-胍氧基丙胺、氨丙基刀豆四胺和氨丁基刀豆四胺。种子中还含刀豆球蛋白 A 和凝集素。

【性味与归经】 甘,温。归胃、肾经。

【功能主治】 温中,下气,止呃。用于虚寒呃逆,呕吐。

【用法用量】 内服:煎汤,6～9 g。

【注意事项】

1.《四川中药志》:胃热盛者慎服。

2. 刀豆含有尿激酶、血细胞凝集素、刀豆氨酸等,食用刀豆时,生吃或炒不熟吃容易引起中毒。

【贮藏】 置通风干燥处,防蛀。

【骨科应用】

1. 药物功效 提高免疫力:刀豆中的刀豆赤霉素和刀豆血球凝集素,能够刺激淋巴细胞转变成淋巴母细胞,有强身健体的作用。同时刀豆还有促进人体内多种酶的活性,增强身体免疫功能作用。刀豆中所含的成分,还能够维持人体正常的代谢功能,提高人体的抗病能力。

2. 食物功效 刀豆富含蛋白质、碳水化合物、微量元素等营养成分。可以补钙,促进骨骼和牙齿的生长,预防骨质疏松症;可以补充磷,可以调节体内酸碱平衡,促进神经系统的健康,使人保持活力;含有的蛋白质和碳水化合物,可以为身体补充营养和能量,提高机体免疫力,增强抗病能力。

【药膳举例】

1. 刀豆腰子

材料:刀豆子 20 g,猪腰 1 个,精盐适量。

制作:将猪腰剖开,去白色筋膜部分,洗净;刀豆子洗净。然后将刀豆包在猪腰内,用线扎紧,放入锅中,加水适量,用武火煮沸后,改用文火煮熟,加精盐调味。

用法用量:可佐餐食用。

功效:具有益肾补元的功效。适用于肾阳不足引起的腰部疼痛。

2. 刀豆粥

材料:刀豆 15 g,粳米 50 g,生姜 2 片。

制作:将刀豆洗净,捣碎(或炒研末),与淘净的粳米、生姜一起放入砂锅中,加水适量,用武火煮沸后,改用文火熬煮成稀粥。

用法用量:每日早晚餐,温热服食。

功效:具有温中下气,益肾补元的功效。适用于脾胃虚寒,胃痛呃逆,呕吐,腹痛腹泻;肾阳不足,腰痛,怯寒。

4. 小茴香

【别名】 茴香子、土茴香、野茴香、大茴香、谷茴香、谷香、香子、小香等。

【来源】 为伞形科植物茴香 *Foeniculum vulgare* Mill. 的干燥成熟果实。

【资源概述】 原产地中海地区。我国各省区都有栽培。

【产地、生境与分布】 茴香属 (Foeniculum) 植物全世界有 4 种,我国仅有 1 种。

【采收加工】 秋季果实初熟时采割植株,晒干,打下果实,除去杂质。

【鉴别方法】

1. 性状鉴别　本品为双悬果,呈圆柱形,有的稍弯曲,长 4 ~ 8 mm,直径 1.5 ~ 2.5 mm。表面黄绿色或淡黄色,两端略尖,顶端有黄棕色突起的柱基,基部有时有细小的果梗。分果呈长椭圆形,背面有纵棱 5 条,接合面平坦而较宽。横切面略呈五边形,背面的四边约等长。有特异香气,味微甜、辛。

2. 显微鉴别　分果横切面:外果皮为 1 列扁平细胞,外被角质层。中果皮纵棱处有维管束,其周围有多数木化网纹细胞;背面纵棱间各有大的椭圆形棕色油管 1 个,接合面有油管 2 个,共 6 个。内果皮为 1 列扁平薄壁细胞,细胞长短不一。种皮细胞扁长,含棕色物。胚乳细胞多角形,含多数糊粉粒,每个糊粉粒中含有细小草酸钙簇晶。

3. 理化鉴别　取本品粉末 2 g,加乙醚 20 mL,超声处理 10 min,滤过,滤液挥干,残渣加三氯甲烷 1 mL 使其溶解,作为供试品溶液。另取茴香醛对照品,加乙醇制成每 1 mL 含 1 μL 的溶液,作为对照品溶液。照薄层色谱法试验,吸取供试品溶液 5 μL、对照品溶液 1 μL,分别点于同一硅胶 G 薄层板上,以石油醚(60 ~ 90 ℃)–乙酸乙酯(17:2.5)为展开剂,展至 8 cm,取出,晾干,喷以二硝基苯肼试液。供试品色谱中,在与对照品色谱相应的位置上,显相同的橙红色斑点。

【炮制】

1. 小茴香:除去杂质。

2. 盐小茴香:取净小茴香,照盐水炙法炒至微黄色。

【化学成分】 果实含挥发油、脂肪油、豆甾醇、伞形花内酯等。

【性味与归经】 辛,温。归肝、肾、脾、胃经。

【功能主治】 散寒止痛,理气和胃。用于寒疝腹痛,睾丸偏坠,痛经,少腹冷痛,脘腹胀痛,食少吐泻。盐小茴香暖肾散寒止痛。用于寒疝腹痛,睾丸偏坠,经寒腹痛。

【用法用量】 内服:煎汤,3 ~ 6 g;或入丸、散。外用:适量,研末调敷;或炒热温熨。茴香为夏季蔬菜,一般多做馅食用。

【注意事项】

1. 实热症及阴虚火旺者不宜选用。

2. 茴香有大、小之分,前者属木兰科,后者属伞形科,两者功效大致相同,但煮粥时以小茴香为宜。

【贮藏】 置阴凉干燥处。

【骨科应用】

1. 药物功效

（1）散寒止痛：小茴香味辛，性温，具有散寒止痛，理气和胃之功效。现代药理研究表明，茴香油、茴香脑对中枢有麻痹作用，并能显著延长痛觉反应时间，表明其有一定的镇痛作用。

（2）调节胃肠功能：小茴香具有促进胃肠运动及功能的恢复、改善肠道微生物平衡的作用。

2. 食物功效 小茴香中含有成分茴香油能刺激胃肠神经血管，促进唾液和胃液分泌，增加胃肠蠕动，起到增进食欲、促进消化的作用，有助于缓解痉挛、减轻疼痛。含有的茴香烯能够促进骨髓细胞成熟，并释放入外周血液，升高白细胞，因此小茴香可用于治疗白细胞减少症。且含有丰富的维生素 B_1、维生素 B_2、维生素 C、胡萝卜素以及纤维素，能够刺激肠胃的神经血管，健胃理气，和肉食、油脂是绝佳的搭配蔬菜。茴香醚，这种物质能杀灭大肠埃希菌、志贺菌属。所以胃寒、胃弱的人，可以吃些小茴香，从而预防多种感染性腹泻。

【药膳举例】

1. 茴香蚕豆

材料：小茴香 6 g，桂皮 6 g，蚕豆 500 g，盐 7 g。

制作：将蚕豆放清水盆中泡 4 h 以上（最好泡一夜），见豆涨发，取出控水。锅架火上，加入清水 1000 mL 左右（以没过豆面为准），下入蚕豆，武火烧开，不断搅动，沸煮 15 min 左右，依次放入小茴香、桂皮和盐，搅匀，烧开改用文火焖 1.0～1.5 h，煮至豆酥入味为止。如发现水干、部分蚕豆未酥，可以加适量水续煮至全部熟。

用法用量：早晚佐餐食用。

功效：具有通肠胃、生津血的功效。适用于骨伤科患者术后或长期卧床引起的脾胃虚弱、大便不通等症。

2. 茴香腰子

材料：猪腰子 90 g，小茴香籽 6 g。

制作：在热锅内将小茴香籽略炒片刻，待脆后打成细末。将猪腰子撕去皮膜，洗净，用尖刀从侧面划一条长约 3 cm 的口子，再向里扩展成三角形，然后塞入茴香末，并用麻绳将开口处缠紧待用。将锅置中火上，倒入卤汁，调好味，放入猪腰煮沸后约 30 min 即可起锅取出，解开绳子剖成两瓣，再除去腰臊，切片装盘即成。

用法用量：佐餐食用。

功效：具有补肾、止痛的功效。适用于肾虚腰痛、寒湿腰痛，适用于慢性肾炎及风湿腰痛病人之膳食。

5. 小蓟

【别名】 刺儿菜、大小蓟、野红花、大刺儿菜。

【来源】 为菊科植物刺儿菜 *Cirsium setosum*（Willd.）MB. 的干燥地上部分。

【资源概述】 刺儿菜属植物全世界有 250~300 种,广布于欧、亚、北非、北美和中美大陆。我国有 50 余种,分属 8 个属。

【产地、生境与分布】 除西藏、云南、广东、广西外,几乎遍布全国各地。生于平原、丘陵和山地,也生于山坡、河旁或荒地、田间,海拔 170~2650 m 处。

【采收加工】 夏、秋二季花开时采割,除去杂质,晒干。

【鉴别方法】

1. 性状鉴别 茎呈圆柱形,有的上部分枝,长 5~30 cm,直径 0.2~0.5 cm;表面灰绿色或带紫色,具纵棱及白色柔毛;质脆,易折断,断面中空。叶互生,无柄或有短柄;叶片皱缩或破碎,完整者展平后呈长椭圆形或长圆状披针形,长 3~12 cm,宽 0.5~3.0 cm;全缘或微齿裂至羽状深裂,齿尖具针刺;上表面绿褐色,下表面灰绿色,两面均具白色柔毛。头状花序单个或数个顶生;总苞钟状,苞片 5~8 层,黄绿色;花紫红色。气微,味微苦。

2. 显微鉴别 茎横切面:表皮外被角质层,有时可见多细胞非腺毛,在棱脊处的表皮下方有厚角组织,有的微木化。皮层为 10 余列切向延长的薄壁细胞,散在分泌细胞和石细胞。维管束环列,韧皮部较窄,外侧有微木化的韧皮纤维。木质部导管多位于中下方,内侧有少数纤维束,木化。髓部中央常成空洞。

叶表面观:上表皮细胞多角形,垂周壁平直,表面角质纹理明显;下表皮垂周壁波状弯曲,上下表皮均有气孔及非腺毛。气孔不定式或不等式。非腺毛 3~10 细胞,顶端细胞细长呈鞭状,皱缩扭曲。叶肉细胞中含草酸钙结晶,多呈针簇状。

3. 理化鉴别 取本品粉末 0.5 g,加甲醇 5 mL,超声处理 30 min,滤过,滤液蒸干,残渣加甲醇 2 mL 使其溶解,作为供试品溶液。另取小蓟对照药材 0.5 g,同法制成对照药材溶液。再取蒙花苷对照品,加甲醇制成每 1 mL 含 0.5 mg 的溶液,作为对照品溶液。照薄层色谱法试验,吸取上述 3 种溶液各 1 μL,分别点于同一聚酰胺薄膜上,以乙酰丙酮-丁酮-乙醇-水（1:3:3:13）为展开剂,展开,取出,晾干,喷以三氯化铝试液,晾干,置紫外光灯（365 nm）下检视。供试品色谱中,在与对照药材色谱和对照品色谱相应的位置上,显相同颜色的荧光斑点。

【炮制】

1. 小蓟:除去杂质,洗净,稍润,切段,干燥。

2. 小蓟炭:取净小蓟段,照炒炭法炒至黑褐色。

【化学成分】 带花全草含芸香苷、原儿茶酸等。

【性味与归经】 甘、苦,凉。归心、肝经。

【功能主治】 凉血止血,散瘀解毒消痈。用于衄血、吐血、尿血、血淋、便血、崩漏、外伤出血、痈肿疮毒。

【用法用量】　内服:煎汤,5～12 g。外用:鲜品适量,捣烂敷患处。嫩茎叶及根均可做山野菜食用。

【注意事项】

1.本品炒炭后止血作用下降,这与大蓟相反。

2.脾胃虚寒而无瘀滞者忌服。

【贮藏】　置通风干燥处。

【骨科应用】

1.药物功效

(1)凉血止血:小蓟味甘、苦,性凉,为传统的止血中药。现代药理研究表明,小蓟止血主要通过使局部血管收缩,抑制纤溶而发挥效应。

(2)祛瘀消肿:清热解毒、消破散痈,可单用鲜品或配伍其他清热药治疗热毒痈肿。亦可与祛瘀止血要药益母草配伍,共奏祛瘀止血之效。

2.食物功效　小蓟含有丰富的维生素和矿物质,因此,食用小蓟可补充人体日常所需的维生素和矿物质元素。小蓟含有大量胶质,促进血小板生成,有止血作用。另外,小蓟能清除体内毒素和多余的水分,促进血液和水分新陈代谢。

【药膳举例】

1.车前草小蓟粥

材料:小蓟 10 g,车前草 10 g,大米 100 g。

制作:将小蓟、车前草洗净,放入铝锅内,加水适量,煎煮 25 min,停火,滤去渣,留药汁液待用。大米淘洗干净,放入铝锅内,加入药汁和适量清水,置武火上烧沸,再用文火煮 30 min,加入白糖,搅匀即成。

用法用量:每日 1 剂。

功效:具有清热泻火、利尿止血的功效。适用于血尿、心烦口渴、腰酸腿痛等。

2.小蓟红米粥

材料:小蓟 15 g,红糯米 50 g,红糖适量。

制作:先将小蓟用清水洗净,放入锅中煎汤,去渣取汁,用药液煮红糯米,粥熟加红糖调食。

用法用量:每日 1 剂。

功效:具有解毒消痈、凉血止血的功效。适用于骨科术后血肿。

6. 山药

【别名】　薯蓣、山芋、诸薯、玉延、修脆、几草、蛇芋、野山豆、山板术、白苕、九黄姜等。

【来源】　本品为薯蓣科植物薯蓣 *Dioscorea opposita* Thunb. 的干燥根茎。

【资源概述】　菜蓣属植物全世界有 600 多种,广布于热带及温带地区,我国有 49 种,主产西南和东南部,西北和北部种类分布较少。

【产地、生境与分布】　主产于我国河南的博爱、沁阳、武陟、温县等地的质量为最佳,习称"怀山药",是著名的"四大怀药"之一。多为栽培。生于山坡、山谷林下、溪边、路旁的灌丛或杂草中。分布于华北、西北、华东和华中地区。

【采收加工】 冬季茎叶枯萎后采挖,切去根头,洗净,除去外皮和须根,干燥,习称"毛山药";或除去外皮,趁鲜切厚片,干燥,称为"山药片";也有选择肥大顺直的干燥山药,置清水中,浸至无干心,闷透,切齐两端,用木板搓成圆柱状,晒干,打光,习称"光山药"。

【鉴别方法】

1. 性状鉴别

(1)毛山药:略呈圆柱形,稍扁而弯曲,长 15～30 cm,直径 1.5～6.0 cm。表面黄白色或浅棕黄色,有纵沟、纵皱纹及须根痕,偶有浅棕色外皮残留。体重,质坚实,不易折断,断面白色,粉性。气微,味淡,微酸,嚼之发黏。

(2)山药片:为不规则的厚片,皱缩不平,切面白色或黄白色,质坚脆,粉性。气微,味淡,微酸。

(3)光山药:呈圆柱形,两端齐平,长 9～18 cm,直径 1.5～3.0 cm。表面光滑,白色或黄白色。

2. 显微鉴别 块茎横切面:基本组织中黏液细胞类圆形,直径 34～85 μm,长 85～115 μm,内含草酸钙针晶束,长约 52 μm。维管束散在,外韧型,四周有 1 列薄壁性维管束鞘,后生木质部导管直径约至 50 μm。树脂道分布在薄壁细胞间,内充满黄褐色树脂物。本品薄壁细胞含众多淀粉粒。

粉末类白色。淀粉粒单粒扁卵形、三角状卵形、类圆形或矩圆形,直径 8～35 μm,脐点点状、人字状、十字状或短缝状,可见层纹;复粒稀少,由 2～3 分粒组成。草酸钙针晶束存在于黏液细胞中,长约至 240 μm,针晶粗 2～5 μm。具缘纹孔导管、网纹导管、螺纹导管及环纹导管直径 12～48 μm。

3. 理化鉴别 取本品粉末 4 g,加乙醇 30 mL,超声提取 30 min,滤过,滤液蒸干,残渣加乙醇 1 mL 使溶解,作为供试品溶液。另取山药对照药材 4 g,同法制成对照药材溶液。照薄层色谱法试验,吸取上述两种溶液各 5 μL,分别点于同一硅胶 G 薄层板上,以乙酸乙酯-甲醇-浓氨试液(9∶1∶0.5)为展开剂,展开,取出,晾干,喷以 10% 硫酸乙醇溶液,在 105 ℃加热至斑点显色清晰,置紫外灯(365 nm)下检视。供试品色谱中,在与对照药材色谱相应的位置上,显相同颜色的荧光斑点。

【炮制】

1. 山药:取毛山药或光山药除去杂质,分开大小个,泡润至切厚片,干燥。

2. 山药片:取山药片,除去杂质。

3. 麸炒山药:取净山药片,照麸炒法炒至黄色。

【化学成分】 山药块茎含薯蓣皂苷元、多巴胺、盐酸山药碱、糖蛋白等。

【性味与归经】 甘,平。归脾、肺、肾经。

【功能主治】 补脾养胃,生津益肺,补肾涩精。用于脾虚食少,久泻不止,肺虚喘咳,肾虚遗精,带下,尿频,虚热消渴。麸炒山药补脾健胃。用于脾虚食少,泄泻便溏,白带过多。

【用法用量】 内服:煎汤,15～30 g,大剂量60～250 g;或入丸、散。外用:适量,捣敷。鲜品可做食物用。

【注意事项】

1.烹调中忌反复加热或过分煮熟。因山药所含淀粉酶不耐高热,否则营养成分易遭到破坏,而且怕冷、怕冻。

2.便秘者不宜食。山药略具涩性,便秘者食用会加重便秘。

3.湿盛中满者不宜食。山药能养阴且具有涩性,不利于湿邪消退。

【贮藏】 置通风干燥处,防蛀。

【骨科应用】

1.药物功效

(1)补脾养胃:现代药理研究表明,山药含有大量的薯蓣皂苷、糖蛋白以及多巴胺、胆碱、淀粉、止杈素等营养成分以及多种微量元素,具有滋补作用,为病后康复食补之佳品。

(2)增强免疫功能:山药可促使机体 T 淋巴细胞增殖,增强免疫功能,延缓细胞衰老,延年益寿。

(3)减肥:山药中还含有丰富的维生素和矿物质,所含热量相对较低所以又有很好的减肥健美功效。

此外,山药中所含的多巴胺具有扩张血管、改善血液循环的重要功能。

2.食物功效 山药中含有丰富的淀粉能被消化吸收,而且山药中所含的这些淀粉酶能够帮助调理脾胃,不管是脾虚还是胃阴虚都能调理。山药中有一种特殊的黏液,这种黏液中所含的蛋白是一种多糖蛋白质的混合物,能防止脂肪在血管壁上沉淀,进而起到保护血管的弹性,也就能降低心脑血管疾病的发生。山药中含有丰富的胡萝卜素,而胡萝卜素在进入身体后可以转化为大量的维生素 A,维生素 A 是一种能够保护视力、保护眼睛的营养元素,身体这种物质足够时眼睛就不容易发生问题。还含有 18 种氨基酸以及许多大量的抗物质,经常吃山药能让身体补充足够的营养物质来提高免疫力,对于一些免疫力比较弱的人经常吃山药可以增强体质。

【药膳举例】

1.参苓淮山汤圆

材料:人参10 g,茯苓10 g,淮山药10 g,豆沙泥30 g,白糖、熟猪油、糯米粉、豆沙泥适量。

制作:人参、茯苓、淮山药洗净,山药去皮,共同放入锅内,蒸熟共捣成泥状,与豆沙泥30 g,白糖、熟猪油适量制成汤圆馅,与揉好的糯米粉包成汤圆,下开水锅中煮熟即可。

用法用量:分两次温服。

功效:具有补脾健胃、益气补肾的功效。适用于消化不良、气短懒言、腰膝酸软等症。

2.淮山煲鸡脚

材料:鲜淮山药250 g,鸡脚8只,排骨100 g,姜2片,盐、水适量。

制作:鲜淮山药去皮,切块。将鸡脚及排骨,放入滚水内焯水,放清水中大火煲10 min,然后改用火煲1.5 h,将鲜淮山放入,再煲30 min(以鲜淮山绵软为度),然后用盐调味即可。

用法用量：食肉喝汤,佐餐食用。

功效：具有健筋骨、补益脚力的功效。适用于脾胃虚弱、腰肌劳损等症。

7. 山楂

【别名】 鼠查、羊梾、赤爪实、棠梾子、赤枣子、山里红、酸枣、鼻涕团、柿楂子、山里果子等。

【来源】 本品为蔷薇科植物山里红 *Crataegus pinnatifida* Bge. var. *major* N. E. Br. 或山楂 *Crataegus pinnatifida* Bge. 的干燥成熟果实。

【资源概述】 山楂属植物全世界有 1000 多种,广泛分布于北半球,以北美种类最多。中国产有 19 种(含 2 变种)。本属供药用者 8 种。

【产地、生境与分布】 产于黑龙江、吉林、辽宁、内蒙古、河北、河南、山东、山西、陕西、江苏。生于海拔 100～1500 m 的山坡林边或灌木丛中。

【采收加工】 秋季果实成熟时采收,切片,干燥。

【鉴别方法】

1. 性状鉴别 本品为圆形片,皱缩不平,直径 1.0～2.5 cm,厚 0.2～0.4 cm。外皮红色,具皱纹,有灰白色小斑点。果肉深黄色至浅棕色。中部横切片具 5 粒浅黄色果核,但核多脱落而中空。有的片上可见短而细的果梗或花萼残迹。气微清香,味酸、微甜。

2. 显微鉴别 果实横切面如下。①山里红:外果皮细胞 1 列,类方形,外被角质层,内含棕红色色素,排列整齐,中果皮极厚,全为薄壁组织,外侧(外果皮下)有 1～2 列含有棕色色素的薄壁细胞,其内侧广大中果皮薄壁组织中含多数淀粉粒、少数草酸钙簇晶,并有纵横的维管束散在;淀粉粒细小,类圆形、类三角形,直径 4～8 μm,脐点多呈"一"字形,单粒或 2～3 粒组成的复粒;草酸钙簇晶直径 20～28 μm。②山楂:中果皮薄壁组织有多数石细胞散在,石细胞类圆形,少数呈不规则形,直径 60～100 μm,壁厚薄不一,壁孔及孔沟明显;并有草酸钙簇晶散在,草酸钙簇晶直径 12～20 μm。

粉末暗红棕色至棕色。石细胞单个散在或成群,无色或淡黄色,类多角形、长圆形或不规则形,直径 19～125 μm,孔沟及层纹明显,有的胞腔内含深棕色物。果皮表皮细胞表面观呈类圆形或类多角形,壁稍厚,胞腔内常含红棕色或黄棕色物。草酸钙方晶或簇晶存在于果肉薄壁细胞中。

3. 理化鉴别 取本品粉末 1 g,加乙酸乙酯 4 mL,超声处理 15 min,滤过,取滤液作为供试品溶液。另取熊果酸对照品,加甲醇制成每 1 mL 含 1 mg 的溶液,作为对照品溶液。照薄层色谱法试验,吸取上述两种溶液各 4 μL,分别点于同一硅胶 G 薄层板上,以甲苯-乙酸乙酯-甲酸(20：4：0.5)为展开剂,展开,取出,晾干,喷以硫酸乙醇溶液(3：10),在 80 ℃加热至斑点显色清晰。供试品色谱中,在与对照品色谱相应的位置上,显相同的紫红色斑点;置紫外光灯(365 nm)下检视,显相同的橙黄色荧光斑点。

【炮制】

1. 净山楂:除去杂质及脱落的核。

2.炒山楂:取净山楂,照清炒法炒至色变深。

3.焦山楂:取净山楂,照清炒法炒至表面焦褐色。

【化学成分】　山里红:果实含左旋表儿茶精、槲皮素、金丝桃苷、绿原酸等。山楂:果实含左旋儿表茶精、槲皮素、金丝桃苷、绿原酸等。

【性味与归经】　酸、甘,微温。归脾、胃、肝经。

【功能主治】　消食健胃,行气散瘀,化浊降脂。用于肉食积滞、胃脘胀满、泻痢腹痛、瘀血经闭、产后瘀阻、心腹刺痛、胸痹心痛、疝气疼痛、高脂血症。焦山楂消食导滞作用增强。用于肉食积滞、泻痢不爽。

【用法用量】　内服:煎汤,9～12 g;或入丸、散。外用适量,煎水洗或捣敷患处。

【注意事项】

1.脾胃虚弱而无积滞者或胃酸分泌过多者均慎用。

2.《得配本草》:"气虚便溏、脾虚不食,二者禁用。"

3.《随息居饮食谱》言其"多食耗气,损齿,易饥,空腹及瘦弱或虚病后忌之",故胃中无积、脾胃虚弱、牙齿有病者,不宜常服。

4.一次性大量食用易得胃石症。

【贮藏】　置通风干燥处,防蛀。

【骨科应用】

1.药物功效

(1)调理脾胃:山楂味酸、甘,性微温,归脾、胃、肝经,对进食油腻过多所引起的消化不良有较好的疗效。山楂还有止泻的作用,不过只有炒焦的山楂,即焦山楂有此功效。由于焦山楂的炭化部分到达肠道后,可吸附肠中的有害毒素,减轻这些物质对肠壁的刺激,使肠道蠕动减缓,所以能止泻。

(2)减脂:山楂中膳食纤维很丰富,可缩短食物通过小肠的时间,从而减少胆固醇的吸收,起到减脂的效果。山楂可丰富肝中维生素 C 的含量,起到加速血液胆固醇转化为胆酸,降低血液中甘油三酯的作用。另外,新鲜山楂含大量的果胶(含量高达6.4%),也可以降低血液胆固醇水平。

(3)活血化瘀:对妇女闭经、血瘀经痛、产后瘀滞腹痛、恶露不尽等症用山楂配当归、红糖等,均能收到良好效果。现代研究还发现,山楂所含的牡荆苷、杏仁苷等化合物的综合作用,能增强人体抵抗力,从而抑制癌细胞去氧核糖核酸的合成。

2.食物功效　山楂果肉松软、美味可口,营养价值和药用价值都很高,尤其是开胃消食的功能,对消除肉食积滞有良好的效果。同时,山楂还可以促进消化液的分泌,达到增进食欲的功效。另外,它所含的成分还具有扩张血管、降低血糖、降低血压等作用。经常饮用山楂茶,对高血压有明显的辅助疗效。

【药膳举例】

1.山楂玉米胡萝卜汤

材料:山楂30 g,玉米两个,胡萝卜两根,猪瘦肉300 g。

制作:将猪瘦肉洗净,切小块;山楂洗净,玉米、胡萝卜洗净切块,与猪瘦肉一同放入砂锅,加入适量水,武火煮沸,再用文火煮1.5 h,加入盐等调味品即可。

用法用量：每日 1 次。

功效：具有清热健脾、养阴生津、活血化瘀的功效。适用于消化不良、痛风等症。

2. 山楂炒麦芽煲泥鳅

材料：山楂和炒麦芽各 25 g，泥鳅 300 g，猪瘦肉 150 g，姜 3 片，水 10 碗。

制作：山楂和炒麦芽用水略浸泡，泥鳅用热水或盐去净表面的黏液。瘦肉洗净切块。所有材料全部放入瓦煲内煲 2 h。

用法用量：食肉喝汤，佐餐食用。

功效：具有健脾消食、补中益气、利肝肾的功效。适用于伤食泄泻、厌食、腹胀等症。

8. 马齿苋

【别名】 马齿菜、马食菜、马舌菜、马蛇子菜等。

【来源】 为马齿苋科植物马齿苋 *Potulaca oleracea* L. 的干燥地上部分。

【资源概述】 马齿苋属植物全世界约有 200 种，广布于热带、亚热带地区，我国产有 5 种，其中有 4 种可作药用，我国东北仅产 1 属 1 种。马齿苋主要野生，少有栽培者。

【产地、生境与分布】 我国南北各地均产。性喜肥沃土壤，耐旱亦耐涝，生命力强，生于菜园、农田、路旁、荒地，特别是菜地较多，为田间常见杂草。

【采收加工】 夏、秋二季采收，除去残根和杂质，洗净，略蒸或烫后晒干。

【鉴别方法】

1. 性状鉴别 多皱缩卷髓，常结成团。茎圆柱形，长可达 30 cm，直径 0.1 ~ 0.2 cm，表面黄褐色，有明显纵沟纹。叶对生或互生，易破碎，完整叶片倒卵形，长 1.0 ~ 2.5 cm，宽 0.5 ~ 1.5 cm；绿褐色，先端钝平或微缺，全缘。花小，3 ~ 5 朵生于枝端，花瓣 5，黄色。蒴果圆锥形，长约 5 mm，内含多数细小种子。气微，味微酸。

2. 显微鉴别 茎横切面：表皮细胞 1 列；皮层宽阔，外侧为 1 ~ 3 列厚角组织，皮层薄壁细胞中含草酸钙簇晶，直径 15 ~ 60 μm，有时可见淀粉粒及细小的棱状结晶；维管束外韧型，8 ~ 20 个排列成环，束间形成层明显；髓部细胞中亦含草酸钙簇晶。

粉末灰绿色。草酸钙簇晶众多，大小不一，直径 7 ~ 108 μm，大型簇晶的晶块较大，棱角钝。草酸钙方晶宽 8 ~ 69 μm，长至 125 μm，有的方晶堆砌成簇晶状。叶表皮细胞垂周壁弯曲或较平直，气孔平轴式。含晶细胞常位于维管束旁，内含细小草酸钙簇晶。内果皮石细胞大多成群，呈长梭形或长方形，壁稍厚，可见孔沟与纹孔。种皮细胞棕红色或棕黄色，表面观呈多角星状，表面密布不整齐小突起。花粉粒类球形，直径 48 ~ 65 μm，表面具细刺状纹饰，萌发孔短横线状。

3. 理化鉴别 取本品粉末 2 g，加水 20 mL，加甲酸调节 pH 至 3 ~ 4，冷浸 3 h，滤过，滤液蒸干，残渣加水 5 mL 使溶解，作为供试品溶液。另取马齿苋对照药材 2 g，同法制成对照药材溶液。照薄层色谱法试验，吸取上述两种溶液各 1 ~ 2 μL，分别点于同一硅胶 G 薄层板上，以水饱和正丁醇−冰醋酸−水（4∶1∶1）为展开剂，展开，取出，晾干，喷以 0.2% 茚三酮乙醇溶液，在 110 ℃ 加热至斑点显色清晰。供试品色谱中，在与对照药材色谱相应的位置上,显相同颜色的斑点。

【炮制】 除去杂质,洗净,稍润,切段,干燥。

【化学成分】 全草含去甲肾上腺素和多量钾盐、多巴、多巴胺等。

【性味与归经】 酸、寒。归肝、大肠经。

【功能主治】 清热解毒,凉血止血,止痢。用于热毒血痢、痈肿疔疮、湿疹、丹毒、蛇虫咬伤、便血、痔血、崩漏下血。

【用法用量】 内服:煎汤,9~15 g。外用:适量捣敷患处。

【注意事项】

1.具有收缩子宫和血管的作用,故孕妇慎用。

2.凡脾胃虚寒、肠滑作泄者勿用。

3.煎饵方中不得与鳖甲同入,亦忌鱼、鳖同食。

【贮藏】 置通风干燥处,防潮。

【骨科应用】

1.药物功效

(1)散血消肿:马齿苋性寒味酸,是清热解毒、散血消肿的良药,用以治疗热痢脓血、热淋、血淋、带下、痈肿恶疮、丹毒、瘰疬等症。

(2)抗菌:现代医学研究表明,马齿苋对大肠埃希菌、伤寒沙门菌、志贺菌属、金黄色葡萄球菌等多种致病细菌,有很强的抑制作用,特别是对志贺菌属杀灭作用更强,单味煎服甚有疗效,堪称"天然抗生素"。

2.食物功效 马齿苋含有大量的钾盐,有良好的利水消肿作用;钾离子还可直接作用于血管壁上,使血管壁扩张,阻止动脉管壁增厚,从而起到降低血压的作用;含有的维生素 E 和胡萝卜素是天然的抗氧化剂,能有效防止自由基对人体组织造成的损害,另外含有的胡萝卜素还能促进溃疡病的愈合。

【药膳举例】

1.枸杞马齿苋鱼肚

材料:枸杞子 20 g,马齿苋 60 g,鱼肚 200 g,植物油、盐、料酒、味精、鸡汤、淀粉各适量。

制作:将马齿苋择洗干净,锅中放植物油烧至六成热时,放入马齿苋、味精、盐、料酒、鸡汤少许翻炒后,放在盘子四周;鱼肚洗净,放入鸡汤中,加入料酒、盐等,中火煨至七成熟时,放入泡好的枸杞子,待熟,加入湿淀粉勾芡,倒在盘子中间,余汁浇在马齿苋上即可。

用法用量:佐餐食用,每次适量。

功效:具有滋补肝肾的功效。适用于肝肾亏虚之头目眩晕、腰膝酸软、眼目干涩等。

2.蒜泥马齿苋

材料:鲜马齿苋 200 g,大蒜、醋、盐、鸡精、香油各适量。

制作:将鲜马齿苋洗净,放入沸水中焯一下,捞出来沥干水分,切成段;大蒜去皮捣成泥状。将马齿苋放入盘中,然后放入蒜泥、醋、盐、鸡精、香油搅拌均匀即可。

用法用量:佐餐食用,每日 1 次。

功效:具有清热解毒、降脂、降压的功效。

9. 木瓜

【别名】 木瓜实、铁脚梨、秋木瓜、酸木瓜等。

【来源】 本品为蔷薇科植物贴梗海棠 *Chaenomeles speciosa*(Sweet)Nakai 的干燥近成熟果实。

【资源概述】 木瓜属植物全世界有 5 种,产于亚洲东部地区。

【产地、生境与分布】 主产于安徽、浙江、湖北、四川等地。栽培和野生均有。分布于华东、华中及西南各地。

【采收加工】 夏、秋二季果实绿黄时采收,置沸水中烫至外皮灰白色,对半纵剖,晒干。

【鉴别方法】

1. 性状鉴别 长圆形,多纵剖成两半,长 4~9 cm,宽 2~5 cm,厚 1.0~2.5 cm。外表面紫红色或红棕色,有不规则的深皱纹;剖而边缘向内卷曲,果肉红棕色,中心部分凹陷,棕黄色;种子扁长三角形,多脱落。质坚硬。气微清香,味酸。

2. 显微鉴别 粉末黄棕色至棕红色。石细胞较多,成群或散在,无色、淡黄色或橙黄色,圆形、长圆形或类多角形,直径 20~82 μm,层纹明显,孔沟细,胞腔含棕色或橙红色物。外果皮细胞多角形或类多角形,直径 10~35 μm,胞腔内含棕色或红棕色物。中果皮薄壁细胞,淡黄色或浅棕色,类圆形,皱缩,偶含细小草酸钙方晶。

3. 理化鉴别 取本品粉末 1 g,加三氯甲烷 10 mL,超声处理 30 min,滤过,滤液蒸干,残渣加甲醇-三氯甲烷(1:3)混合溶液 2 mL 使溶解,作为供试品溶液。另取木瓜对照药材 1 g,同法制成对照药材溶液。再取熊果酸对照品,加甲醇制成每 1 mL 含 0.5 mg 的溶液,作为对照品溶液。照薄层色谱法试验,吸取上述 3 种溶液各 1~2 μL,分别点于同一硅胶 G 薄层板上,以环己烷-乙酸乙酯-丙酮-甲酸(6:0.5:1:0.1)为展开剂,展开,取出,晾干,喷以 10% 硫酸乙醇溶液,在 105 ℃加热至斑点显色清晰,分别置日光和紫外光灯(365 nm)下检视。供试品色谱中,在与对照药材色谱相应的位置上,显相同颜色的斑点和荧光斑点;在与对照品色谱相应的位置上,显相同的紫红色斑点和橙黄色荧光斑点。

【炮制】 洗净,润透或蒸透后切薄片,晒干。

【化学成分】 果实含苹果酸、酒石酸、枸橼酸、皂苷和齐墩果酸。鲜果含过氧化氢酶,种子含氢氰酸。

【性味与归经】 酸,温。归肝、脾经。

【功能主治】 舒筋活络、和胃化湿。用于湿痹拘挛、腰膝关节酸重疼痛、暑湿吐泻、转筋挛痛、脚气水肿。

【用法用量】 内服:煎汤,6~9 g 或绞汁饮。外用:煎水洗。

【注意事项】

1. 内有郁热,小便短赤者忌服。

2.《食疗本草》:不可多食,损齿及骨。

3.《医学入门》:忌铅、铁。

4.《本草经疏》:下部腰膝无力,由于精血虚、真阴不足者不宜用。伤食脾胃未虚、积滞多者,不宜用。

【贮藏】 置阴凉干燥处,防潮,防蛀。

【骨科应用】

1. 药物功效　镇痛:木瓜味酸涩,性温,归肝、脾经,具有舒筋活络、和胃化湿的作用。可用于治疗风湿痹痛、肢体酸重、筋脉拘挛、吐泻转筋、脚气水肿。现代药理研究表明,木瓜籽 75% 乙醇提取物和宣木瓜总有机酸还可提高小鼠热板法所致疼痛的痛阈值。木瓜浸酒泡服,其有效成分更易为人体吸收利用,所以木瓜的酒剂较多。如祛风定痛、除湿散寒的有风湿木瓜酒;强筋壮骨、活血散寒的有虎骨木瓜酒;祛风活血、止痛治麻的有木瓜酒等。木瓜还有几种特殊用途,比如,《太平圣惠方》记载,用木瓜浸油梳头,可治"发槁不泽";泡脚,可治脚气水肿、还可贴敷外痔。若以木瓜汁涂擦溃疡皮肤,可加速溃疡面愈合。

2. 食物功效　木瓜的营养价值是非常高的,有很多营养成分,不但可以健脾消食、抗疫杀虫,还可以去除体内的湿气,而且木瓜当中含有丰富的维生素,在帮助消化的同时还能够解渴消暑,润肺止咳。

【药膳举例】

1. 木瓜烧猪蹄

材料:猪蹄 300 g,木瓜 30 g,料酒 10 g,姜 5 g,大葱 10 g,盐 3 g,鸡油 35 g。

制作:将木瓜洗净后切成薄片,再将猪蹄去毛后切成段备用,最后把锅置火上,倒入植物油烧至六成热时,下入姜葱爆香,随即下入猪蹄、料酒和木瓜,炒成变色后,加 2500 mL 水烧开,再改用文火炖 45 min 后,加入盐、味精调味即可。

用法用量:食肉喝汤,佐餐食用。

功效:具有舒筋活络、化湿和胃的功效。适用于筋脉拘急、风湿痛、关节不利、脚气肿胀等症。

2. 木瓜烧猪瘦肉

材料:猪瘦肉 300 g,木瓜 30 g,土豆 100 g,料酒 10 g,姜 5 g,大葱 10 g,盐 3 g,鸡精 2 g,鸡油 35 g。

制作:将木瓜洗净后切成薄片;猪瘦肉洗净后切成 3 cm 见方的块;土豆去皮后洗净,并切 3 cm 见方的块;姜切成片,葱切成段;将炒锅置武火上烧热,加入鸡油,待油烧至六成热;放入姜片、葱段爆香,再放入木瓜、猪瘦肉片、土豆块、料酒炒至变色;加入少许汤,烧熟后加入盐、鸡精即成。

用法用量:佐餐食用。

功效:具有舒经活络、化湿和胃的功效。适于风湿痛、糖尿病、关节不利等症。

10. 乌梢蛇

【别名】 乌蛇、黑梢蛇、剑脊乌梢,黑花蛇、乌峰蛇、青蛇、乌风蛇、黄风蛇、剑脊蛇、黑乌梢、三棱子。

【来源】 为游蛇科动物乌梢蛇 *Zaocys dhumnades*(Cantor)的干燥体。

【资源概述】 全世界还生存着的蛇类约有2750余种,分别隶属于11科417属。中国的蛇类有8科64属209种。

【产地、生境与分布】 分布于陕西、甘肃、江苏、安徽、浙江、江西、福建、台湾、河南、湖北、湖南、广东、广西、四川、贵州。

【采收加工】 多于夏、秋二季捕捉,剖开腹部或先去皮留头尾除去内脏盘成圆盘状,干燥。

【鉴别方法】

1. 性状鉴别 本品呈圆盘状,盘径约16 cm。表面黑褐色或绿黑色,密被菱形鳞片;背鳞行数成双,背中央2~4行鳞片强烈起棱,形成两条纵贯全体的黑线。头盘在中间,扁圆形,眼大而下凹陷,有光泽。上唇鳞8枚,第4、5枚入眶,颊鳞1枚,眼前下鳞1枚,较小,眼后鳞2枚。脊部高耸成屋脊状。腹部剖开边缘向内卷曲,脊肌肉厚,黄白色或淡棕色,可见排列整齐的肋骨。尾部渐细而长,尾下鳞双行。剥皮者仅留头尾之皮鳞,中段较光滑。气腥,味淡。

2. 显微鉴别 粉末黄色或淡棕色。角质鳞片近无色或淡黄色,表面具纵向条纹。表皮表面观密布棕色或棕黑色色素颗粒,常连成网状、分枝状或聚集成团。横纹肌纤维淡黄色或近无色。有明暗相间的细密横纹。骨碎片近无色或淡灰色,呈不规则碎块,骨陷窝长梭形,大多同方向排列,骨小管密而较粗。

【炮制】

1. 乌梢蛇:去头及鳞片,切寸段。

2. 乌梢蛇肉:去头及鳞片后,用黄酒闷透,除去皮骨,干燥。每100 kg乌梢蛇,用黄酒20 kg。

3. 酒乌梢蛇:取净乌梢蛇段,照酒炙法炒干。每100 kg乌梢蛇,用黄酒20 kg。

【化学成分】 含赖氨酸,亮氨酸,谷氨酸,丙氨酸,胱氨酸等17种氨基酸成分。

【性味与归经】 甘,平。归肝经。

【功能主治】 祛风,通络,止痉。用于风湿顽痹,麻木拘挛,中风口眼歪斜,半身不遂,抽搐痉挛,破伤风,麻风,疥癣。

【用法用量】 内服:煎汤,6~12 g;研末,1.5~3.0 g;或入丸剂、浸酒服。外用:适量,研末调敷。

【注意事项】 血虚生风者慎服;忌犯铁器。

【贮藏】 置干燥处,防霉,防蛀。

【骨科应用】

1. 药物功效

（1）镇静、镇痛：现代药理研究表明,乌梢蛇制剂醇提取液可抑制戊四氮所致小鼠惊厥及电惊厥。乌梢蛇不同剂型不同剂量对不同程度的热刺激及化学性疼痛均有一定的镇痛作用。

（2）祛风湿、通经络：本品善行走窜,专入肝经,能祛风湿而通经络,故常用于风湿顽痹、麻木拘挛、中风口祸、半身不遂诸证。凡痹证日久,偏寒者,可与麻黄、桂枝、附子、威灵仙等相伍,以增祛风散寒通络之功;偏热者,可与地龙、秦艽、鸡血藤、络石藤相配,以增祛风清热通络之效。与防风、天南星、白附子等同用,能搜风邪,透关节,治手足缓弱,不能伸举之行痹;与白花蛇同用,能定惊止痉,治破伤风、小儿急慢性惊风、痉挛抽搐等;与干荷叶、枳壳为散服,能燥湿祛风,杀虫,治一切干湿癣症。《太平圣惠方》记载,乌蛇丸与天南星、干蝎、白僵蚕、羌活等同用,治风痹,手足缓弱,不能伸举者。

2. 食物功效　乌梢蛇肉主要的营养成分是蛋白质、碳水化合物、脂肪、矿物质（微量元素）四大类。最典型的就是乌梢蛇肉的蛋白质,含量要比其他动物肉类要高得多。还含有谷氨酸,可以解除人体疲劳,而且胆固醇含量很低,对防治血管硬化有一定的作用,同时有滋肤养颜、调节人体新陈代谢的功能。蛇肉中所含有的钙、镁等元素,是以蛋白质融合形式存在的,因而更便于人体吸收利用,所以对预防心血管疾病和骨质疏松症、炎症或结核是十分必要的。

【药膳举例】

1. 乌梢蛇炖鸡

材料：乌梢蛇1条、鸡1只,料酒10 g、姜5 g、葱10 g、盐3 g、鸡精3 g、鸡油30 g、胡椒粉3 g。

制作：将乌梢蛇宰杀后,去头、尾、皮及肠杂,洗净,切3 cm长的段;姜切片,葱切段;鸡宰杀后,去毛、内脏及爪。将乌梢蛇肉、鸡、姜、葱、料酒同放炖锅内,加水3500 mL,置武火烧沸,再用文火炖煮35 min,加入盐、鸡精、鸡油、胡椒粉即成。

用法用量：佐餐食用。

功效：具有祛风湿、养阴退热的功效。适用于风湿疼痛、骨蒸羸瘦、消渴、脾虚、骨泄、崩中、带下等症。

2. 乌梢蛇炖排骨

材料：乌梢蛇1条,猪排骨500 g,料酒10 g,姜5 g,葱10 g,盐3 g,鸡精3 g,鸡油30 g,胡椒粉3 g。

制作：将乌梢蛇宰杀后,去皮、头、尾及肠杂,洗净;猪排骨洗净,剁成4 cm长的段;姜拍松,葱切段。将乌梢蛇肉、排骨、姜、葱、料酒同放锅内,加水200 mL,置武火烧沸,再用文火炖煮35 min,加入盐、鸡精、鸡泊、胡椒粉即成。

用法用量：佐餐食用。

功效：具有祛风湿、补气血的功效。适用于风湿肿痛、热病伤津、消渴、便秘等症。

11. 乌梅

【别名】 梅实、熏梅、桔梅肉、梅、春梅等。

【来源】 为蔷薇科植物梅 *Prunus mume*(Sieb.)Sieb. et Zucc 的干燥近成熟果实。

【资源概述】 杏属植物全世界该属有 8 种。分布于东亚、中亚、小亚细亚和高加索。我国有 7 种,分布范围大致以秦岭和淮河为界,淮河以北杏的栽培渐多,尤以黄河流域各省为其分布中心,淮河以南杏树栽植较少。

【产地、生境与分布】 我国各地均有栽培,但以长江流域以南各省最多,江苏北部和河南南部也有少数品种,某些品种已在华北引种成功。日本和朝鲜也有分布。

【采收加工】 夏季果实近成熟时采收,低温烘干后闷至色变黑。

【鉴别方法】

1. 性状鉴别 本品呈类球形或扁球形,直径 1.5~3.0 cm,表面乌黑色或棕黑色,皱缩不平,基部有圆形果梗痕。果核坚硬,椭圆形,棕黄色,表面有凹点;种子扁卵形,淡黄色。气微,味极酸。

2. 显微鉴别 粉末红棕色。内果皮石细胞极多,单个散在或数个成群,几无色或淡绿黄色,类多角形、类圆形或长圆形,直径 10~72 μm,壁厚,孔沟细密,常内含红棕色物。非腺毛单细胞,稍弯曲或作钩状,胞腔多含黄棕色物。种皮石细胞棕黄色或棕红色,侧面观呈贝壳形、盔帽形或类长方形,底部较宽,外壁呈半月形或圆拱形,层纹细密。果皮表皮细胞淡黄棕色,表面观类多角形,壁稍厚,非腺毛或毛茸脱落后的痕迹多见。

3. 理化鉴别 取本品粉末 5 g,加甲醇 30 mL,超声处理 30 min,滤过,滤液蒸干。残渣加水 20 mL 使其溶解,加乙醚振摇提取 2 次,每次 20 mL,合并乙醚液,蒸干。残渣用石油醚(30~60 ℃)浸泡 2 次,每次 15 mL(浸泡约 2 min)。倾去石油醚,残渣加无水乙醇 2 mL 使其溶解,作为供试品溶液。另取乌梅对照药材 5 g,同法制成对照药材溶液。再取熊果酸对照品,加无水乙醇制成每 1 mL 含 0.5 mg 的溶液,作为对照品溶液。照薄层色谱法试验,吸取上述 3 种溶液各 1~2 μL,分别点于同一硅胶 G 薄层板上,以环己烷-三氯甲烷-乙酸乙酯-甲酸(20:5:8:0.1)为展开剂,展开,取出,晾干,喷以 10% 硫酸乙醇溶液,在 105 ℃加热至斑点显色清晰。供试品色谱中,在与对照药材色谱和对照品色谱相应的位置上,显相同颜色的斑点。

【炮制】

1. 乌梅:除去杂质,洗净,干燥。

2. 乌梅肉:取净乌梅,水润使软或蒸软,去核。

3. 乌梅炭:取净乌梅,照炒炭法炒至皮肉鼓起。

【化学成分】 乌梅主要含有机酸,如柠檬酸、苹果酸、熊果酸等。

【性味与归经】 酸、涩,平。归肝、脾、肺、大肠经。

【功能主治】　敛肺,涩肠,生津,安蛔。用于肺虚久咳、久泻久痢、虚热消渴、蛔厥呕吐腹痛。

【用法用量】　内服:煎汤,6~12 g。

【注意事项】

1. 感冒发热,咳嗽多痰,胸膈痞闷之人忌食。

2. 菌痢、肠炎的初期忌食。

3. 妇女正常月经期以及怀孕妇人产前产后忌食之。

【贮藏】　置阴凉干燥处,防潮。

【骨科应用】

1. 药物功效

(1)止血:现代药理学研究表明,乌梅炒炭品及烘炭品水煎液均能显著缩短小鼠出、凝血时间,缩短血浆凝血酶原时间、活化部分凝血活酶时间、凝血酶时间,增加血小板数量(均 $P<0.01$),增强止血作用。

(2)抑菌:乌梅含有柠檬酸、苹果酸、琥珀酸、碳水化合物、谷甾醇、齐墩果酸样物质、蜡样物质等,对多种细菌、癣菌、小芽孢菌等致病菌都有抑制作用。现代药理研究认为:乌梅及其制剂对多种细菌有体外抑制作用,对于革兰氏阳性菌的金黄色葡萄球菌和革兰氏阴性菌的大肠埃希菌、铜绿假单胞菌、肺炎克雷伯菌以及白念珠菌等有不同程度的抑制作用。

2. 食物功效　乌梅中含钾多而含钠较少,因此,需要长期服用排钾性利尿药者宜食之;梅子中含有的儿茶酸能促进肠蠕动,缓解便秘。此外,乌梅含多种有机酸,有改善肝功能的作用,还有软化血管、推迟血管硬化、防老抗衰等作用。

【药膳举例】

1. 乌梅萝卜汤

材料:乌梅 3 枚,新鲜萝卜 250 g,食盐少许。

制作:将萝卜洗净,切片备用。先煎乌梅,去渣取汁半碗,再同萝卜片入锅中,加水适量煮汤,入食盐调味即成。

用法用量:供上下午饮用。

功效:具有消积滞、化痰、下气宽中的功效。适用于饮食积滞引起的胸闷、烧心、腹胀、气逆等症。

2. 莴苣籽乳没丸

材料:白莴苣籽 30 g,粟米 6 g,乌梅肉 5 g,乳香 5 g,没药 5 g,蜂蜜少许。

制作:将白莴苣籽与粟米分别炒香,然后与乌梅肉、乳香、没药一起研为细末,加少许蜂蜜做成丸,丸重 6 g。

用法用量:每日嚼 1 丸,用温酒送服。

功效:具有活血壮腰、消肿止痛的功效。适用于急性腰扭伤。

12. 火麻仁

【别名】 大麻仁、火麻、线麻子。

【来源】 为桑科植物大麻 *Cannabis sativa* L. 的干燥成熟果实。

【资源概述】 我国各地均有栽培,也有半野生者。分布于东北、华北、华东、中南等地。

【产地、生境与分布】 产于广西巴马、黑龙江、辽宁、吉林、四川、甘肃、云南、江苏、浙江等地。

【采收加工】 秋季果实成熟时采收,除去杂质,晒干。

【鉴别方法】

1. 性状鉴别 本品呈卵圆形,长 4~55 mm,直径 2.5~4.0 mm。表面灰绿色或灰黄色,有微细的白色或棕色网纹,两边有棱,顶端略尖,基部有 1 圆形果梗痕。果皮薄而脆,易破碎。种皮绿色,子叶 2,乳白色,富油性。气微,味淡。

2. 理化鉴别 取本品粉末 2 g,加乙醚 50 mL,加热回流 1 h,滤过。药渣再加乙醚 20 mL 洗涤,弃去乙醚液,药渣加甲醇 30 mL,加热回流 1 h,滤过,滤液蒸干。残渣加甲醇 2 mL 使其溶解,作为供试品溶液。另取火麻仁对照药材 2 g,同法制成对照药材溶液。照薄层色谱法试验,吸取上述两种溶液各 2 μL,分别点于同一硅胶 G 薄层板上,以甲苯-乙酸乙酯-甲酸(15:1:0.3)为展开剂,展开,取出,晾干,喷以 1% 香草醛乙醇溶液-硫酸(1:1)混合溶液,在 105 ℃加热至斑点显色清晰。供试品色谱中,在与对照药材色谱相应的位置上,显相同颜色的斑点。

【炮制】

1. 火麻仁:除去杂质及果皮。

2. 炒火麻仁:取净火麻仁,照清炒法炒至微黄色,有香气。

【化学成分】 油中含饱和脂肪酸 10%、油酸 12%、亚油酸 53%、亚麻酸 25%。另含胡芦巴碱、四氢大麻酚等成分。

【性味与归经】 甘,平。归脾、胃、大肠经。

【功能主治】 润肠通便。用于血虚津亏、肠燥便秘。

【用法用量】 内服:煎汤,10~15 g。

【注意事项】

1. 火麻仁食入量大,可引起中毒。据报道:食入火麻仁 60~120 g,大多在食后 1~2 h 内发病,且食入量越多,症状越重,主要表现为恶心、呕吐、腹泻、四肢麻木、烦躁错乱、瞳孔散大、昏睡、昏迷等。出现此类情况时,应及时去医院治疗。

2. 肠滑者慎用。

3. 脾虚便溏者忌用。

【贮藏】 置阴凉干燥处,防热,防蛀。

【骨科应用】

1. 药物功效 润肠通便:火麻仁在治疗和预防便秘、调节肠道微环境方面效果显著。

火麻仁润燥滑肠,药性又较为缓和,同时含脂肪油、蛋白质、矿物质及多种维生素,营养成分十分丰富,对骨伤久卧体虚病证者可酌情选用。

2. 食物功效　火麻仁富含碳水化合物,构成机体的重要物质;储存和提供热量;维持大脑功能必需的能源;调节脂肪代谢;提供膳食纤维;节约蛋白质;解毒;增强肠道功能。

【药膳举例】

1. 麻仁苏子粥

材料:紫苏子 50 g,火麻仁 50 g,粳米 250 g。

制作:将紫苏子和火麻仁反复淘洗,除去泥沙,再烘干水气,打成极细的末,倒入约 200 mL 的温水,用力搅拌均匀,然后静置待粗粒下沉时,取上层药汁待用。粳米淘净下锅,掺入药汁,置中火上煮熬成粥。

用法用量:每日 1 次。

功效:具有益气养阴、润肠通便的功效。适宜于骨伤科术后便秘、老年虚性便秘等。

2. 黄芪苏麻粥

材料:黄芪 10 g,紫苏子 50 g,火麻仁 50 g,粳米 250 g。

制法:黄芪、苏子、火麻仁打碎,加水适量煎煮 5 ~ 10 min,取药汁备用,加入粳米,以药汁煮粥。

用法用量:每日 1 剂,分数次食完。

功效:具有益气润肠的功效。适宜于骨伤科术后便秘、老年虚性便秘等。

13. 玉竹

【别名】　委萎、女萎、萎蕤、葳蕤、王马、节地、虫蝉、乌萎、青粘、黄芝等。

【来源】　为百合科植物玉竹 *Polygonatum odoratum*（Mill.）Druce 的干燥根茎。

【资源概述】　黄精属植物全世界约有 40 种,广布于北温带。我国有 31 种。

【产地、生境与分布】　产于黑龙江、吉林、辽宁、河北、山西、内蒙古、甘肃、青海、山东、河南、湖北、湖南、安徽、江西、江苏、台湾。生于林下或山野阴坡,海拔 500 ~ 3000 m。欧亚大陆温带地区广布。

【采收加工】　秋季采挖,除去须根,洗净,晒至柔软后,反复揉搓、晾晒至无硬心,晒干;或蒸透后,揉至半透明,晒干。

【鉴别方法】

1. 性状鉴别　本品呈长圆柱形,略扁,少有分枝,长 4 ~ 18 cm,直径 0.3 ~ 1.6 cm。表面黄白色或淡黄棕色,半透明,具纵皱纹和微隆起的环节,有白色圆点状的须根痕和圆盘状茎痕。质硬而脆或稍软,易折断,断面角质样或显颗粒性。气微,味甘,嚼之发黏。

2. 显微鉴别　横切面表皮细胞扁圆形或扁长方形,外壁稍厚,角质化。薄壁组织中散有多数黏液细胞直径 80 ~ 140 μm,内含草酸钙针晶束。维管束外韧型,稀有周木型,散列。

【炮制】　除去杂质,洗净,润透,切厚片或段,干燥。

【化学成分】 根状茎含玉竹黏多糖,玉竹果聚糖 A、B、C、D,氮杂环丁烷-2-羧酸。还含黄精螺甾醇、黄精螺甾醇苷、黄精呋甾醇苷等甾族化合物。

【性味与归经】 甘,微寒。归肺、胃经。

【功能主治】 养阴润燥,生津止渴。用于肺胃阴伤,燥热咳嗽,咽干口渴,内热消渴。

【用法用量】 内服:煎汤,6～12 g;熬膏或入丸、散。

【注意事项】 本品柔润多脂,脾虚及痰湿内盛者忌服。

【贮藏】 置通风干燥处,防霉,防蛀。

【骨科应用】

1.药物功效 滋阴养胃:玉竹具有滋阴润肺、养胃生津的功效。玉竹柔润可食,长于养阴,主要作用于脾胃,故久服不伤脾胃,主治肺阴虚所致的干咳少痰,咽干舌燥和温热病后期,或因高烧耗伤津液而出现的津少口渴、食欲减退、胃部不适等症。

2.食物功效 玉竹味美甘甜,最适于养阴生津,可以煎汤、泡茶、煮粥或做菜。因为其含有黏液、烟酸,具有内热消渴作用;含有的维生素 A,可以改善干裂、粗糙的皮肤状况,使之柔软润滑。

【药膳举例】

1.玉竹排骨汤

材料:排骨 300 g,玉竹 15 g,白芷、枸杞子各 10 g,盐 1 小匙。

制作:玉竹、白芷、枸杞子均洗净备用。排骨洗净,放入滚水中烫去血水,捞出,稍微冲洗后沥干水分备用。所有材料放入锅中加入适量水以大火煮开,转小火继续炖煮 1 h,加入盐调味即可。

用法用量:食肉喝汤,每日 1 次。

功效:具有补脾益气、生津止渴的功效。适用于术后体虚或大便干燥,伴口干舌燥者。

2.沙参玉竹老鸭汤

材料:光老鸭 1 只(约 600 g),北沙参 60 g,玉竹 60 g,生姜 2 片。

制作:北沙参、玉竹洗净,老鸭洗净,切块。把全部用料放入锅内,加清水适量,武火煮沸后,文火煲 2 h,调味供用。

用法用量:食肉喝汤,每日 1 次。

功效:具有补脾益气、养阴生津的功效。适用于病后体虚或糖尿病属阴虚者。

14. 甘草

【别名】 美草、蜜甘、蜜草、蕗草、国老、灵通、粉草、甜草、甜根子、棒草等。

【来源】 为豆科植物甘草 *Glycyrrhiza uralensis* Fisch. 、胀果甘草 *Glycyrrhiza inflata* Bat. 或光果甘草 *Glycyrrhiza glabra* L. 的干燥根和根茎。

【资源概述】 甘草属全世界有 30 种,遍布全球各大洲,以欧亚大陆为多,又以亚洲中部分布最为集中。我国有 8 种,主要分布于黄河流域以北各省区,个别种见于云南西北部。

【产地、生境与分布】 甘草主产于东北及内蒙古东北部,生于向阳干燥的钙质草原、河岸沙质土等,西北也少量分布。

胀果甘草:原产于欧洲地中海区域,北非、中亚细亚和西伯利亚亦有生长。主产于西北的内蒙古西部甘肃南部,且多生于干旱的盐碱性荒地。我国新疆亦有分布。

光果甘草:主产新疆、甘肃,生于沙质。东北、华北、西北等地也有分布。

从道地药材来看,业内公认的产地是以内蒙古伊盟黄河以南杭锦旗产的梁外草及宁夏巴盟的阿拉善佐旗产的王爷地草质量最佳。

【采收加工】 春、秋二季采挖,除去须根,晒干。

【鉴别方法】

1. 性状鉴别

(1)甘草:根呈圆柱形,长 25 ~ 100 cm,直径 0.6 ~ 3.5 cm。外皮松紧不一。表面红棕色或灰棕色,具显著的纵皱纹、沟纹、皮孔及稀疏的细根痕。质坚实,断面略显纤维性,黄白色,粉性,形成层环明显,射线放射状,有的有裂隙。根茎呈圆柱形,表面有芽痕,断面中部有髓。气微,味甜而特殊。

(2)胀果甘草:根和根茎木质粗壮,有的分枝外皮粗糙,多灰棕色或灰褐色。质坚硬,木质纤维多,粉性小。根茎不定芽多而粗大。

(3)光果甘草:根和根茎质地较坚实,有的分枝外皮不粗糙,多灰棕色,皮孔细而不明显。

2. 显微鉴别

(1)本品横切面:木栓层为数列棕色细胞。栓内层较窄。韧皮部射线宽广,多弯曲,常现裂隙;纤维多成束,非木化或微木化,周围薄壁细胞常含草酸钙方晶;筛管群常因压缩而变形。束内形成层明显。木质部射线宽 3 ~ 5 列细胞;导管较多,直径约至 160 μm;木纤维成束,周围薄壁细胞亦含草酸钙方晶。根中心无髓;根茎中心有髓。

(2)粉末淡棕黄色。纤维成束,直径 8 ~ 14 μm,壁厚,微木化,周围薄壁细胞含草酸钙方晶,形成晶纤维。草酸钙方晶多见。具缘纹孔导管较大,稀有网纹导管。木栓细胞红棕色,多角形,微木化。

3. 理化鉴别 取本品粉末 1 g,加乙醚 40 mL,加热回流 1 h,滤过,弃去醚液。药渣加甲醇 30 mL,加热回流 1 h,滤过,滤液蒸干。残渣加水 40 mL 使其溶解,用正丁醇提取 3 次,每次 20 mL,合并正丁醇液,用水洗涤 3 次,弃去水液。正丁醇液蒸干,残渣加甲醇 5 mL 使溶解,作为供试品溶液。另取甘草对照药材 1 g,同法制成对照药材溶液。再取甘草酸单铵盐对照品,加甲醇制成每 1 mL 含 2 mg 的溶液,作为对照品溶液。照薄层色谱法试验,吸取上述 3 种溶液各 1 ~ 2 μL,分别点于同一用 1% 氢氧化钠溶液制备的硅胶 G 薄层板上,以乙酸乙酯-甲酸-冰醋酸-水(15:1:1:2)为展开剂,展开,取出,晾干,喷以 10% 硫酸乙醇溶液,在 105 ℃加热至斑点显色清晰,置紫外光灯(365 nm)下检视。供试品色谱中,在与对照药材色谱相应的位置上,显相同颜色的荧光斑点;在与对照品色谱相应的位置上,显相同的橙黄色荧光斑点。

【炮制】 除去杂质,洗净,润透,切厚片,干燥。

【化学成分】 甘草含有多种化学成分,主要成分有甘草酸、甘草苷等。甘草的化学组成极为复杂,从甘草中分离出的化合物有甘草甜素、甘草次酸、甘草苷、异甘草苷、新甘草苷、新异甘草苷、甘草素、异甘草素以及甘草西定、甘草醇、异甘草醇、7-甲基香豆精、伞形花内酯等数十种化合物。

【性味与归经】 甘,平。归心、肺、脾、胃经。

【功能主治】 补脾益气,清热解毒,祛痰止咳,缓急止痛,调和诸药。用于脾胃虚弱,倦怠乏力,心悸气短,咳嗽痰多,脘腹、四肢挛急疼痛,痈肿疮毒,缓解药物毒性、烈性。

【用法用量】 内服:煎汤,2～10 g,调和诸药用量宜小,作为主药用量宜稍大,可用10 g左右;用于中毒抢救,可用30～60 g。外用:适量,煎水洗、渍或研末敷患处。

【注意事项】

1."十八反"言其不宜与海藻、京大戟、红大戟、甘遂、芫花同用。

2.本品有助湿壅气之弊,湿盛胀满、水肿者不宜用。大剂量久服可导致水钠潴留,引起浮肿。

3.长期服用甘草甜素可导致非哺乳期妇女泌乳。

【贮藏】 置通风干燥处,防蛀。

【骨科应用】

1.药物功效　益气补中:炙甘草偏重于补虚。炙甘草可治脾胃虚弱、食少、腹痛便溏、劳倦发热、肺痿咳嗽、心悸、惊痫等症。现代药理研究表明,甘草的主要成分是甘草酸(即甘草甜素),还含有还原糖、淀粉及胶质等成分,有类似西药肾上腺皮质激素样作用,能镇静、保肝、解毒、解热、抗炎、抗心律失常、降脂及抗动脉硬化。其中甘草甜素能增强非特异性免疫功能,抗艾滋病病毒。

2.食物功效　甘草是一种非常好的药材,主要成分是甘草甜素、甘草次酸、甘草苷元、甘草多糖,甘草粉、甘草浸膏、甘草甜素等。适当吃些有利于身体的健康。对于情况不严重的食物中毒现象,食用甘草能起到很好的缓解作用。对于常见的胃痛、腹痛等有一定的缓解和治疗作用。甘草还是补气的药材,对于浑身乏力、大便不成形有很好的疗效,可以泡茶饮用。

【药膳举例】

1.大麦甘草茶

材料:甘草2 g,大麦、冰糖适量。

制作:准备大麦、甘草,放入清水中大火煮开,再中小火煮上15 min,最后加入适量冰糖煮至融化,关火即好。

用法用量:分次饮用。

功效:具有清暑安神、帮助消化、清血排毒的功效。

2.归脾麦片粥

材料:党参15 g,黄芪15 g,当归、枣仁、甘草各10 g,丹参12 g,桂枝5 g,麦片60 g,桂圆肉20 g,大枣5枚。

制作:党参、黄芪、当归、枣仁、甘草、丹参、桂枝等7味,先以清水浸泡1 h后捞出,加水1000 mL,煎汁去渣,入麦片、桂圆肉、大枣(劈开),共煮为粥即可。

用法用量：每日随意量食2次。

功效：具有益气补血、健脾养心的功效。适用于跌打损伤、关节脱位后期气血亏虚者。

15. 龙眼肉（桂圆）

【别名】　益智、蜜脾、龙眼干等。

【来源】　为无患子科植物龙眼 *Dimocarpus longan* Lour. 的假种皮。

【资源概述】　龙眼属植物全世界约20种，我国有4种。

【产地、生境与分布】　我国西南部至东南部均有栽培。以福建、台湾为主产区，广东次之，喜温暖湿润环境；多栽培于堤岸和园圃；广东、广西南部及云南亦见野生或半野生于疏林中。

【采收加工】　夏、秋二季采收成熟果实，干燥，除去壳、核，晒至干爽不黏。

【鉴别方法】

1. 性状鉴别　本品为纵向破裂的不规则薄片，或呈囊状，长约1.5 cm，宽2~4 cm，厚约0.1 cm。棕黄色至棕褐色，半透明。外表面皱缩不平，内表面光亮而有细纵皱纹。薄片者质柔润，囊状者质稍硬。气微香，味甜。

2. 显微鉴别　本品横切面：外表皮细胞1列，呈类方形。内表皮细胞1列，壁稍厚，外被较厚的角质层。内外表皮间为多列大型条状薄壁细胞，直径约148 μm。有的细胞中含淡黄色团块及脂肪油滴。

3. 理化鉴别　取本品粉末1 g，加乙酸乙酯20 mL，超声处理20 min，滤过，滤液蒸干，残渣加乙酸乙酯1 mL 使其溶解，作为供试品溶液。另取龙眼肉对照药材1 g，同法制成对照药材溶液。照薄层色谱法试验，吸取上述两种溶液各10 μL，分别点于同一硅胶G薄层板上，以环己烷-丙酮（4：1）为展开剂，展开，取出，晾干，喷以5% 香草醛硫酸溶液，在105 ℃加热至斑点显色清晰。供试品色谱中，在与对照药材色谱相应的位置上，显相同颜色的斑点。

【化学成分】　干果肉含葡萄糖、蔗糖、酸类、腺嘌呤和胆碱等。此外，尚含蛋白质和脂肪。

【性味与归经】　甘，温。归心、脾经

【功能主治】　补益心脾，养血安神。用于气血不足，心悸怔忡，健忘失眠，血虚萎黄。

【用法用量】　内服：煎汤，9~15 g。可熬膏、浸酒或入丸散。

【注意事项】

1. 湿阻中满，或有停饮、痰火者忌食。甘温助湿生痰。

2. 外感初起者慎食。含糖较多，不利于病邪消除。

3. 儿童、青少年均不宜多食。易使鼻、牙龈出血。

【贮藏】　置通风干燥处，防潮，防蛀。

【骨科应用】

1. 药物功效　补心脾,益气血:中医认为,龙眼味甘,性温,具有补心健脾、养血安神、补精益智、壮阳强体等功效,可用于治疗心血不足、心悸怔忡、失眠健忘、贫血、自汗盗汗、脾虚泄泻及妇人产后浮肿等病症。民间还流传着"龙眼树下长寿叟,何翁一夜发变乌"的传奇故事。现代研究表明,龙眼肉富含葡萄糖、蔗糖、蛋白质、脂肪、多种维生素和腺嘌呤、胆碱等成分。某些成分可抑制癌细胞的生长,降低血脂,增加冠状动脉的血流量,因而可防治老年人常见的癌症、高血压、高脂血症、冠心病等,并具有抗衰老作用。

2. 食物功效　龙眼肉富含丰富的糖分以及蛋白质,铁含量也比较高,既能够在提高能量以及补充营养的同时还能够促进血红蛋白再生的功效。经研究表明,龙眼肉不仅对身体有补益作用,还能增强脑细胞、提高记忆力。肉质含有大量葡萄糖,葡萄糖能够直接被人体吸收,适合许多女性和老年人服用。龙眼肉中含有大量的抑制细胞氧化物质,对于细胞有很好的修复和保护作用,有很好的抗氧化延缓衰老作用。

【药膳举例】

1. 栗子龙眼粥

材料:龙眼肉 15 g,栗子 10 个,粳米 50 g。

制作:龙眼肉、栗子、粳米洗净,加入适量水,大火煮沸,再改用小火煮至熟烂即可。

用法用量:分早晚两次温服。

功效:具有补心肾、益腰膝的功效。适用于精血不足、心悸失眠、腰膝酸软等。

2. 龙眼党参鸽肉汤

材料:龙眼肉 30 g,党参 30 g,白鸽肉 150 g。

制作:先将白鸽肉洗干净,切成小块,与龙眼肉、党参同入砂锅,加水适量炖汤,鸽肉熟后饮汤,食肉和龙眼。

用法用量:食肉喝汤,佐餐食用。

功效:具有补心健脾的功效。适用于脾气不足所致失眠健忘、腰膝酸软、形体消瘦、头晕耳鸣、心悸不宁、气短食少等。

16. 代代花

【别名】　枳壳花、酸橙花、玳玳花。

【来源】　为芸香科植物代代花 *Citrus aurantium* L. var. *amara* Engl. 的花蕾。

【资源概述】　柑橘属植物全世界有 20 种。原产亚洲东南部及南部。现热带及亚热带地区普遍有栽培。

【产地、生境与分布】　分布于我国南部各地,秦岭南坡以南,浙江、江苏、广东、贵州等地均有栽培有时逸为半野生。

【采收加工】　立夏前后,选晴天上午露水干后,摘取含苞未开的花朵,用微火烘干。

【鉴别方法】

1. 性状鉴别　干燥花蕾略呈长卵圆形,长 1.5 ~ 2.0 cm,直径 6 ~ 8 mm。上部较膨大,基部具花柄;花萼绿色,皱缩不平,基部连合,裂片 5 花瓣 5 片,淡黄白色或灰黄色,顶端呈覆瓦状,表面有纵纹;内有雄蕊数束,黄色;中心有雌蕊,呈棒状,子房倒卵形,暗绿色。质脆,味微苦。以干燥、色黄白、香气浓郁、无破碎者为佳。

2. 显微鉴别　粉末特征:淡黄色。①花粉粒众多,淡黄色,类球形,直径 26 ~ 43 μm,具 4 个萌发孔,表面有网状雕纹。②花粉囊内壁细胞壁呈肋条状增厚。③草酸钙结晶多存在于薄壁细胞中,呈方形、菱形、棱尖、锐尖或钝尖,直径 5 ~ 13 μm。④非腺毛单细胞多破碎,有时可见 2 ~ 3 个分隔,直径 16 ~ 26 μm,壁厚约 6 μm。⑤气孔可见,环式,副卫细胞 6 个。

【炮制】　净制取原药材,除去杂质及花梗。

【化学成分】　花蕾含挥发油。油中主要含柠檬烯、芳樟醇、拢牛儿醇、香茅醇等。

【性味与归经】　甘、微苦,平。归肝、胃经。

【功能主治】　行气宽中,消食,化痰,疏肝,和胃,理气。主治胸中痞闷、脘腹胀痛、食积不化、痰饮、脱肛、呕吐、少食等。

【用法用量】　内服:煎汤,1.5 ~ 2.5 g,或代茶饮。

【注意事项】　孕妇禁用;阴虚火旺者慎服。

【贮藏】　密闭,置通风干燥处。防霉,防蛀。

【骨科应用】

1. 药物功效

(1)抗炎:代代花中含有丰富的黄酮类成分,黄酮类成分橙皮苷与柚皮苷具有抗炎作用,通过对脂多糖诱导的小鼠巨噬细胞释放一氧化氮(NO)的抑制活性实验来评价代代花乙醇总提取物及其各极性部位的抗炎活性,代代花总黄酮对 5-羟色胺引起的炎症无效,但对于小鼠甲醛性足踝浮肿可以起到改善作用,而对于大鼠因静脉注射微血管增渗素引起的毛细管通透性增强,通过静脉注射有效成分柚皮苷可以抑制此情况。

(2)抗菌、抗病毒:代代花挥发油中柠檬烯等成分在抑制红色毛癣菌等皮肤致病菌和霉菌的同时,对白念珠菌、铜绿假单胞菌、大肠埃希菌、金黄色葡萄球菌等细菌也具有抑制作用。代代花精油对于革兰氏阴性菌和革兰氏阳性菌也有抑制作用,同时代代花黄酮对于革兰氏阴性菌也有良好的抑制作用。

(3)促进胃肠蠕动:代代花中所含的辛弗林可推进小鼠胃肠运动,对正常小鼠胃排空没有影响,但是能够加快正常小鼠的小肠推进。因为辛弗林是间接 β-肾上腺素激动剂,能够促进肾上腺素所致的胃排空和小肠推进,辛弗林有一定的促胃肠动力作用,影响胃肠肌电,具有促进胃肠推进的作用,对于推进的速度主要还是和代代花中辛弗林含量有关。

2. 食物功效　代代花的味道虽然略微有点苦,但香气浓郁,用它泡水饮用可镇定心情,解除紧张不安,有助于缓解压力,还能清血脂和促进血液循环,可以净肠通便、排除体内毒素,有减肥效果,还具有减轻关节痛、肌肉酸痛、镇静等功效。

【药膳举例】

1. 代代花萝卜汤

材料:鲜代代花 10 朵,白萝卜 150 g,胡萝卜 250 g,鲜汤 500 g,料酒 25 g,葱花 50 g,香菜 15 g,麻油、精盐、胡椒粉各适量。

制作:将鲜代代花择洗干净,浸泡在凉水里;白萝卜洗净,去皮,切丁;胡萝卜用盐水煮 3 min,捞出去皮切成条;香菜洗净切末。炒锅烧热,放麻油烧热,放白萝卜丁、胡萝卜条,煸炒后放入鲜汤拌匀,温火煮 20 min,使萝卜稀烂,放入鲜汤、料酒、精盐、胡椒粉,拌匀,撒入代代花瓣,略烧片刻,撒上香菜末、葱花即成。

用法用量:分早晚两次温服。

功效:具有消食导滞、疏肝和胃的功效。适用于骨伤科患者术后脾胃虚弱、胃肠胀气者。

2. 代代花莲子汤

材料:代代花蕾 20 g,莲子 100 g,红枣 50 g,白糖适量。

制作:将代代花蕾洗净,切成米粒状。莲子用温水浸泡备用。红枣洗净,先放入锅中加适量清水烧开后,放入莲子煨熟,加白糖烧开,再撒入代代花蕾,即可食用。

用法用量:分早晚两次温服。

功效:具有健脾消食、润肺生津的功效。适用于骨伤科患者术后脾胃虚弱、胃肠胀气者。

17. 白芷

【别名】 薛芷、芳香、苻蓠、泽芬、白茝、香白芷。

【来源】 本品为伞形科植物白芷 *Angelica dahurica*（Fisch. ex Hoffm.）Benth. et Hook. f. 或杭白芷 *Angelica dahurica*（Fisch. ex Hoffm.）Benth. et Hook. f. var. *formosana*（Boiss.）Shanet Yuan 的干燥根。

【资源概述】 当归属植物全世界约 80 种,大部分产于北温带和新西兰。我国有 26 种 5 变种和 1 变型,分布于南北各地,主产东北、西北和西南地区。

【产地、生境与分布】 白芷产于我国东北及华北地区。常生长于林下、林缘、溪旁、灌丛及山谷草地。目前国内北方各省多栽培供药用。杭白芷主产于浙江杭州、临海。

【采收加工】 夏、秋间叶黄时采挖,除去须根及泥沙,晒干或低温干燥。

【鉴别方法】

1. 性状鉴别 本品呈长圆锥形,长 10～25 cm,直径 1.5～2.5 cm。表面灰棕色或黄棕色,根头部钝四棱形或近圆形,具纵皱纹、支根痕及皮孔样的横向突起,有的排列成四纵行。顶端有凹陷的茎痕。质坚实,断面白色或灰白色,粉性,形成层环棕色,近方形或近圆形,皮部散有多数棕色油点。气芳香,味辛,微苦。

2. 显微鉴别 粉末黄白色。淀粉粒甚多,单粒圆球形、多角形、椭圆形或盔帽形,直径 3～25 μm,脐点点状、裂缝状、十字状、三叉状、星状或人字状;复粒多由 2～12 分粒组成。网纹导管、螺纹导管直径 10~85 μm。木栓细胞多角形或类长方形,淡黄棕色。油管多已破碎,含淡黄棕色分泌物。

3. 理化鉴别　取本品粉末 0.5 g,加乙醚 10 mL,浸泡 1 h,时时振摇,滤过,滤液挥干,残渣加乙酸乙酯 1 mL 使溶解,作为供试品溶液。另取白芷对照药材 0.5 g,同法制成对照药材溶液。再取欧前胡素对照品、异欧前胡素对照品,加乙酸乙酯制成每 1 mL 各含 1 mg 的混合溶液,作为对照品溶液。照薄层色谱法试验,吸取上述 3 种溶液各 4 μL,分别点于同一硅胶 G 薄层板上,以石油醚(30~60 ℃)-乙醚(3∶2)为展开剂,在 25 ℃ 以下展开,取出,晾干,置紫外光灯(365 nm)下检视。供试品色谱中,在与对照药材色谱和对照品色谱相应的位置上,显相同颜色的荧光斑点。

【炮制】　除去杂质,大小分开,略浸,润透,切厚片,干燥。

【化学成分】　白芷主要含挥发油和呋喃香豆素。此外,含新白芷醚、7-去甲基软木花椒素、氧化前胡素、欧前胡素异欧前胡素等;无机元素中,以钙、镁、磷、铁的含量较高。

杭白芷根含欧前胡内酯、异欧前胡内酯、别异欧前胡内酯、别欧前胡内酯、氧化前胡素、异氧化前胡素等多种香豆精类成分。还含谷甾醇、棕榈酸及钙、铜、铁、锌、锰、钠、磷、镍、镁、钴、铬、钼等多种微量元素,其中以钠、镁、钙、铁、磷的含量较高。

【性味与归经】　辛,温。归胃、大肠、肺经。

【功能主治】　解表散寒,祛风止痛,宣通鼻窍,燥湿止带,消肿排脓。用于感冒头痛、眉棱骨痛、鼻塞流涕、鼻衄、鼻渊、牙痛、带下、疮疡肿痛。

【用法用量】　内服:煎汤,3~10 g;或入丸、散。外用适量,研末撒或调敷患处。

【注意事项】　本品温燥辛散,有耗气伤阴之弊,故凡阴虚火旺,肝阳上亢,肝肾阴虚者及表热证等,均不宜选用。

【贮藏】　置阴凉干燥处,防蛀。

【骨科应用】

1. 药物功效　通窍止痛:白芷味辛,性温,有散风除湿、通窍止痛、消肿排脓的功能,临床常用于治疗风寒感冒、头痛、牙痛、鼻渊、肠风痔漏、赤白带下、痈疽疮疡、毒蛇咬伤等症。白芷辛散温通,长于止痛。现代药理研究证明,它能改善局部血液循环,消除色素在组织中的过度堆积,促进皮肤细胞新陈代谢,进而达到美容的作用。

2. 食物功效　白芷的营养价值是非常丰富的,含有大量的碳水化合物、脂肪、蛋白质、纤维素等营养物质。白芷具有清热解毒、润燥滋阴、消肿止痛的功效,可以解决一些恶性的暗疮、皮癣等问题,而且白芷还可以化解毒素,对我们消除身体上残留的毒素有意义,是解毒的好选择。另外,白芷气味芳香,吸入以后会沁人心脾,缓解疲劳,同时还可以起到活跃思维的功效,对我们大脑健康有好处。

【药膳举例】

1. 白芷当归鲤鱼汤

材料:白芷 15 g,黄芪 12 g,当归、枸杞子各 8 g,红枣 4 个,鲤鱼 1 条,生姜 3 片。

制作:各药材洗净,稍浸泡且红枣去核;鲤鱼宰洗干净,去肠杂等,置油中慢火煎至微黄。一起与生姜放进瓦煲里,加入清水 2000 mL(约 8 碗量),武火煲沸后,改为文火煲约 1.5 h,调入适量食盐便可。

用法用量:分两次早晚温热服用。

功效:具有通经活血、滋补肝肾的功效。适用于骨伤科因肝肾亏虚、气滞血瘀等引起的腰椎间盘突出症、颈椎病、骨性关节炎、骨质疏松症等症。

2. 白芷羊肉汤

材料:羊肉 1000 g,白芷 5 g,姜 1 块,料酒 5 g,醋 5 g,香菜 50 g。

制作:羊肉洗净切块焯水,去掉血水,冲洗干净。准备好白芷,姜切片。锅里放入羊肉、白芷、姜片、料酒、醋,加入适量水;大火烧开,转小火,炖 1.5 h,盛入碗里,放入适量的盐,撒上香菜。即可食用。

用法用量:分两次早晚温热服用。

功效:具有益气补虚、补肾壮阳、祛风消肿止痛的功效。适用于类风湿性关节炎、骨性关节炎等症。

18. 白果

【别名】 灵眼、公孙树、佛指柑、鸭脚子、佛指甲等。

【来源】 为银杏科植物银杏 *Ginkgo biloba* L. 的干燥成熟种子。

【资源概述】 银杏属仅 1 属 1 种,是单种属植物,是我国特有物种。

【产地、生境与分布】 主产区江苏、广西、四川、河南、山东、湖北、辽宁等。江苏邳州最多,以广西产者为最佳。生于海拔 500 ~ 1000 m 的酸性土壤中。分布于北自沈阳,南达广州,东起华东,西南至贵州、云南都有栽培。

【采收加工】 秋季种子成熟时采收,除去肉质外种皮,洗净,稍蒸或略煮后,烘干。

【鉴别方法】

1. 性状鉴别 本品略呈椭圆形,一端稍尖,另一端钝,长 1.5 ~ 2.5 cm,宽 1 ~ 2 cm,厚约 1 cm。表面黄白色或淡棕黄色,平滑,具 2 ~ 3 条棱线。中种皮(壳)骨质,坚硬。内种皮膜质,种仁宽卵球形或椭圆形,一端淡棕色,另一端金黄色,横断面外层黄色,胶质样,内层淡黄色或淡绿色,粉性,中间有空隙。气微,味甘、微苦。

2. 显微鉴别 本品粉末浅黄棕色。石细胞单个散在或数个成群,类圆形、长圆形、类长方形或不规则形,有的具突起,长 60 ~ 322 μm,直径 27 ~ 25 μm,壁厚,孔沟较细密。内种皮薄壁细胞浅黄棕色至红棕色,类方形、长方形或类多角形。胚乳薄壁细胞多类长方形,内充满糊化淀粉粒。具缘纹孔管胞多破碎,直径 33 ~ 72 μm。

3. 理化鉴别 取本品粉末 10 g,加甲醇 40 mL,加热回流 1 h,滤过,滤液蒸干。残渣加水 15 mL 使其溶解,通过少量棉花滤过,滤液通过聚酰胺柱(80 ~ 100 目,3 g,内径为 10 ~ 15 mm),用水 70 mL 洗脱,收集洗脱液。用乙酸乙酯振摇提取 2 次,每次 40 mL,合并乙酸乙酯液,蒸干,残渣加甲醇 1 mL 使其溶解,作为供试品溶液。另取银杏内酯 A 对照品、银杏内酯 C 对照品,加甲醇制成每 1 mL 各含 0.5 mg 的混合溶液,作为对照品溶液。照薄层色谱法试验,吸取上述两种溶液各 10 μL,分别点予同一以含 4% 醋酸钠的羧甲基纤维素钠溶液为黏合剂制备的硅胶 G 薄层板上,以甲苯-乙酸乙酯-丙酮-甲醇(10∶5∶5∶0.6)

为展开剂,展开,取出,晾干,喷以醋酐,在 140～160 ℃ 加热 30 min,置紫外光灯(365 nm)下检视。供试品色谱中,在与对照品色谱相应的位置上,显相同颜色的荧光斑点。

【炮制】

1. 白果仁:取白果,除去杂质及硬壳,用时捣碎。

2. 炒白果仁:取净白果仁,照清炒法炒至有香气。用时捣碎。

【化学成分】　含山奈黄素、槲皮素、芦丁、白果素、银杏素、穗花双黄酮等。

【性味与归经】　甘、苦、涩,平;有毒。归肺、肾经。

【功能主治】　敛肺定喘,止带缩尿。用于痰多喘咳,带下白浊,遗尿尿频。

【用法用量】　内服:煎汤,5～10 g;或用提取物作片剂;或入丸、散。外用:适量,捣敷或搽或煎水洗患处。

【注意事项】

1.《本草纲目》言其“小儿多食昏霍,发惊引疳。同鳗鲡鱼食患软风”。

2. 有实邪者忌服。

3. 生食或炒食过量可致中毒,小儿误服中毒尤为常见。

【贮藏】　置通风干燥处。

【骨科应用】

1. 药物功效

(1)抗炎:研究发现白果糊剂外用对耳郭肿胀模型小鼠足趾肿胀模型大鼠急性炎症具有良好的抗炎作用。银杏酸不仅能抑制二甲苯所致的小鼠耳肿胀及角叉菜胶所致的足趾肿胀,还能显著抑制二甲苯所致的小鼠腹部皮肤毛细血管通透性增加,减轻小鼠变应性接触性皮炎。

(2)抗菌:相关研究表明,白果的水提物比醇提物具有更好的抗菌效果,白果提取物具有抑制黑曲霉菌、黄曲霉菌、米曲霉菌、大肠埃希菌、铜绿假单胞菌、金黄色葡萄球菌的作用,其醇提物对真菌黄曲霉和细菌金黄色葡萄球菌的抑制效果较好,且抑制细菌的能力强于抑制真菌。通过体外建立金黄色葡萄球菌生物被膜,发现新鲜白果外种皮多糖对金黄色葡萄球菌生物被膜具有良好的体外抑制作用,为新鲜白果外种皮多糖的后续开发应用奠定了理论基础。

2. 食物功效　银杏可炒食、烤食、煮食或作配菜、糕点、蜜饯、罐头、饮料等。此外,利用银杏叶研制的银杏叶饮料、银杏桃果汁、银杏啤酒、银杏茶等保健品已经上市,并取得了良好的保健效果。

【药膳举例】

1. 银杏全鸭

材料:银杏 200 g,白条鸭 1 只(约 1000 g),猪油 500 g,胡椒粉、料酒、鸡油、姜、葱、食盐、味精、花椒、清汤、淀粉各适量。

制作:将银杏去壳放入锅内,用沸水煮熟,捞出去皮膜,切去两头,去心,再用开水焯去苦水,在猪油锅中炸一下,捞出待用。另将白水鸭洗净,去杂,用食盐、胡椒粉、料酒将鸭身内外拌匀后,放入盘内,加入姜、葱、花椒,上笼蒸 1 h 取出。拣去姜、葱、花椒,用刀从背脊处切开,去净全身骨头,铺在碗内,齐碗口修圆,修下的鸭肉切成银杏大小,与银杏拌匀,放于鸭脯上。将原汁倒入,加汤上笼蒸 30 min,至鸭肉烂熟,即翻入盘中。之后在锅内掺入清汤,加入余下的料酒、盐、味精、胡椒面,用水豆粉少许勾芡,放鸡油少许,浇于鸭上即成。

用法用量:佐餐食用。

功效:具有滋阴养胃、利水消肿、定喘止咳的功效。适用于骨伤科患者因肾虚引起的小便不利、浮肿及虚喘等症。

2. 白果莲肉粥

材料:白果 6 g,莲肉 15 g,糯米 50 g,乌骨鸡 1 只(去内脏)。

制作:先将白果、莲肉研末,纳入鸡腹中,再入糯米与适量水,慢火煮成稠粥。

用法用量:每天早晚两次温服。

功效:具有补肝肾、止滞浊的功效,适用于骨伤科患者因肝肾亏虚引起的遗尿、尿频等症。

19. 白扁豆

【别名】 锁豆、白眉豆、羊眼豆、小刀豆等。

【来源】 为豆科植物扁豆 *Dolichos lablab* L. 的干燥成熟种子。

【资源概述】 扁豆属植物全世界有 1 种及 3 亚种。

【产地、生境与分布】 我国各地广泛栽培。可能原产印度,今世界各热带地区均有栽培。

【采收加工】 秋、冬二季采收成熟果实,晒干,取出种子,再晒干。

【鉴别方法】

1. 性状鉴别 种子呈扁椭圆形或扁卵圆形,长 8 ~ 13 mm,宽 6 ~ 9 mm,厚约 7 mm。表面淡黄白色或淡黄色,平滑,略有光泽,一侧边缘有隆起的白色眉状种阜。质坚硬。种皮薄而脆,子叶 2,肥厚,黄白色。气微,味淡,嚼之有豆腥气。

2. 显微鉴别 横切面:表皮为 1 列栅状细胞,种脐处 2 列,光辉带明显。支持细胞 1 列,呈哑铃状,种脐部位为 3 ~ 5 列。其下为 10 列薄壁细胞,内侧细胞呈颓废状。子叶细胞含众多淀粉粒。种脐部位栅状细胞的外侧有种阜,内侧有管胞岛,椭圆形,细胞壁网状增厚,其两侧为星状组织,细胞星芒状,有大型的细胞间隙,有的胞腔含棕色物。

【炮制】

1. 白扁豆:除去杂质。用时捣碎。

2. 炒白扁豆:取净白扁豆,照清炒法炒至微黄色具焦斑。用时捣碎。

【化学成分】 种子含棕榈酸、亚油酸、反油酸等油类及胡芦巴碱、蛋氨酸、亮氨酸、维生素 B 和胡萝卜素等。

【性味与归经】 甘,微温。归脾、胃经。

【功能主治】 健脾化湿,和中消暑。用于脾胃虚弱、食欲减退、大便溏泻、白带过多、暑湿吐泻、胸闷腹胀。炒白扁豆健脾化湿。用于脾虚泄泻、白带过多。

【用法用量】　内服:煎汤,9~15 g;或生品捣研水绞汁;或入丸、散。外用:适量,捣敷患处。

【注意事项】　不能生吃或未熟透食用。

【贮藏】　置干燥处,防蛀。

【骨科应用】

1. 药物功效

(1)健脾、化湿、消暑:白扁豆的药用特点是补脾而不滋腻,芳香化湿而不燥烈,是甘淡温和的健脾化湿消暑良药。主要用于脾胃虚弱、饮食减少、便溏腹泻、白带过多以及夏季感受暑湿引起的呕吐、泄泻、胸闷等证。

(2)提高免疫力:药理学证实,白扁豆富含碳水化合物、蛋白质、脂肪和磷、钙、锌、铁等营养成分,还含有病毒抑制成分、淀粉酶抑制物、血球凝集素 B 等物质,具有抗病毒、降血糖、增强细胞免疫功能、抗癌防癌等作用,尤适宜青少年和糖尿病、癌症患者食用。

2. 食物功效　白扁豆的营养成分非常丰富,其中包括蛋白质、脂肪、糖类、钙元素、磷元素、铁元素,还有丰富的食物纤维和丰富的维生素 A 和 B 族维生素,尤其是 B 族维生素的维生素含量非常丰富。白扁豆还含有一种成分,能够有效地抑制病毒,而这种成分在水溶性的高分子还有低分子当中都有,能够有效地抑制病毒的生长,白扁豆中含有的一种淀粉酶能够在我们的身体里面有效地降低血糖。其中的微量元素也是很高的,能够刺激我们的骨髓组织,而且还能够减少粒细胞的破坏,这样也能够提高我们细胞的造血功能,还能够有效地控制白细胞。白扁豆中含有的植物血细胞凝集素能够使我们身体当中的癌细胞发生一种凝集反应,这样肿瘤细胞的表面就会发生结构性的变化。从而能够发挥细胞毒的作用。增强对肿瘤的免疫能力,有效地抑制肿瘤的成长,这样才能够起到抗癌、防癌的作用。

【药膳举例】

1. 白扁豆莲子山药粥

材料:白扁豆20 g,山药20 g,莲子15 g,粳米200 g。

制作:山药洗净切片,白扁豆、莲子、粳米洗净,加入清水2000 mL,大火烧开,文火煮2 h,即可食用。

用法用量:早晚分两次温服。

功效:具有健脾养胃、滋补健身的功效。适用于术后或病后体虚、脾胃消化功能减退病人。

2. 大枣扁豆粥

材料:白扁豆50 g,大枣10 枚,粳米100 g。

制作:先将白扁豆洗净,用温热水泡胀,粳米淘净,放入砂锅。先用旺火烧开,再改用小火煮至将熟,然后将大枣用热水浸泡去核后加入,一起用小火熬至粥稠厚即可。

用法用量:分早晚两次温服。

功效:具有健脾和中、消暑化湿的功效。适用于类风湿性关节炎缓解期,以关节肿胀钝痛、手足困重、肌肤麻木、纳呆便溏为明显者。

20. 白扁豆花

【别名】 南豆花、扁豆花等。

【来源】 为豆科植物扁豆 *Dolichos lablab* L. 的干燥初开放的花。

【资源概述】 扁豆属植物全世界有 1 种及 3 亚种。

【产地、生境与分布】 我国各地广泛栽培。可能原产印度,今世界各热带地区均有栽培。

【采收加工】 夏、秋二季采摘未全开放的白花,除去杂质,晒干。

【鉴别方法】

1. 性状鉴别 花平似虾形,黄白色。多皱缩,展开后呈不规则的扁三角形,长 1.0 ~ 1.5 cm。花萼钟状,绿褐色至棕褐色,5 齿裂,外被白色短毛上唇 2 齿几全部合生,较大,其余 3 齿较小,近等大;花冠蝶形,黄白色至黄棕色,龙骨瓣抱合成舟状,上弯几成直角;雄蕊 10,其中 1 个单生,另 9 个花丝基部合生成管状;雌蕊 1,黄色或微带绿色,上弯,柱头顶生,下方有短须毛,体轻。气微,味微甘。

2. 显微鉴别 粉末黄棕色,花粉粒类圆形至长圆形,直径 35 ~ 50 μm,表面有细网状雕纹,具 3 萌发孔。非腺毛甚多,1 ~ 3 细胞,顶端细胞较长,先端多锐尖。腺毛头部 4 ~ 8 细胞,圆球形,柄 1 ~ 3 细胞。导管多为螺纹导管 直径约 10 μm。

3. 理化鉴别 取本品粉末 1 g,加 60% 甲醇 40 mL,超声处理(功率 250 W,频率 25 Hz)20 min,滤过,滤液蒸干。残渣加 60% 甲醇 2 mL 使其溶解,滤过,滤液作为供试品溶液。另取白扁豆花对照药材 1 g,同法制成对照药材溶液。再取芦丁对照品,加水制成每 1 mL 含 1 mg 的溶液,作为对照品溶液。照薄层色谱法试验,吸取供试品溶液与对照药材溶液各 2 ~ 4 μL,对照品溶液 2 μL,分别点于同一高效硅胶 G 薄层板上,以乙酸乙酯-冰乙酸-水(8∶1∶1)为展开剂,展开,取出,晾干。喷以 5% 三氯化铝乙醇溶液,在 105 ℃加热至斑点显色清晰,置紫外光灯(365 nm)下检视。供试品色谱中,在与对照药材色谱和对照品色谱相应的位置上,显相同颜色的荧光斑点。

【化学成分】 含原花青苷、黄酮、花青素、香豆精、芦丁、木犀草素等。

【性味与归经】 甘,平。入肺、脾经。

【功能主治】 清热解暑,和中化湿。用于发热、湿滞中焦、下痢脓血、夏日腹泻及赤白带下。

【用法用量】 内服:煎汤,5 ~ 10 g,或入丸、散剂。外用捣敷用量加倍。

【注意事项】 本品入药单用力薄,常常需要配合其他药物同用;勿过量服用。

【贮藏】 置通风干燥处。

【骨科应用】

1. 药物功效 白扁豆花中所含有的棕榈酸,具有降血清中胆固醇和促进骨折愈合的作用,还可以抑制肝星状细胞增殖。所含有的月桂酸有较强的抗菌活性,其可通过破坏细胞壁,干扰细胞的信号转导,调控相关因子的转录来发挥杀菌作用,且不易使病原菌产生抗药性。

2. 食物功效　白扁豆花中所含的肉豆蔻油酸具有潜在的控制体质量,预防 2 型糖尿病、心血管病、酒精性脂肪肝和抗炎等作用。

【药膳举例】

1. 扁豆花粥

材料:粳米 50 g,白扁豆花 15 g。

制作:粳米煮成稀粥,粥将熟时加入白扁豆花,改小火略煮。粥熟后饮服。亦可将扁豆花晒干研粉,调入热粥中食。

用法用量:分早晚 2 次吃完。

功效:具有健脾养胃、消暑化湿的功效。适用于跌打损伤。

2. 扁豆花节瓜蛤蜊汤

材料:白扁豆花 5 g,节瓜 250 g,虾米 20 g,蛤蜊肉 100 g,生姜 3 片。

制作:先将上述材料洗净,节瓜削皮切块,虾米清水浸泡。汤锅中加入适量清水,放入节瓜、蛤蜊、虾米和生姜片,武火煮沸后转文火煮至节瓜变软,再放入白扁豆花煮 5 min即可。

用法用量:佐餐食用。

功效:具有健脾化湿、生津止渴、滋阴润燥的功效。

21. 百合

【别名】　重迈、中庭、重箱、摩罗、强瞿、中逢花、强仇、百合蒜、夜合花、白花百合。

【来源】　为百合科植物卷丹 *Lilium lancifolium* Thunb.、百合 *Lilium brownii* F. E. Brown var. *viridulum* Baker 或细叶百合 *Lilium pumilum* DC. 的干燥肉质鳞叶。

【资源概述】　百合属植物全世界约有 80 种,分布于北温带。我国有39 种,其中除3 种的原变种我国不产外,南北均有分布,尤以西南和华中地区最多。

【产地、生境与分布】　产于广西巴马、黑龙江、辽宁、吉林、四川、甘肃、云南、江苏、浙江等地。

【采收加工】　秋季采挖,洗净,剥取鳞叶,置沸水中略烫,干燥。

【鉴别方法】

1. 性状鉴别　本品呈长椭圆形,长 2 ~ 5 cm,宽 1 ~ 2 cm,中部厚 1.3 ~ 4.0 mm。表面类白色、淡棕黄色或微带紫色,有数条纵直平行的白色维管束。顶端稍尖,基部较宽,边缘薄、微波状,略向内弯曲。质硬而脆,断面较平坦,角质样。气微,味微苦。

2. 理化鉴别　取本品粉末 1 g,加甲醇 10 mL,超声处理 20 min,滤过,滤液浓缩至1 mL,作为供试品溶液。另取百合对照药材 1 g,同法制成对照药材溶液。照薄层色谱法试验,吸取上述两种溶液各 10 μL,分别点于同一硅胶 G 薄层板上,以石油醚(60 ~90 ℃)-乙酸乙酯-甲酸(15∶5∶1)的上层溶液为展开剂,展开,取出,晾干,喷以 10% 磷钼酸乙醇溶液,加热至斑点显色清晰。供试品色谱中,在与对照药树色谱相应的位置上,显相同颜色的斑点。

【炮制】

1.百合:除去杂质。

2.蜜百合:取净百合,照蜜炙法炒至不粘手。每100 kg百合,用炼蜜5 kg。

【化学成分】 百合鳞茎含秋水仙碱等多种生物碱及淀粉、蛋白质、脂肪等。

【性味与归经】 甘、寒。归心、肺经。

【功能主治】 养阴润肺,清心安神。用于阴虚燥咳、劳嗽咳血、虚烦惊悸、失眠多梦、精神恍惚。

【用法用量】 内服:煎汤,6～12 g;或入丸、散;亦可蒸食、煮粥。外用:适量,捣敷患处。

【注意事项】 风寒咳嗽及中寒便溏者忌服。

【贮藏】 置通风干燥处。

【骨科应用】

1.药物功效

(1)抗炎:百合具有明显的抗炎作用,常用来治疗支气管炎、肺炎等炎症,现代药理研究发现富含皂苷成分的百合醇提质物对二甲苯致小鼠耳肿胀模型及角叉菜胶诱导小鼠后肢肿胀模型具有较好的抑制作用,且通过相关性分析显示百合总皂苷及薯蓣皂苷与其抗炎作用呈正相关,提示百合皂苷可能是百合发挥抗炎作用的主要有效成分。

(2)镇静催眠:研究显示百合甲醇提取物可显著缩短戊巴比妥钠诱导的小鼠睡眠潜伏期并延长其睡眠时间,提示其具有镇静催眠的作用,进一步通过相关性分析发现该作用与其所含的总皂苷及薯蓣皂苷成分呈显著正相关。同时研究表明百合总皂苷也能够延长戊巴比妥钠引起的小鼠睡眠时间,并且还能够减少小鼠的自主活动。而镇静催眠药理作用与百合"清心安神"的传统功效相吻合,因此百合皂苷可能是百合发挥"安神"作用的主要药效物质基础。

2.食物功效 百合洁白娇艳,含有多种营养物质,如矿物质、维生素等,这些物质能促进机体营养代谢,使机体抗疲劳、耐缺氧能力增强,同时能清除体内的有害物质,延缓衰老。百合鲜品富含黏液质及维生素,对皮肤细胞新陈代谢有益。常食百合有一定的美容作用。百合中的蛋白质、氨基酸和多糖,可提高人体的免疫力。百合含有百合苷,有镇静和催眠的作用。每晚睡眠前服用百合汤,有明显改善睡眠作用,可提高睡眠质量,对失眠多梦有着不错的疗效。百合含有丰富的秋水仙碱,能迅速减轻炎症,有效止痛,对痛风发作所致的急性关节炎症有辅助治疗作用。百合含多种生物碱,对白细胞减少症有预防作用,能升高血细胞,对化疗及放射性治疗后细胞减少症有治疗作用。百合在体内还能促进和增强单核细胞系统和吞噬功能,提高机体的体液免疫能力,因此百合对多种癌症均有较好的防治效果。

【药膳举例】

1.苹果百合汤

材料:鸡1只,苹果1个,百合30 g,枣(干)8个,调料,食盐少许,葱适量,姜少许。

制作:仔鸡洗净,放入砂锅中,放入葱、姜片,大火烧开,放入百合、红枣,转小火煲 1 h 左右,然后放入苹果,再煲 30 min,调味即可。

用法用量:食肉喝汤,佐餐食用。

功效:具有镇静、养血、安神、润肠通便的功效。适用于术前焦虑、失眠或者术后体虚、大便干燥等症。

2. 百合大枣薏苡仁粥

材料:鲜百合 200 g,薏苡仁 100 g,大枣 200 g。

制作:先将百合洗净,撕去薄衣,待薏苡仁烧至将酥时放入大枣和百合,熬至三者皆酥烂即可。

用法用量:每周 2 次。

功效:具有益气养血、健脾除湿、宁心安神的功效。适用于成人骨结核伴低热盗汗倦怠者。

22. 肉豆蔻

【别名】 迦拘勒、豆蔻、肉果、玉果、顶头肉。

【来源】 为肉豆蔻科植物肉豆蔻 *Myristicafragrans* Houtt. 的干燥种仁。

【资源概述】 肉豆蔻属全世界 120 余种,我国有 4 种。

【产地、生境与分布】 原产马鲁古群岛,现热带地区广泛栽培。我国台湾、广东、云南等地已引种成功。

【采收加工】 肉豆蔻定植后 6 ~ 7 年开花结果,10 年后产量增多,25 年达盛果期。结果期为 60 ~ 70 年,盛果期有两次,即 5—7 月及 10—12 月。采摘成熟果实,除去果皮,剥去假种皮,将种仁用 45 ℃ 低温慢慢烤干,经常翻动,当种仁摇之作响即可。若温度高于 45 ℃,脂肪溶解,失去香味,质量下降。

【鉴别方法】

1. 性状鉴别 本品呈卵圆形或椭圆形,长 2 ~ 3 cm,直径 1. 5 ~ 2. 5 cm。表面灰棕色或灰黄色,有时外被白粉(石灰粉末)。全体有浅色纵行沟纹和不规则网状沟纹。种脐位于宽端,呈浅色圆形突起,合点呈暗凹陷。种脊呈纵沟状,连接两端。质坚,断面显棕黄色相杂的大理石花纹,宽端可见干燥皱缩的胚,富油性。气香浓烈,味辛。

2. 显微鉴别 本品横切面:外层外胚乳组织,由 10 余列扁平皱缩细胞组成,内含棕色物,偶见小方晶,错入组织有小维管束,暗棕色的外胚乳深入于浅黄色的内胚乳中,形成大理石样花纹,内含多数油细胞。内胚乳细胞壁薄,类圆形,充满淀粉粒、脂肪油及糊粉粒,内有疏散的浅黄色细胞。淀粉粒多为单粒,直径 10 ~ 20 μm,少数为 2 ~ 6 分粒组成的复粒,直径 25 ~ 30 μm,脐点明显。以碘液染色,甘油装置立即观察,可见在众多蓝黑色淀粉粒中杂有较大的糊粉粒。以水合氯醛装置观察,可见脂肪油常呈块片状、鳞片状,加热即成油滴状。

3. 理化鉴别 取本品粉末 2 g,加石油醚(60 ~ 90 ℃)10 mL,超声处理 30 min,滤过,取滤液作为供试品溶液。另取肉豆蔻对照药材2 g,同法制成对照药材溶液。照薄层色谱法试验,吸取上述两种溶液各5 μL,分别点于同一高效硅胶G预制薄层板上,以石油醚(60~90 ℃)-乙酸乙酯(9:1)为展开剂,展开缸中预饱和15 min,展开,取出,晾干,喷以5%香草醛硫酸溶液,在105 ℃加热至斑点显色清晰。供试品色谱中,在与对照药材色谱相应的位置上,显相同颜色的斑点。

【炮制】

1. 肉豆蔻:除去杂质,洗净,干燥。

2. 麸煨肉豆蔻:取净肉豆蔻,加入麸皮,麸煨温度150~160 ℃,约15 min,至麸皮呈焦黄色,肉豆蔻呈棕褐色,表面有裂隙时取出,筛去麸皮,放凉。用时捣碎。每100 kg肉豆蔻,用麸皮40 kg。

【化学成分】 肉豆蔻种仁含脂肪油、挥发油、肉豆蔻醚等。

【性味与归经】 辛、温。归脾、胃、大肠经。

【功能主治】 温中行气,涩肠止泻。用于脾胃虚寒,久泻不止,脘腹胀痛,食少呕吐。

【用法用量】 内服:煎汤,3~10 g,入丸、散服,每次0.5~1.0 g。

【注意事项】 湿热泻痢及阴虚火旺者禁服。

【贮藏】 置阴凉干燥处,防蛀。

【骨科应用】

1. 药物功效 抗炎镇痛:肉豆蔻醇提物具有潜在的抗痛风作用。以黄嘌呤氧化酶(XOD)抑制效果为考察指标,对肉豆蔻不同部位提取物进行活性筛选;活性部位进一步通过酶联免疫吸附剂测定方法检测其体外抑制肿瘤坏死因子(TNF-α)作用;建立小鼠高尿酸血症模型,检测肉豆蔻活性部位降尿酸作用。结果:肉豆蔻水提物及挥发油均不能抑制XOD,肉豆蔻醇提物可以抑制XOD和TNF-α,IC_{50}分别为8.8 μg/mL、19.3 μg/mL,并且可以显著降低高尿酸血症小鼠的尿酸水平。现代药理研究表明,从肉豆蔻种子中提取出的生物碱类具有止痛功能,并且毒性较小。

2. 食物功效 肉豆蔻含有一定的挥发油,可以刺激胃肠蠕动,增加胃液分泌,起到一定的健胃消食的作用。而且肉豆蔻之中的肉豆醚还能起到一定的抗氧化作用,可以保护皮肤,防止过早衰老,还能阻止身体组织退化。肉豆蔻油是一种很好的草药刺激物,不仅有助于振奋精神,也对促进整体血液循环和改善相关疾病有好处。

【药膳举例】

1. 肉豆蔻烧鲫鱼

材料:鲫鱼500 g,肉豆蔻、陈皮、延胡索各6 g,姜片、葱段、料酒、酱油、盐、白糖、猪油(炼制)、湿淀粉、味精、鸡清汤各适量。

制作:将鱼去鳞、鳃、内脏后洗净,放入沸水锅内略焯以去腥味,捞出;再把肉豆蔻、延胡索、陈皮放入鱼腹内;将鸡清汤倒入锅内,用大火烧开,加入姜片、葱段、盐、鱼、料酒、白糖、酱油、猪油煮沸;改用文火煮出香味时,加少许味精,用湿淀粉勾薄芡即可。

用法用量:佐餐食用,每日1次。

功效:具有化瘀、行气、止痛的功效。适用于气滞血瘀、骨关节疼痛、腰椎间盘突出、心烦易怒等症。

2.肉豆蔻豆腐蛋

材料:鸡蛋 3 枚,补骨脂 30 g,肉豆蔻 15 g。

制作:先将鸡蛋用清水煮沸,捞出打破外皮,与补骨脂、肉豆蔻同煮 20 min 即成。

用法用量:佐餐食用,每日 1 次。

功效:具有温肾健脾、涩肠止泻的功效。适用于糖尿病性腹泻属脾肾两虚者;症见形寒肢冷、腰膝或少腹冷痛、下利清谷、五更泄泻等。

23. 肉桂

【别名】　牡桂、紫桂、大桂、辣桂、桂皮、玉桂等。

【来源】　为樟科植物肉桂 *Cinnamomum cassia* Presl 的干燥树皮。

【资源概述】　樟属植物全世界约 250 种,产于亚洲东部、澳大利亚及太平洋岛屿。我国有 46 种和 1 变型。

【产地、生境与分布】　主产于广西、广东、云南等地。热带及亚热带地区均有栽培,其中尤以广西栽培为多,大多为人工纯林。分布于福建、台湾海南、广东、广西、云南等地。

【采收加工】　多于秋季剥取,阴干。

【鉴别方法】

1.性状鉴别　本品呈槽状或卷筒状,长 30 ~ 40 cm,宽或直径 3 ~ 10 cm,厚 0.2 ~ 0.8 cm。外表面灰棕色,稍粗糙,有不规则的细皱纹及横向突起的皮孔,有的可见灰白色的斑纹;内表面红棕色,略平坦,有细纵纹,划之显油痕。质硬而脆,易折断,断面不平坦,外层棕色而较粗糙,内层红棕色而油润,两层间有 1 条黄棕色的线纹。气香浓烈,味甜、辣。

2.显微鉴别　本品横切面:木栓细胞数列,最内层细胞外壁增厚,木化。皮层散有石细胞和分泌细胞。中柱鞘部位有石细胞群,断续排列成环,外侧伴有纤维束,石细胞通常外壁较薄。韧皮部射线宽 1 ~ 2 列细胞,含细小草酸钙针晶;纤维常 2 ~ 3 个成束;油细胞随处可见。薄壁细胞含淀粉粒。粉末红棕色。纤维大多单个散在,长梭形,长 195 ~ 920 μm,直径约至 50 μm,壁厚,木化,纹孔不明显。石细胞类方形或类圆形,直径 32 ~ 88 μm,壁厚,有的一面菲薄。油细胞类圆形或长圆形,直径 45 ~ 108 μm。草酸钙针晶细小,散在于射线细胞中。木栓细胞多角形,含红棕色物。

3.理化鉴别　取本品粉末 0.5 g,加乙醇 10 mL,冷浸 20 min,时时振摇,滤过,取滤液作为供试品溶液。另取桂皮醛对照品,加乙醇制成每 1 mL 含 1 μL 的溶液,作为对照品溶液。照薄层色谱法试验,吸取供试品溶液 2 ~ 5 μL、对照点溶液 2 μL,分别点于同一硅胶 G 薄层板上,以石油醚(60 ~ 90 ℃)-乙酸乙酯(17∶3)为展开剂,展开,取出,晾干,喷以二硝基苯肼乙醇试液。供试品色谱中,在与对照品色谱相应的位置上,显相同颜色的斑点。

【炮制】 除去杂质及粗皮。用时捣碎。

【化学成分】 肉桂含挥发油,主要成分为桂皮醛,还有乙酸桂皮酯、桂皮酸乙酯、苯甲酸苄酯等。

【性味与归经】 辛、甘,大热。归肾、脾、心、肝经。

【功能主治】 补火助阳,引火归元,散寒止痛,温通经脉。用于阳痿宫冷、腰膝冷痛、肾虚作喘、虚阳上浮、眩晕目赤、心腹冷痛、虚寒吐泻、寒疝腹痛、痛经经闭。

【用法用量】 内服:煎汤,1~5 g。可作为调味品用于肉类、糕点、腌制食品、炒货、蜜饯、饮料的制作。

【注意事项】

1. 阴虚火旺,里有实热,血热妄行出血者忌服。

2. 孕妇慎服。

3. 不宜与赤石脂同用。

【贮藏】 置阴凉干燥处。

【骨科应用】

1. 药物功效 促进胃肠蠕动:肉桂中含有桂皮醛、丁香油酚、甲基丁香油酚等芳香挥发油,这些物质能刺激胃肠道,促进胃肠道蠕动,增加胃液分泌,消除胃肠痉挛。肉桂油还能兴奋神经,促进血液循环。肉桂中芳香油对体内“垃圾”也有清除作用

2. 食物功效 桂皮因含有挥发油而香气馥郁,可使肉类菜肴祛腥解腻,芳香可口,进而令人食欲大增。在日常饮食中适量添加桂皮,可能有助于预防或延缓因年老而引起的2型糖尿病。桂皮能够重新激活脂肪细胞对胰岛素的反应能力,大大加快葡萄糖的代谢。每天在饮料或流质食物里添加1/4到1匙桂皮粉,对2型糖尿病可能起到预防作用。桂皮含苯丙烯酸类化合物,对前列腺增生有治疗作用,而且能增加前列腺组织的血流量,促进局部组织血运的改善。同时桂皮还有药用功效,中医认为,桂皮性热,具有暖胃祛寒、活血舒筋、通脉止痛和止泻的功能。

【药膳举例】

1. 人参肉桂炖乳鸽

材料:人参50 g,肉桂5 g,乳鸽300 g,姜10 g,清水750 g。调味料:盐5 g,鸡精3 g,糖1 g。

制作:乳鸽斩块焯水,人参洗净,肉桂洗净,姜切片待用。净锅上火,放入清水、肉桂、乳鸽、人参、姜片,大火烧开转用小火煲炖35 min,调味即成。

用法用量:佐餐食用,每日1次。

功效:具有温通经脉、散热止痛的功效。适用于久病虚羸、肾精不足、消渴、健忘、血虚、心神不定等症。

2. 肉桂鸡肝

材料:肉桂5 g,精盐2 g,鸡肝2副,料酒10 g。

制作:肉桂清水泡后洗净。鸡肝洗净切成片。然后将肉桂、鸡肝一起放入炖盅内,放入盐和料酒,然后将炖盅置开水锅中,盖上锅盖,隔水炖20 min左右,至熟即可。

用法用量:拣去肉桂,饮汤吃肝。

功效:具有温补肾阳、暖健脾胃的功效。适用于小儿遗尿及老人肾虚腰痛、夜多小便等症。

24.决明子

【别名】 草决明、羊明、羊角、马蹄决明、还瞳子、狗屎豆、假绿豆、马蹄子、羊角豆、野青豆等。

【来源】 为豆科植物决明 *Cassia obtusifolia* L. 或决明(小决明) *Cassia tora* L 的干燥成熟种子。

【资源概述】 决明属植物全世界约 600 种,我国原产 10 余种,包括引种栽培的有 20 余种。

【产地、生境与分布】 主产于安徽、广西、四川、浙江、广东等地。野生于丘陵、路边、荒山、河边山坡疏林下。

【采收加工】 秋季采收成熟果实,晒干,打下种子,除去杂质。

【鉴别方法】

1. 性状鉴别 决明略呈棱方形或短圆柱形,两端平行倾斜,长 3~7 mm,宽 2~4 mm。表面绿棕色或暗棕色,平滑有光泽。一端较平坦,另一端斜尖,背腹面各有 1 条突起的棱线,棱线两侧各有 1 条斜向对称而色较浅的线形凹纹。质坚硬,不易破碎。种皮薄,子叶 2,黄色,呈"S"形折曲并重叠。气微,味微苦。小决明呈短圆柱形,较小,长 3~5 mm,宽 2~3 mm。表面棱线两侧各有 1 片宽广的浅黄棕色带。

2. 显微鉴别 本品粉末黄棕色。种皮栅状细胞无色或淡黄色,侧面观细胞 1 列,呈长方形,排列稍不平整,长 42~53 μm,壁较厚,光辉带 2 条;表面观呈类多角形,壁稍皱缩。种皮支持细胞表面观呈类圆形,直径 10~35 μm,可见两个心形圆圈;侧面观呈哑铃状或葫芦状。角质层碎片厚 11~19 μm。草酸钙簇晶众多,多存在于薄壁细胞中,直径 8~21 μm。

3. 理化鉴别 取本品粉末 1 g,加甲醇 10 mL,浸渍 1 h,滤过,滤液蒸干。残渣加水 10 mL 使其溶解,再加盐酸 1 mL,置水浴上加热 30 min,立即冷却。用乙醚提取 2 次,每次 20 mL,合并乙醚液,蒸干,残渣加三氯甲烷 1 mL 使其溶解,作为供试品溶液。另取橙黄决明素对照品、大黄酚对照品,加无水乙醇-乙酸乙酯(2:1)制成每 1 mL 各含 1 mg 的混合溶液,作为对照品溶液。照薄层色谱法试验,吸取上述两种溶液各 2 μL,分别点于同一硅胶 H 薄层板上,以石油醚(30~60 ℃)-丙酮(2:1)为展开剂,展开,取出,晾干。供试品色谱中,在与对照品色谱相应的位置上,显相同颜色的斑点;置氨蒸气中熏后,斑点变为亮黄色(橙黄决明素)和粉红色(大黄酚)。

【炮制】

1. 决明子:除去杂质,洗净,干燥。用时捣碎。

2. 炒决明子:取净决明子,照清炒法炒至微鼓起、有香气。用时捣碎。

【化学成分】 决明种子含大黄酚、大黄素甲醚、黄决明素、棕榈酸、硬脂酸、油酸甲酯等。

【性味与归经】 甘、苦、咸,微寒。归肝,大肠经。

【功能主治】 清热明目,润肠通便。用于目赤涩痛、羞明多泪、头痛眩晕、目暗不明、大便秘结。

【用法用量】 内服:煎汤,9~15 g。

【注意事项】 气虚便溏者不宜用。

【贮藏】 置干燥处。

【骨科应用】

1. 药物功效 润肠通便:决明子具有缓泻作用,极适于老年人的热结便秘、阴虚肠燥等症,既起到泻下的作用,又不伤害人体正气。

2. 食物功效 决明子还含有多种维生素和丰富的氨基酸、碳水化合物等,饮用决明茶,不仅有助于大便通畅,还能起到清肝明目、降压、调脂等保健功能。

【药膳举例】

1. 决明子粥

材料:决明子 15 g,粳米 50 g,冰糖适量。

制作:先将决明子放锅内炒至微有香气,待冷却后加水煎汁,去渣,加入粳米煮粥,粥将成时加入冰糖,再煮一二沸即成。

用法用量:每日早晚分两次温服。

功效:具有清肝、明目、通便的功效。适宜于高血压、高脂血症,以及习惯性便秘者,并可作为保健食品。

2. 紫菜决明子饮

材料:紫菜 15 g,决明子 15 g,菊花适量。

制作:三味药共同水煎。

用法用量:频饮服。

功效:具有清肝明目、补肾养心的功效。适用于颈椎病伴高血压、视力模糊者。

25. 麦芽

【别名】 大麦蘖、麦蘖、大麦毛、大麦芽。

【来源】 为禾本科植物大麦 *Hordeum vulgare* L. 的成熟果实经发芽干燥的炮制加工品。

【资源概述】 大麦属植物全世界约有 30 种,我国连同栽培种在内共有 15 种(含变种)。本属植物除作为粮食作物外,多为优良牧草,是药食两用资源品种。我国是世界上栽培大麦最早的国家之一,青藏高原是大麦的发源地。

【产地、生境与分布】 分布于全球温带或亚热带的山地或高原地区。我国南北各地均有栽培。

【采收加工】　4—5月果实成熟时采收,晒干,除去杂质。将麦粒用水浸泡后,保持适宜温、湿度,待幼芽长至约5 mm时,晒干或低温干燥。

【鉴别方法】

1. 性状鉴别　本品呈梭形,长8~12 mm,直径3~4 mm。表面淡黄色,背面为外稃包围,具5脉;腹面为内稃包围。除去内外稃后,腹面有1条纵沟;基部胚根处生出幼芽和须根,幼芽长披针状条形,长约5 mm。须根数条,纤细而弯曲。质硬,断面白色,粉性。气微,味微甘。

2. 显微鉴别　本品粉末灰白色。淀粉粒单粒类圆形,直径3~60 μm,脐点人字形或裂隙状。稃片外表皮表面观栓细胞、硅细胞与长细胞、短细胞交互排列;栓细胞新月形,硅细胞扁圆形;长细胞壁厚,紧密深波状弯曲,短细胞类圆形,有稀疏壁孔。麦芒非腺毛细长,多碎断;稃片表皮非腺毛壁较薄,长80~230 μm;鳞片非腺毛锥形,壁稍厚,长30~110 μm。

3. 理化鉴别　取本品粉末5 g,加无水乙醇30 mL,超声处理40 min,滤过。滤液加50%氢氧化钾溶液1.5 mL,加热回流15 min,置冰浴中冷却5 min,用石油醚(30~60 ℃)振摇提取3次,每次10 mL,合并石油醚液,挥干。残渣加乙酸乙酯1 mL使溶解,作为供试品溶液。另取麦芽对照药材5 g,同法制成对照药材溶液。照薄层色谱法试验,吸取上述两种溶液各2 μL,分别点于同一硅胶G薄层板上,使呈条状,以甲苯-三氯甲烷-乙酸乙酯(10∶10∶2)为展开剂,展开,取出,晾干,再以甲苯-三氯甲烷-乙酸乙酯(10∶10∶1)为展开剂,展开,取出,晾干,喷以15%硝酸乙醇溶液,在100 ℃加热至斑点显色清晰,置紫外光灯(365 nm)下检视。供试品色谱中,在与对照药材色谱相应的位置上,显相向颜色的荧光斑点。

【炮制】

1. 麦芽:除去杂质。

2. 炒麦芽:取净麦芽,照清炒法炒至棕黄色,放凉,筛去灰屑。

3. 焦麦芽:取净麦芽,照清炒法炒至焦褐色,放凉,筛去灰屑。

【化学成分】　麦芽主要含α-淀粉酶、β-淀粉酶、催化酶、过氧化异构酶等。另含大麦芽碱、大麦芽胍碱A、大寿芽胍碱B、腺嘌呤、胆碱蛋白质、氨基酸、维生素D、维生素E等。

【性味与归经】　甘、平。归脾、胃经。

【功能主治】　行气消食,健脾开胃,回乳消胀。用于食积不消、脘腹胀痛、脾虚食少、乳汁郁积、乳房胀痛、妇女断乳、肝郁胁痛、肝胃气痛。生麦芽健脾和胃,疏肝行气。用于脾虚食少、乳汁郁积。炒麦芽行气消食回乳。用于食积不消、妇女断乳。焦麦芽消食化滞。用于食积不消、脘腹胀痛。

【用法用量】　内服:煎汤,10~15 g,回乳炒用60 g;或研末。外用:炒研调敷或煎水洗患处。

【注意事项】　哺乳期妇女不宜使用。

【贮藏】　置通风干燥处,防蛀。

【骨科应用】

1. 药物功效　消食：麦芽中富含淀粉、转化糖、蛋白酶脂肪酶等物质，能起到助消化和调整胃肠功能的作用。此外，麦芽还含有"消化酵素"，可用于治疗小儿和老年人病后胃弱引起的食欲减退，而且麦芽富含 B 族维生素，对治疗脚气病也有一定疗效。现代研究发现，麦芽还有降血糖、降血脂、护肝、抗真菌等作用，治疗急性肝炎及体足癣，颇有效力。

2. 食物功效　麦芽中含有的淀粉酶可将淀粉分解成麦芽糖与糊精，对胃蛋白酶的分泌有促进作用，有助消化的功效。麦芽有抗菌的作用，麦芽的提取物中所含的大麦碱，对菌类活性具有一定的抑制作用。

【药膳举例】

1. 麦芽党参茯苓牛肚汤

材料：牛肚 500 g，生麦芽 100 g，党参 50 g，淮山药 50 g，茯苓 50 g，陈皮 6 g，八角 6 g，茴香 6 g，生姜、大枣（去核）各适量。

制作：牛肚浸泡，切块，加水适量，小火炖煮 30 min，再加入生麦芽、党参、淮山药、茯苓、陈皮、八角、茴香、生姜、大枣（去核）。用小火再炖 2 h，加入盐、鸡精等即可。

用法用量：食肉喝汤，佐餐食用。

功效：具有健脾开胃、消食化积的功效。适用于食欲减退、倦怠乏力等症。

2. 麦芽参术健脾茶

材料：炒麦芽 100 g，党参 30 g，白术 15 g，冰糖适量。

制作：麦芽洗净，放入砂锅内，加水适量，大火煮沸后改用小火煎煮 5 min 左右，下入党参、白术，继续煎煮 15 ~ 20 min，调入冰糖，至冰糖溶化，过滤取汁。

用法用量：代茶饮。

功效：具有健脾燥湿、和胃消食的功效。适用于术后消化不良、食欲减退。

26. 赤小豆

【别名】　小豆、红豆、红小豆、小红绿豆、虹拇豆、朱赤豆、金红小豆、朱小豆。

【来源】　为豆科植物赤小豆 *Vigna umbellata* Ohwi et Ohashi 或赤豆 *Vigna angularis* Ohwi et Ohashi 的干燥成熟种子。

【资源概述】　豇豆属植物全世界约 150 种。我国有 16 种、3 亚种及 3 变种。

【产地、生境与分布】　原产亚洲热带地区，我国南部有野生或栽培。

【采收加工】　秋季果实成熟而未开裂时拔取全株，晒干，打下种子，除去杂质，再晒干。

【鉴别方法】

1. 性状鉴别　赤小豆呈长圆形而稍扁，长 5 ~ 8 mm，直径 3 ~ 5 mm。表面紫红色，无光泽或微有光泽；一侧有线形突起的种脐，偏向一端，白色，约为全长 2/3，中间凹陷成纵沟；另侧有 1 条不明显的棱脊。质硬，不易破碎。子叶 2，乳白色。气微，味微甘。赤豆呈短圆柱形,两端较平截或钝圆,直径 4 ~ 6 mm。表面暗棕红色,有光泽,种脐不突起。

2. 显微鉴别 本品横切面:赤小豆种皮表皮为 1 列栅状细胞,种脐处 2 列,细胞内含淡红棕色物,光辉带明显。支持细胞 1 列,呈哑铃状,其下为 10 列薄壁细胞,内侧细胞呈颓废状。子叶细胞含众多淀粉粒,并含有细小草酸钙方晶和簇晶。种脐部位栅状细胞的外侧有种阜,内侧有管胞岛,椭圆形,细胞壁网状增厚,其两侧为星状组织,细胞呈星芒状,有大型细胞间隙。赤豆子叶细胞偶见细小草酸钙方晶,不含簇晶。

【化学成分】 含有儿茶素、表儿茶素、3-羟甲基呋喃葡萄糖苷、杨梅素-3-O-β-D-葡萄糖苷、槲皮素 7-O-β-D-葡萄糖苷、儿茶素-5-O-β-D-葡萄糖苷、儿茶素 5-O-β-D-葡萄糖苷、槲皮素-3′-O-α-L-鼠李糖苷、(±)二氢槲皮、槲皮素、没食子酸乙酯、丙二醇。

【性味与归经】 甘、酸,平。归心、小肠经。

【功能主治】 利水消肿,解毒排脓。用于脚气浮肿,黄疸尿赤,风湿热痹,痈肿疮毒,肠痈腹痛。

【用法用量】 内服:煎汤,9 ~ 30 g;或入散剂。外用:适量,生研调敷患处;或煎汤洗患部。

【注意事项】

1. 赤小豆来源有二,功效应用大致相同,赤小豆偏凉,药用力优;赤豆甘平略偏于补,多当食物。二者已混用。

2. 豆科植物相思子的种子,俗称"红豆",辛、苦、平,有大毒,与赤小豆不可混用,以免中毒。

3. 赤小豆能通利水道,故尿多、身体消瘦之人忌食。晋代名医陶弘景说赤小豆:"性逐津液,久食令人枯瘦。"《食性本草》载赤小豆:"久食瘦人。"《本草纲目》载":赤小豆,其性下行,久服则降令太过,津液渗泄,所以令肌瘦身重也。"故而在食用赤小豆时应当注意不能久食。

【骨科应用】

1. 药物功效 利水消肿:中医认为,赤小豆其性甘酸而平,有利水除湿、和血排脓、消肿解毒之功效。《本草纲目》说:"赤小豆,心之谷也。其性下行,通于小肠,能入阴分治有形之病。"《药性本草》载,赤小豆可"治热毒,散恶血,除烦懑,通气,健脾胃,令人美食"。

2. 食物功效 日常一般用于煮饭、煮粥、做赤豆汤或冰棍、雪糕之类。由于赤小豆淀粉含量较高,蒸后呈粉沙性有独特的香气,故常用来做成豆沙,以供各种糕团面点的馅料。赤小豆还可发制赤豆芽,食用同绿豆芽。

【贮藏】 置干燥处,防蛀。

【药膳举例】

1. 赤小豆煲排骨

材料:赤小豆 100 g、排骨 300 g、食盐适量。

制作:将赤小豆和排骨分别洗净;置入砂锅中,注入清水,旺火、烧滚,约 40 min 后,改文火再熬约 2 h,至赤小豆起沙,排骨酥软为止,放入食盐调味即可。

用法用量:佐餐食用。

功效:具有生津液、利小便、去湿气的功效。适用于风湿骨痛、对头痛也有辅助作用。

2.赤小豆冬瓜猪手汤

材料:冬瓜 640 g,赤小豆 40 g,盐 2 g,白砂糖 5 g。

制作:将猪手余水后与赤小豆一起入锅,文火煮 2 h,加入盐、白砂糖调味,即可。

用法用量:食肉喝汤,佐餐食用。

功效:具有祛湿消肿的功效。适用于风湿骨痛等症。

27. 花椒

【别名】 大椒、秦椒、蜀椒、南椒、巴椒、蕉蔽、汗椒、陆拨、汉椒、川椒、点椒。

【来源】 为芸香科植物青椒 *Zanthoxylum schinifolium* Sieb. et Zucc. 或花椒 *Zanthoxylum bungeanum* Maxim. 的干燥成熟果皮。

【资源概述】 花椒属植物全世界约有 250 种。我国有 39 种及 14 变种。

【产地、生境与分布】 产于青海(循化)、甘肃、陕西南部、四川西部及西北部(理县、黑水、茂县、宝兴等县),喜生于阳光充足、温暖肥沃处,生于林缘、灌丛或坡地石旁,各地也有栽培。

【采收加工】 秋季采收成熟果实,晒干,除去种子和杂质。

【鉴别方法】

1. 性状鉴别 青花椒多为 2 ~ 3 个上部离生的小蓇葖果,集生于小果梗上,蓇葖果球形,沿腹缝线开裂,直径 3 ~ 4 mm。外表面灰绿色或暗绿色,散有多数油点和细密的网状隆起皱纹;内表面类白色,光滑。内果皮常由基部与外果皮分离。残存种子呈卵形,长 3 ~ 4 mm,直径 2 ~ 3 mm,表面黑色,有光泽。气香,味微甜而辛。花椒蓇葖果多单生,直径 4 ~ 5 mm。外表面紫红色或棕红色,散有多数疣状突起的油点,直径 0.5 ~ 1.0 mm,对光观察半透明;内表面淡黄色。香气浓,味麻辣而持久。

2. 显微鉴别 青椒粉末暗棕色。外果皮表皮细胞表面观类多角形,垂周壁平直,外平周壁具细密的角质纹理,细胞内含橙皮苷结晶。内果皮细胞多呈长条形或类长方形,壁增厚,孔沟明显,镶嵌排列或上下交错排列。草酸钙簇晶偶见,直径 15 ~ 28 μm。花椒粉末黄棕色。外果皮表皮细胞垂周壁连珠状增厚。草酸钙簇晶较多见,直径 10 ~ 40 μm。

3. 理化鉴别 取本品粉末 2 g,加乙醚 10 mL,充分振摇,浸渍过夜,滤过,滤液挥发至 1 mL,作为供试品溶液。另取花椒对照药材 2 g,同法制成对照药材溶液。照薄层色谱法试验,吸取上述两种溶液各 5 μL,分别点于同一硅胶 G 薄层板上,以正己烷-乙酸乙酯 (4:1)为展开剂,展开,取出,晾干,置紫外光(365 nm)下检视。供试品色谱中,在与对照药材色谱相应的位置上,显相同的红色荧光主斑点。

【炮制】

1. 花椒:除去椒目、果柄等杂质。

2. 炒花椒:取净花椒,照清炒法炒至有香气。

【化学成分】 主含挥发油。

【**性味与归经**】　辛,温。归脾、胃、肾经。

【**功能主治**】　温中止痛,杀虫止痒。用于脘腹冷痛、呕吐泄泻、虫积腹痛;外治湿疹、阴痒。

【**用法用量**】　内服:煎汤,3~6 g;或入丸、散。外用:适量,煎汤熏洗或含漱;研末调敷。还可作为调味品。

【**注意事项**】　孕妇慎服。

【**贮藏**】　置通风干燥处。

【**骨科应用**】

1. 药物功效　温中止痛:中医认为,花椒性味辛温,归脾、胃、肾经,有温中散寒、杀虫止痛之功。《神农本草经》言其"主风邪气,温中除寒痹,坚齿发,明目"。《本草纲目》言其"散寒除湿,解郁结,消宿食,通三焦,温脾胃,补右肾命门,杀蛔虫,止泄泻"。《日华子诸家本草》言其"壮阳,暖腰膝,缩小便"。药理研究表明,花椒有驱蛔作用,并能促进胃肠运动,有助消化作用。煮粥服食,对脘腹冷痛、虫积腹痛及小儿消化不良等,甚效。加生姜同用,可提高花椒温中止痛作用。

2. 食物功效　花椒是中国特有的香料,位列调料"十三香"之首。红烧、卤味泡菜、鸡鸭鱼羊牛等菜均可用到它。花椒种子可榨油。花椒气味芳香,可除各种肉类的腥膻臭气,能促进唾液分泌、增加食欲;花椒能使血管扩张,从而能起到降低血压的作用;服食花椒水能驱除寄生虫。

【**药膳举例**】

1. 花椒鸡

材料:花椒5 g,鸡1只(约300 g),酱油5 mL,味精4 g,香油5 mL,姜5 g,盐3 g,醋4 mL,葱4 g。

制作:将预先处理好的整鸡放入开水锅内煮至九分熟取出,剁成块。把鸡皮朝下在碗内逐块摆放整齐,劈成两块的鸡头和碎鸡块及姜、葱放在上面。用香油在武火上炸焦花椒,连油一起倒进盛有鸡块的碗里,将酱油、醋、盐、味精等一起调匀,也倒进盛有鸡块的碗里。

用法用量:佐餐食用。

功效:具有除湿健胃、温中散寒的功效。适用于老年人病后腰酸腿软等症。

2. 花椒生姜粥

材料:干姜5片,高良姜4 g,花椒3 g,粳米100 g,红糖15 g。

制作:大米洗净,清水浸泡半小时;生姜洗净,切丝。锅内加清水煮沸,放入大米,煮沸后转中火慢煮至米粒熟软。加入花椒、姜丝同煮至粥熟,加盐搅拌均匀即可。

用法用量:每日早晚各1次,长期服食可见效。

功效:具有温中散寒、除湿止痛的功效。适用于脾胃虚寒、心腹冷痛、呕吐、呃逆、口吐清水、肠鸣腹泻及风寒湿痹引起的腰膝不健、疼痛等症。

28. 芡实

【别名】　卵菱、鸡瘫、鸡头实、雁喙实、鸡头、雁头、鸿头等。

【来源】　为睡莲科植物芡 *Euryale ferox* Salisb. 的干燥成熟种仁。

【资源概述】　芡实属植物仅有 1 种。

【产地、生境与分布】　我国南北各省均产,生于池塘、湖沼中。

【采收加工】　秋末冬初采收成熟果实,除去果皮,取出种子,洗净,再除去硬壳(外种皮),晒干。

【鉴别方法】

1. 性状鉴别　本品呈类球形,多为破粒,完整者直径 5～8 mm。表面有棕红色或红褐色内种皮,一端黄白色,约占全体 1/3,有凹点状的种脐痕,除去内种皮显白色。质较硬,断面白色,粉性。气微,味淡。

2. 显微鉴别　本品粉末类白色。主为淀粉粒,单粒类圆形,直径 1～4 μm,大粒脐点隐约可见;复粒多数由百余分粒组成,类球形,直径 13～35 μm,少数由 2～3 分粒组成。

3. 理化鉴别　取本品粉末 2 g,加二氯甲烷 30 mL,超声处理 15 min,滤过,滤液蒸干。残渣加乙酸乙酯 2 mL 使其溶解,作为供试品溶液。另取芡实对照药材 2 g,同法制成对照药材溶液。照薄层色谱法试验,吸取上述两种溶液各 10 μL,分别点于同一硅胶 G 薄层板上,以正己烷-丙酮(5∶1)为展开剂,展开,取出,晾干,喷以 10% 硫酸乙醇溶液,在 105 ℃加热至斑点显色清晰。供试品色谱中,在与对照药材色谱相应的位置上,显相同颜色的斑点。

【炮制】

1. 芡实:除去杂质。

2. 麸炒芡实:取净芡实,照麸炒法炒至微黄色。

【化学成分】　芡实含有大量蛋白质、钙、磷、铁、脂肪、淀粉、维生素 B_1、维生素 B_2、维生素 C、粗纤维、胡萝卜素等。

【性味与归经】　甘、涩,平,归脾、肾经。

【功能主治】　益肾固精,补脾止泻,除湿止带。用于遗精滑精、遗尿尿频、脾虚久泻、白浊、带下。

【用法用量】　内服:煎汤,9～15 g。

【注意事项】

1. 芡实性涩滞气,一次忌食过多,否则难以消化。

2. 大小便不利者、尿赤者、便秘者、婴儿及妇女产后者不宜食用。

【贮藏】　置通风干燥处,防蛀。

【骨科应用】

1. 药物功效　中医认为,芡实性味甘、涩、平,入脾、肾、心经,有补脾止泻,固肾涩精之功,对肾虚遗精、脾虚泄泻、妇女带下、小便不禁或频数等甚效。据研究证实每 100 g 芡实(干品)含蛋白质 118 g,脂肪 0.2 g,碳水化合物 75.4 g。此外,还含有矿物质钙、磷、铁及维生素 B$_2$、维生素 C 等。芡实含碳水化合物极为丰富,而脂肪含量低,因而容易被人体消化吸收,尤其适用于老年人服用。

2. 食物功效　芡实被誉水中人参,古药书中说芡实是"婴儿食之不老,老人食之延年"的粮菜佳品,它具有"补而不峻""防燥不腻"的特点,芡实含有丰富的淀粉,可为人体提供热能,并含有多种维生素和碳物质,保证体内营养所需成分。

【药膳举例】

1. 芡实羊肉汤

材料:芡实 100 g,羊肉 100 g,味精、盐少许。

制作:将芡实和羊肉洗净、切块。入锅加水,用文火共煮 2~3 h。汤飘香后,加味精、盐调味即成。

用法用量:吃肉喝汤。

功效:具有滋养强壮、补中益气、开胃健脾、固肾养精的功效。适用于脾胃虚弱并具有食欲减退、胃脘满闷、大便溏稀等症状的人。

2. 芡实桂圆粥

材料:芡实 60 g,桂圆肉 50 g,糯米 100 g。

制作:将芡实、桂圆肉、糯米洗净,入锅,加水同煮。粥沸后,改文火再煮 10 min 即成。

用法用量:每日空腹食 1~2 次。

功效:具有益精强志、聪耳明目、通五脏、润颜色的功效。

29. 杏仁

【别名】　杏核仁、杏子、木落子、苦杏仁、杏梅仁、杏、甜梅。

【来源】　本品为蔷薇科植物山杏 *Prunus armeniaca* L. var. *ansu* Maxim.、西伯利亚杏 *Prunus sibirica* L.、东北杏 *Prunus mandshurica*(Maxim.)Koehne 或杏 *Prunus armeniaca*. L. 的干燥成熟种子。

【资源概述】　杏属植物全世界 8 种,我国产 7 种,本属现供药用者 4 种。

【产地、生境与分布】　产于全国各地,多数为栽培,尤以华北、西北和华东地区种植较多,少数地区也为野生,在新疆伊犁一带野生成纯林或与新疆野生苹果林混生。

【采收加工】　夏季采收成熟果实,除去果内和核壳,取出种子,晒干。

【鉴别方法】

1. 性状鉴别　本品呈扁心形,长 1.0~1.9 cm,宽 0.8~1.5 cm,厚 0.5~0.8 cm。表面黄棕色至深棕色,一端尖,另端钝圆,肥厚,左右不对称,尖端一侧有短线形种脐,圆端合点处向上具多数深棕色的脉纹。种皮薄,子叶 2,乳白色,富油性。气微,味苦。

2. 显微鉴别　种皮表面观:种皮石细胞单个散在或数个相连,黄棕色至棕色,表面观类多角形、类长圆形或贝壳形,直径 25~150 μm。种皮外表皮细胞浅橙黄色至棕黄色,常与种皮石细胞相连,类圆形或多边形,壁常皱缩。

3. 理化鉴别　取本品粉末 2 g,置索氏提取器中,加二氯甲烷适量,加热回流 2 h,弃去二氯甲烷液,药渣挥干。残渣加甲醇 30 mL,加热回流 30 min,放冷,滤过,滤液作为供试品溶液。另取苦杏仁苷对照品,加甲醇制成每 1 mL 含 2 mg 的溶液,作为对照品溶液。照薄层色谱法试验,吸取上述两种溶液各 3 μL,分别点于同一硅胶 G 薄层板上,以三氯甲烷-乙酸乙酯-甲醇-水(15∶40∶22∶10)5 ~ 10 ℃ 放置 12 h 的下层溶液为展开剂,展开,取出,立即用 0.8% 磷钼酸的 15% 硫酸乙醇溶液浸板,在 105 ℃ 加热至斑点显色清晰。供试品色谱中,在与对照品色谱相应的位置上,显相同颜色的斑点。

【炮制】

1. 苦杏仁:用时捣碎。

2. 炸苦杏仁:取净苦杏仁,照炸法去皮。用时捣碎。

【化学成分】　种仁含苦杏仁苷、野樱苷、脂肪油等。

【性味与归经】　苦,微温;有小毒。归肺,大肠经。

【功能主治】　降气止咳平喘,润肠通便。用于咳嗽气喘,胸满痰多,肠燥便秘。

【用法用量】　内服:煎汤,5 ~ 10 g,生品入煎剂后下;或入丸、散。外用:捣敷患处。

【注意事项】

1. 阴虚咳喘及大便溏泻者忌用。

2.《本草纲目》言杏仁"生食,多伤筋骨"。

3. 杏仁有苦杏仁、甜杏仁之分,一般入药多为苦杏仁,人多食为甜杏仁。

4. 杏仁含有苦杏仁苷,其经水解后可产生氢氰酸,小剂量氢氰酸能镇静呼吸中枢,使呼吸运动趋于安静而奏止咳平喘之效,但氢氰酸是剧毒物质,人的致死量约为 0.5 g。故使用时应予注意。所以苦杏仁一次服用不可过多,每次以不超过 10 g 为宜。

【贮藏】　置阴凉干燥处,防蛀。

【骨科应用】

1. 药物功效

(1)止咳平喘:清代医家黄宫绣说"杏仁既有发散风寒之能,复有下气除喘之力,凡肺经感受风寒,无不可以调治"。苦杏仁、甜杏仁均有润肺功效。苦杏仁苦辛宣肺,多用治外感肺实之喘咳;甜杏仁甘平润肺,药力较缓,适用于老人体虚及虚劳咳喘者。

(2)润肠通便:苦杏仁味苦质润,苦能下气,润能通秘,常用于治疗大便秘结(包括老年便秘、产后便秘等)。甜杏仁含维生素 A、维生素 B_1、维生素 B_2、维生素 C 以及脂肪、蛋白质、钙、磷、铁等成分,亦可补虚润下通便。

2. 食物功效　杏仁含有丰富的营养成分,特别富含蛋白质、脂肪、矿物质和维生素,营养价值很高。100 g 杏仁与 100 g 牛奶相比,所含钙比牛奶高 3 倍,钾高 4 倍,磷高 6 倍。镁有助于酶的活化和强化神经、肌肉的功能;锌是多种酶的成分;铜在提高酶活性、头发生长和色素沉着、结缔组织的发育和血红细胞形成中起着重要作用。杏仁所含蛋白质高于一般谷类作物二倍之多,其氨基酸的种类与谷物种类互补。甜杏仁中还含有水苏糖、杏仁球蛋白质等。杏仁是必需的多不饱和脂肪酸——亚油酸、镁和磷的极好来源,而且也是蛋白质、维生素 E、钙、铁、锌、铜和 B 族维生素的良好来源。

【药膳举例】

1. 杏仁粒大米粥

材料:杏仁 15 g,大米 90 g,黑芝麻、白糖各 30 g。

制作:把杏仁用开水浸泡 15 min,去掉外衣,洗净,切成小粒状,再用冷水浸泡;大米洗净,用冷水浸泡 30 min;然后将杏仁粒和大米、黑芝麻搅匀磨烂后,加入清水 600 mL,过滤去渣,倒入砂锅中,将砂锅置于火上,加水 500 mL,再加入白糖,把杏仁浆慢慢倒入砂锅中,边煮边搅,直至煮成浓汁,盖上锅盖,熄火闷 5 min 即可。

用法用量:可随意饮用。

功效:具有润肠通便、益气健脾的功效。适用于骨伤科患者手术后便秘者食用。

2. 杏仁苹果豆腐羹

材料:豆腐 3 块,杏仁 24 粒,苹果 1 个,香菇 4 个,食盐、菜油、糖、味精各少许,淀粉适量。

制作:将豆腐切成小块,置水中泡一下捞出;香菇洗净,切碎,和豆腐煮至滚开,加上食盐、菜油、糖,用淀粉同调成芡汁,制成豆腐羹;杏仁用温水泡一下,去皮;苹果洗净去皮切成粒,同搅成茸。豆腐羹冷却后,加上杏仁、苹果糊、味精拌匀,即成杏仁苹果豆腐羹。

用法用量:随意服用。

功效:此药膳含有丰富的蛋白质和铁质,可提高免疫力,防治贫血发生。

30. 牡蛎

【别名】 蛎黄,海蛎子,蚝,蚵,蛎子。

【来源】 本品为牡蛎科动物长牡蛎 *Ostrea gigas* Thunberg、大连湾牡蛎 *Ostrea talien-whanensis* Crosse 或近江牡蛎 *Ostrea rivularis* Gould 的贝壳。

【资源概述】 主产江苏、福建、广东、浙江、河北、辽宁及山东等沿海一带。

【产地、生境与分布】 以壳黏着在其他物体上而行固着。一般分布在潮间带和潮下带水深不超过 10 m 的范围内,为全球性分布种类。

【采收加工】 全年均可捕捞,去肉,洗净,晒干。

【鉴别方法】

1. 性状鉴别 长牡蛎呈长片状,背腹缘几平行,长 10～50 cm,高 4～15 cm。右壳较小,鳞片坚厚,层状或层纹状排列。壳外面平坦或具数个凹陷,淡紫色、灰白色或黄褐色;内面瓷白色,壳顶二侧无小齿。左壳凹陷深,鳞片较右壳粗大,壳顶附着面小。质硬,断面层状,洁白。气微,味微咸。大连湾牡蛎呈类三角形,背腹缘呈八字形。右壳外面淡黄色,具疏松的同心鳞片,鳞片起伏呈波浪状,内面白色。左壳同心鳞片坚厚,自壳顶部放射肋数个,明显,内面凹下呈盒状,铰合面小。近江牡蛎呈圆形、卵圆形或三角形等。右壳外面稍不平,有灰、紫、棕、黄等色,环生同心鳞片,幼体者鳞片薄而脆,多年生长后鳞片层层相叠,内面白色,边缘有的淡紫色。

2. 显微鉴别　本品粉末灰白色。珍珠层呈不规则碎块,较大碎块呈条状或片状,表面隐约可见细小条纹。棱柱层少见,断面观呈棱柱状,断端平截,长 29～130 μm,宽 10～36 μm。有的一端渐尖,亦可见数个并列成排;表面观呈类多角形、方形或三角形。

3. 理化鉴别　取本品粉末 2 g,加稀盐酸 15 mL 即产生大量气泡,滤过,滤液用氢氧化钠试液调节 pH 至 10,静置,离心(转速为每分钟 12000 转)10 min。取沉淀置 15 mL 安瓿中,加 6.0 mol/L 盐酸 10 mL,150 ℃ 水解 1 h。水解液蒸干,残渣加 10% 异丙醇 - 0.1 mol/L 盐酸溶液 1 mL 使溶解,作为供试品溶液。另取牡蛎对照药材 2 g,同法制成对照药材溶液。照薄层色谱法试验,吸取上述两种溶液各 2 μL,分别点于同一硅胶 G 薄层板上以正丁醇 - 冰醋酸 - 水 - 丙酮 - 无水乙醇 - 茚三酮丙酮溶液(0.5%)(40：14：12：5：4：4)为展开剂,展开,取出,晾干,在 105 ℃ 加热至斑点显色清晰。供试品色谱中,在与对照药材色谱相应的位置上,显相同颜色的斑点。

【炮制】

1. 牡蛎:洗净,干燥,碾碎。

2. 煅牡蛎:取净牡蛎,照明煅法煅至酥脆。

【化学成分】　主含碳酸钙,尚含镁、锶、铁、钾、钦、锰等。

【性味与归经】　咸,微寒。归肝、胆、肾经。

【功能主治】　重镇安神,潜阳补阴,软坚散结。用于惊悸失眠、眩晕耳鸣、瘰疬痰核、癥瘕痞块。煅牡蛎收敛固涩、制酸止痛。用于自汗盗汗、遗精滑精、崩漏带下、胃痛吞酸。

【用法用量】　内服:煎汤,9～30 g,先煎。

【注意事项】　脾胃虚寒、滑精早泄、慢性腹泻、便溏者不宜多食。

【贮藏】　置干燥处。

【骨科应用】

1. 药物功效

(1)清肺补心,滋阴补血:牡蛎中所含的硒可以调节神经、稳定情绪。经常失眠的人,晚饭可以吃牡蛎炖百合,能够治疗失眠、滋阴养血。

(2)增强免疫力:牡蛎富含天然牛磺酸。牛磺酸有消炎解毒、保肝利胆、降血脂、促进幼儿大脑发育及安神健脑等作用。同时,牡蛎是防治肝内胆汁淤积症的良药,对矫正孕妇贫血、恢复产妇体力、久卧的病人均有好处。

2. 食物功效　牡蛎中富含多种矿物质、微量元素和丰富的维生素 A,维生素 B_1,维生素 B_2,维生素 D 等,含碘量比牛乳或蛋黄高 200 倍。牡蛎中的糖原还可直接为机体吸收利用,从而能减轻胰腺负担,故对糖尿病十分有益。牡蛎中高含量的牛磺酸,颇为营养学家及临床学者所重视。牛磺酸是一种含硫氨基酸,具有多种生理活性。其对婴儿的视网膜和中枢神经的正常发育具有重要的生理作用。

【药膳举例】

1. 龙骨牡蛎煎

材料:龙骨 30 g,牡蛎 30 g,醋,细盐。

制作:将龙骨、牡蛎洗净放入铁锅中煎煮 10 min,加入醋 10 mL,再煎 60 min,调入细盐去渣饮汤。

用法用量:1 日 3 次,每次 30 mL。

功效:具有平肝潜阳、镇静安神的功效。辅助治疗小儿佝偻病。

2. 龙牡汤

材料:龙骨、牡蛎各 30 g,山茱萸 10 g,大米 100 g。

制作:将龙骨、牡蛎打碎煮约 1 h,再加山茱萸煎半小时,用纱布过滤,滤出药汁;再煎取液 2 次(每次约 40 min),把 3 次药汁合并在一起。大米淘净入锅,倒入药汁,加适量水煮粥。

用法用量:分成 2 份,早、晚食用,宜常服食。

功效:具有补益脾胃、壮骨敛汗、镇惊安神的功效。适用于佝偻病,证见面色无华、神疲消瘦、夜惊多梦、头方发稀、鸡胸龟背、筋骨酸软等。

31. 佛手

【别名】 佛手香橼、蜜筩柑、蜜罗柑、福寿柑、五指柑、手柑。

【来源】 为芸香科植物佛手 *Citrus medica* L. var. *sarcodactylis* Swingle 的干燥果实。

【资源概述】 柑橘属全世界 20 种,我国引进栽培的有 15 种,其中多数为栽培种。

【产地、生境与分布】 本种在长江以南各地多有栽种。产于浙江的称兰佛手(主产地在兰溪市),产于福建的称闽佛手,产于广东和广西的称广佛手,产于四川和云南的分别为川佛手与云佛手或统称川佛手。

【采收加工】 秋季果实尚未变黄或变黄时采收,纵切成薄片,晒干或低温干燥。

【鉴别方法】

1. 性状鉴别 本品为类椭圆形或卵圆形的薄片,常皱缩或卷曲,长 6 ~ 10 cm,宽 3 ~ 7 cm,厚 0.2 ~ 0.4 cm。顶端稍宽,常有 3 ~ 5 个手指状的裂瓣,基部略窄,有的可见果梗痕。外皮黄绿色或橙黄色,有皱纹和油点。果肉浅黄白色,散有凹凸不平的线状或点状维管束。质硬而脆,受潮后柔韧。气香,味微甜后苦。

2. 显微鉴别 粉末淡棕黄色。中果皮薄壁组织众多,细胞呈不规则形或类圆形,壁不均匀增厚。果皮表皮细胞表面观呈不规则多角形,偶见类圆形气孔。草酸钙方晶成片存在于多角形的薄壁细胞中,呈多面形、菱形或双锥形。

3. 理化鉴别 取本品粉末 1 g,加无水乙醇 10 mL,超声处理 20 min,滤过,滤液浓缩至干。残渣加无水乙醇 0.5 mL 使其溶解,作为供试品溶液。另取佛手对照药材 1 g,同法制成对照药材溶液。照薄层色谱法试验,吸取上述两种溶液各 2 μL,分别点于同一硅胶 G 薄层板上,以环己烷−乙酸乙酯(3∶1)为展开剂,展开,取出,晾干,置紫外光灯(365 nm)下检视。供试品色谱中,在与对照药材色谱相应的位置上,显相同颜色的荧光斑点。

【炮制】 除去杂质;或润透,切丝,干燥。

【化学成分】 含挥发油、黄酮、香豆精、多糖、橙皮苷、柠檬油素、6,7−二甲氧基香豆素、香叶木素、香叶木苷、白当归素、5−甲氧基糠醛等成分。

【性味与归经】 辛、苦、酸,温。归肝、脾、胃、肺经。

【功能主治】 疏肝理气,和胃止痛,燥湿化痰。用于肝胃气滞、胸胁胀痛、胃脘痞满、食少呕吐、咳嗽痰多。

【用法用量】 内服:煎汤,3~10 g。可作为调味品用于肉类、糕点、腌制食品、炒货、蜜饯、饮料的制作。

【注意事项】 凡阴虚火旺、肝阳上亢或肝火上炎、胃阴不足、元气滞者慎用。

【贮藏】 置阴凉干燥处,防霉,防蛀。

【骨科应用】

1. 药物功效

(1)改善胃肠功能:佛手理气和中,疏肝解郁,可用于骨伤后肝胃不和、气滞胃痛、胸闷胁痛、食欲减退、恶心呕吐等。佛手中提取的天然香豆素类化合物佛手苷内酯,目前已用于炎症和肿瘤等方面的治疗。

(2)抗骨质疏松:有研究证实佛手苷内酯能明显促进成骨细胞增殖分化及新骨形成,诱导破骨细胞及其前体细胞凋亡而抑制骨吸收,可用于治疗骨折骨软化和骨质疏松症。

2. 食物功效 佛手含有人体所需的氨基酸、维生素及多种微量元素,饮用可以缓解疲劳,还能美容养颜,对于解酒也有好处。

【药膳举例】

1. 佛手砂仁粥

材料:佛手 15 g,砂仁 6 g,粳米 100 g。

做法:将佛手、砂仁加水煎煮,去渣取汁,加粳米煮成粥。

用法用量:每日 1 剂,温热食。

功效:具有疏肝理气、和胃消噯的功效。适用于肝胃不和之噯气腹胀。

2. 佛手菊花饮

材料:佛手 10 g,菊花 10 g,白糖适量。

做法:水煮佛手、菊花,去渣取汁,加入白糖。

用法用量:代茶饮。

功效:具有疏肝清热的功效。适用于肝气郁结胁痛不舒者。

32. 余甘子

【别名】 余甘、土橄榄、望果、油甘子、牛甘子、橄榄子、喉甘干、鱼木果。

【来源】 为大戟科植物余甘子 *Phyllanthus emblica* L. 的干燥成熟果实。

【资源概述】 叶下珠属植物全世界约 600 种,我国产 33 种及 4 变种。现已作药用达 11 种。

【产地、生境与分布】 产于江西、福建、台湾、广东、海南、广西、四川、贵州和云南等省区,生于海拔 200~2300 m 山地疏林、灌丛、荒地或山沟向阳处。

【采收加工】　冬季至次春果实成熟时采收,除去杂质,干燥。

【鉴别方法】

1. 性状鉴别　果实球形或扁球形、直径 1.2~2.0 cm。表面棕褐色至墨绿色,有淡黄色颗粒状突起,具皱纹及不明显的 6 棱,果梗长约 1 mm,外果皮厚 1~4 mm,质硬而脆。内果皮黄白色,硬核样,表面略具 6 棱,背缝线的偏上部有数条筋脉纹,干后裂成 6 瓣。种子 6 颗,近三棱形、棕色。气微,味酸涩、回甜。

2. 显微鉴别　粉末淡棕黄色。外果皮表皮细胞呈不规则多角形或类方形,壁厚。种皮栅栏细胞表面观呈多角形,断面观呈类长方形,排列紧密,直径 53~96 μm,壁极厚,孔沟细密,胞腔明显。纤维单个散在或数个成群,长条形,直径 12~29 μm,两端多圆钝,壁厚而木化,有的胞腔内含黄棕色物。石细胞圆三角形或不规则形,直径 17~75 μm,壁厚,孔沟明显。草酸钙簇晶直径 7~66 μm,并可见草酸钙方晶。

3. 理化鉴别　取本品粉末 0.5 g,加乙醇 20 mL,超声处理 20 min,滤过,滤液蒸干。残渣加水 20 mL 使溶解,加乙酸乙酯 30 mL 振摇提取,取乙酸乙酯液,蒸干。残渣加甲醇 1 mL 使溶解,作为供试品溶液。另取余甘子对照药材 0.5 g,同法制成对照药材溶液。照薄层色谱法试验,吸取上述两种溶液各 2 μL,分别点于同一硅胶 G 薄层板上,以三氯甲烷-乙酸乙酯-甲醇-甲酸(9:9:3:0.2)为展开剂,展开,取出,晾干,喷以 10% 硫酸乙醇溶液,热风吹至斑点显色清晰,置紫外光灯 365 nm 下检视。供试品色谱中,在与对照药材色谱相应的位置上,显相同颜色的荧光斑点。

【化学成分】　果实含鞣质。果皮含没食子酸、油柑酸、余甘子酚。种子含亚麻酸、亚油酸等。

【性味与归经】　甘、酸、涩,凉。归肺、胃经。

【功能主治】　清热凉血,消食健胃,生津止咳。用于血热血瘀、消化不良、腹胀、咳嗽、喉痛、口干。

【用法用量】　内服:3~9 g,多入丸、散服。可制作蜜饯、糖果、果酱、果汁等。

【注意事项】　脾胃虚寒者慎服。

【贮藏】　置阴凉干燥处。

【骨科应用】

1. 药物功效　含有余甘子的藏药复方应用于多种疾病的治疗,骨科主要用于缓解风湿性关节炎、膝关节等引起的疼痛。余甘子提取物正丁醇和乙酸乙酯对大鼠痛风性关节炎有明显的抗炎、镇痛作用。

2. 食物功效　余甘子除含有蛋白质、脂肪、碳水化合物、矿物质、维生素 A 及 B 族维生素以外,还富含维生素 C 和维生素 PP。其中维生素 C 每百克高达 370~1416 mg,是橙子的 20 倍,苹果的 160 倍。维生素 PP 含量也很丰富,每百克达 595~3165 mg。尤为可贵的是,余甘子鲜果虽经 100 ℃ 高温烘烤 4 h 或烈日暴晒 20 h,其维生素 C 仍然保存 79%~93%,这在果类中实属罕见。因此,余甘子不论是鲜果,还是蒸熟晒干制成蜜饯等食品,都能为人体提供丰富的维生素 C。而维生素 C 是人体细胞间质的主要成分,具有调节生理功能,抑制致癌物质亚硝酸盐对人体的危害,增强机体抗病功能等诸多作用;维生素 PP 有增强毛细血管壁弹性和韧性之功。

【药膳举例】

1. 余甘子瘦肉汤

材料:余甘子干品 5 g,瘦肉 50 g,生姜 3 片,盐适量(1 人份)。

做法:将瘦肉清洗干净剁成肉泥后放入炖盅,加入余甘子,生姜,适量的清水,隔水炖 1 h,根据个人口感加入适量的盐即可。

用法用量:适量。

功效:具有除烦生津、甘润益气的功效。

2. 蜜饯余甘子

材料:余甘子、蜂蜜。

制法:新鲜余甘子洗净晾干,放入蜂蜜中浸渍一星期后即可用。

用法用量:每次食 10 ~ 15 枚。

功效:具有温补肾阳、暖健脾胃的功效。适应于阳痿、精亏血少、肝盛火起者食用。

33. 沙棘

【别名】　达尔、沙枣、醋柳果、大尔卜兴、醋柳、酸刺子、酸柳。

【来源】　为胡颓子科植物中国沙棘 *Hippophaerhamnoides* L. 的干燥成熟果实。

【资源概述】　沙棘属植物现有 7 种及 11 亚种,中国产有 7 种及 7 亚种。

【产地、生境与分布】　产于河北、内蒙古、山西、陕西、甘肃、青海、四川西部。常生于海拔 800 ~ 3600 m 温带地区向阳的山崎、谷地、干涸河床或山坡、多砾石或沙质土壤或黄土中。我国黄土高原极为普遍。

【采收加工】　秋、冬二季果实成熟或冻硬时采收,除去杂质,干燥或蒸后干燥。

【鉴别方法】

1. 性状鉴别　本品呈类球形或扁球形,有的数个粘连,单个直径 5 ~ 8 mm。表面橙黄色或棕红色,皱缩,顶端有残存花柱,基部具短小果梗或果梗痕。果肉油润,质柔软。种子斜卵形,长约 4 mm,宽约 2 mm;表面褐色,有光泽,中间有一纵沟;种皮较硬,种仁乳白色,有油性。气微,味酸、涩。

2. 显微鉴别　果皮表面观:果皮表皮细胞表面观多角形,垂周壁稍厚。表皮上盾状毛较多,由 100 多个单细胞毛毗连而成,末端分离,单个细胞长 80 ~ 220 μm,直径约 5 μm,毛脱落后的瘢痕由 7 ~ 8 个圆形细胞聚集而成,细胞壁稍厚。果肉薄壁细胞含多数橙红色或橙黄色颗粒状物。鲜黄色油滴甚多。

3. 理化鉴别　取本品粉末(过三号筛)0.5 g,精密称定,置具塞锥形瓶中,精密加入乙醇 50 mL,称定重量。加热回流 1 h,放冷,再称定重量。用乙醇补足减失的重量,摇匀,滤过。精密量取续滤液 25 mL,置具塞锥形瓶中,加盐酸 3.5 mL,在 75 ℃水浴中加热水解 1 h,立即冷却,转移至 50 mL 量瓶中,用适量乙醇洗涤容器,洗液并入同一量瓶中,加乙醇至刻度,摇匀,滤过。取续滤液 30 mL,浓缩至约 5 mL,加水 25 mL,用乙酸乙酯提取2次,每次20 mL,合并乙酸乙酯液,蒸干,残渣加甲醇1 mL使溶解,作为供试品溶液。另取异鼠李素对照品、槲皮素对照品,加甲醇制成每1 mL各含1 mg的混合溶液,作为对照品溶液。照薄层色谱法试验,吸取上述两种溶液混合,分别点于同一含3%醋酸钠溶液制备的硅胶G薄层板上,以甲苯–乙酸乙酯–甲酸(5∶2∶1)为展开剂,展开,取出,晾干,喷以三氯化铝试液,置紫外光灯365 nm下检视。供试晶色谱中,在与对照品色谱相应的位置上,显相同颜色的荧光斑点。

【化学成分】　沙棘含有多种维生素、黄酮类化合物、三萜及甾体类化合物、蛋白质和氨基酸、脂肪酸类、有机酸和糖等多种物质。

【性味与归经】　酸、涩,温。归脾、胃、肺、心经。

【功能主治】　健脾消食,止咳祛痰,活血散瘀。用于脾虚食少、食积腹痛、咳嗽痰多、胸痹心痛、瘀血经闭、跌扑瘀肿。

【用法用量】　内服:煎汤,3～10 g。可制作腌制食品、蜜饯、饮料。

【骨科应用】

1. 药物功效　沙棘具有活血化瘀功效,与其他益气活血药物组方配伍可起到活血化瘀、活络定痛的功效,用于骨科疾病如骨质疏松症、颈椎病等的辅助治疗。沙棘提取物以及沙棘油制作保健品,有降血脂、抗氧化之功效,可用于股骨头坏死病人的辅助治疗。现在药理研究发现,沙棘中熊果酸能有效地促进坐骨神经再生,有利于再生神经纤维传导功能及肢体运动功能的恢复。

2. 食物功效　沙棘果汁含有丰富的营养成分:维生素C、维生素E,SOD以及黄酮类化合物和其他的活性物质。沙棘油可降低胆固醇,缓解心绞痛发作,还有防治冠状动脉粥样硬化性心脏病的作用;有祛痰、止咳、平喘和治疗慢性气管炎的作用;能治疗胃和十二指肠溃疡以及消化不良等,对慢性浅表性胃炎、萎缩性胃炎、结肠炎等病症疗效显著。沙棘叶可以做成沙棘茶,里面富含多类活力物质,其中的B族维生素能促进胃肠的正常蠕动和消化液的快速分泌,可以帮助消化,也能使毒素及时排出来,帮助清理藏在血管和泌尿系统里的"垃圾",对血管堵塞和前列腺炎等疾病都很有利。

【注意事项】

1. 体温热甚者不宜选用。

2. 孕妇和糖尿病病人禁止服用。

【贮藏】　置通风干燥处,防霉,防蛀。

【药膳举例】

1. 沙棘炖仔鸡

材料:沙棘12 g,丹参6 g,仔鸡1只,草菇30 g,葱、姜、盐、黄酒、味精适量。

制作:沙棘、丹参洗净备用;仔鸡斩块洗净焯水备用。砂锅加水适量,放丹参、沙棘、葱、姜、盐、黄酒、草菇,大火烧开后去浮沫改文火炖煨至鸡块熟烂,调盐、味精即可。

用法用量:适量食用。

功效:具有健胃补脾、益气生津的功效。

2. 沙棘糖水

材料:鲜沙棘果100 g,白糖适量。

制作:将沙棘果去杂洗净,放入锅中,加适量的水,煎煮约 1 h 后加入白糖拌匀即成。

用法用量:日常饮用。

功效:沙棘果糖水能增强人体免疫功能,饮用可防治癌症,减少辐射伤,降压,降低胆固醇。

34. 阿胶

【别名】 驴皮胶、东阿胶、盆覆胶、傅致胶。

【来源】 为马科动物驴 *Equus asinus* L. 的干燥皮或鲜皮经煎煮、浓缩制成的固体胶。

【制作方法】 将驴皮浸泡去毛,切块洗净,分次水煎,滤过,合并滤液,浓缩(可分别加入适量的黄酒、冰糖及豆油)至稠膏状,冷凝,切块,晾干,即得。

【产地、生境与分布】 全国各地均产,以山东东阿为佳。

【鉴别方法】

1. 性状鉴别 本品呈长方形块、方形块或丁状。棕色至黑褐色,有光泽。质硬而脆,断面光亮,碎片对光照视呈棕色半透明状。气微,味微甘。

2. 理化鉴别 取本品粗粉 0.02 g,置 2 mL 安瓿中,加 6 mol/L 盐酸溶液 1 mL,熔封,置沸水浴中煮沸 1 h。取出,加水 1 mL,摇匀,滤过,用少量水洗涤滤器及滤渣,滤液蒸干,残渣加甲醇 1 mL 使其溶解,作为供试品溶液。另取甘氨酸对照品,加甲醇制成每 1 mL 含 1 mg 的溶液,作为对照品溶液。照薄层色谱法试验,吸取上述两种溶液各 2 μL,分别点于同一硅胶 G 薄层板上,以苯酚-硼砂溶液(0.5%)(4:1)为展开剂,展开,取出,晾干,喷以茚三酮试液,在 105 ℃ 加热至斑点显色清晰。供试品色谱中,在与对照品色谱相应的位置上,显相同颜色的斑点。

【炮制】

1. 阿胶:捣成碎块。

2. 阿胶珠:取阿胶,烘软,切成 1 cm 左右的丁,照烫法用蛤粉烫至成珠,内无溏心时,取出,筛去蛤粉,放凉。

【化学成分】 阿胶主要由胶原及部分水解产生的赖氨酸、精氨酸、组氨酸等多种氨基酸组成,并含钙、硫等矿物质。

【性味与归经】 甘,平。归肺、肝、肾经。

【功能主治】 补血滋阴,润燥,止血。适用于血虚萎黄、眩晕心悸、肌痿无力、心烦不眠、虚风内动、肺燥咳嗽、劳嗽咯血、吐血尿血、便血崩漏、妊娠胎漏。

【用法用量】 内服:3 ~ 9 g,烊化兑服。可与黑芝麻、核桃仁、大枣等制作阿胶糕。

【注意事项】

1. 阿胶性滋腻,不宜连续服用,以免出现胸满气闷的感觉。

2. 凡脾胃虚弱、消化不良及出血而又瘀滞者,不宜选用。

3. 服用期间饮食不要太油腻、辛辣,少食不易消化的东西。

4. 感冒、咳嗽、腹泻期间忌用。

【贮藏】 密闭。

【骨科应用】

1. 药物功效 阿胶具有补血止血、改善钙代谢平衡作用。有研究表明,阿胶可升高成骨细胞中 ALP 含量,阿胶在骨愈合中期可促进前胶原 mRNA、TGF－β_1 mRNA 的表达,使巨核细胞的富集及活性增强。临床研究发现以阿胶为君药的阿胶黄芪口服液能更有效地改善骨折病人的骨痛感,更早形成骨痂,加快骨骼愈合速度。阿胶补肾健骨方可调节脂代谢,有预防和治疗骨质疏松症的功效。

2. 食物功效 阿胶主要由胶原及部分水解产生的赖氨酸、精氨酸、组氨酸等多种氨基酸组成,并含钙、硫等矿物质,其促进血中红细胞和血红蛋白生成的作用优于铁剂,并可升高血压而抗休克,预防治疗进行性肌营养不良等。

【药膳举例】

1. 阿胶糯米粥

材料:阿胶 15 g,糯米 100 g。

制作:糯米洗净煮烂后加入碎阿胶,待阿胶融化后加入适量红糖。

用法用量:1 d 内分两次服用。连服 3 d 后应停止。隔一段时日后可再次服用。

功效:具有健脾补血、安胎的功效。适用于多种失血性贫血。

2. 阿胶茯苓炖猪瘦肉

材料:阿胶、人参、茯苓、陈皮、白术、猪瘦肉 100 g。

制作:人参、茯苓、陈皮、白术一同炖瘦肉后,倒入碗里混合碎阿胶后即成。

用法用量:每周 1～2 次。

功效:具有调和气血、滋养脾胃的功效,是秋天的一味润燥良方,还能预防秋季容易发生的脾胃疾病。

35. 鸡内金

【别名】 鸡黄皮、鸡食皮、鸡嗉子。

【来源】 为雉科动物家鸡 *Gallus gallus domesticus* Brisson 的干燥沙囊内壁。

【产地、生境与分布】 全国各地均产。

【鉴别方法】 性状鉴别:本品为不规则卷片,厚约 2 mm。表面黄色、黄绿色或黄褐色,薄而半透明,具明显的条状皱纹。质脆,易碎,断面角质样,有光泽。气微腥,味微苦。

【采收加工】 杀鸡后取出鸡肫,立即剥下内壁,洗净,干燥。

【炮制】

1. 鸡内金:洗净,干燥。

2. 炒鸡内金:取净鸡内金,照清炒或烫法炒至鼓起。

3. 醋鸡内金:取净鸡内金,照清炒法炒至鼓起,喷醋,取出,干燥。每 100 kg 鸡内金,用醋 15 kg。

【化学成分】 鸡内金含胃激素、角蛋白、微量胃蛋白酶、淀粉酶、多种维生素等。

【性味与归经】 甘,平。归脾、胃、小肠、膀胱经。

【功能主治】 健胃消食,涩精止遗,通淋化石。用于食积不消、呕吐泻痢、小儿疳积、遗尿、遗精、石淋涩痛、胆胀胁痛。

【用法用量】 内服:煎汤,3～10 g,或入丸、散。可打粉后与面粉共制成焦饼。

【注意事项】 脾虚无积滞者慎用。

【贮藏】 置干燥处,防蛀。

【骨科应用】

1. 药物功效 研究发现,海螵蛸配伍鸡内金提取液在骨折早期可促进血管新生,且在骨折中期有利于骨性骨痂生成,促进骨折的愈合。

2. 食物功效 鸡内金主要含有胃激素、角蛋白、氨基酸以及微量胃蛋白酶、淀粉酶等成分,有增加胃液分泌量和胃肠消化能力,加快胃的排空速率等作用。

【药膳举例】

1. 蝉蜕内金粥

原料:蝉蜕8 g,鸡内金20 g,粳米100 g,白糖适量。

制法:先将蝉蜕、鸡内金共研细粉备用。将粳米洗净,入锅加水适量煮粥至稠。调入药粉3 g,煮5 min,白糖适量调味。

用法:每日早晚各1次分服,温服。

功效:具有健脾镇静的功效。适用于儿童佝偻病,伴有食欲减退、夜惊等。

2. 鸡内金羊肉汤

材料:羊肉250 g,鸡内金15 g,大枣15 g,干姜15 g,葱段适量。

制作:羊肉切块、炒干,加入上述其他材料再加水、料酒用中火炖约2 h,再加入盐、鸡精等调味。

用法用量:适量食用。

功效:具有健脾和胃的功效。适用于脾胃虚寒引起的慢性肠炎、腹中冷痛、肠鸣泄泻、大便水样等,但肠胃湿热泻泄、外感发热者不宜用。

36. 青果

【别名】 橄榄、甘榄子、亲干子。

【来源】 为橄榄科植物橄榄 *Canarium album* Raeusch. 的干燥成熟果实。

【资源概述】 橄榄属植物有100种左右,我国有7种。

【产地、生境与分布】 原产中国。福建省是我国橄榄分布最多的省份,广东、广西、台湾、四川、浙江等省区亦有栽培。生于海拔1300 m以下的沟谷和山被杂木林中,或栽培于庭园、村旁。

【采收加工】 秋季果实成熟时采收,干燥。

【鉴别方法】

1. 性状鉴别 本品呈纺锤形,两端钝尖,长2.5～4.0 cm,直径1.0～1.5 cm。表面棕黄色或黑褐色,有不规则皱纹。果肉灰棕色或棕褐色,质硬。果核梭形,暗红棕色,具纵棱;内分 3 室,各有种子 1 粒。气微,果肉味涩,久嚼微甜。

2. 显微鉴别 果皮横切面:外果皮为 1~3 列厚壁细胞,含黄棕色物,外被角质层。中果皮为 10 余列薄壁细胞,有维管束散在,油室多散列于维管束的外侧。内果皮为数列石细胞。薄壁细胞含草酸钙簇晶和方晶。粉末棕黄色。果皮表皮细胞表面观呈不规则形,壁较厚,含黄棕色物。薄壁细胞呈不规则形或类圆形,壁不均匀增厚,内含或散在草酸钙簇晶和方晶。石细胞多见,由数个紧密排列或单个散在,呈纺锤形、类长方形或不规则形,壁厚,孔沟细密,有的纹孔明显。导管多为螺纹。

3. 理化鉴别 取本品粉末 1 g,加乙醇 10 mL,超声处理 20 min,滤过,滤液蒸干。残渣加乙醇 1 mL 使溶解,作为供试品溶液。另取青果对照药材 1 g,同法制成对照药材溶液。再取没食子酸对照品,加乙醇制成每 1 mL 含 0.5 mg 的溶液,作为对照品溶液。照薄层色谱法试验,吸取上述 3 种溶液各 2 μL,分别点于同一硅胶 G 薄层板上,以环己烷-乙酸乙酯-甲酸(8∶6∶1)为展开剂,展开,取出,晾干,喷以 2% 三氯化铁乙醇溶液。供试品色谱中,在与对照药材色谱和对照品色谱相应的位置上,显相同颜色的斑点。

【炮制】 除去杂质,洗净,干燥。用时打碎。

【化学成分】 果实含蛋白质 1.2%,脂肪 1.09%,碳水化合物 12%,钙 0.204%,磷 0.046%,铁 0.0014%,维生素 C 0.02%。种子含挥发油及香树脂醇等。种子油中含多种脂肪酸:己酸、辛酸、癸酸、月桂酸、肉豆蔻酸、硬脂酸、棕榈酸、油酸、亚麻酸等。

【性味与归经】 甘、酸,平。归肺、胃经。

【功能主治】 清热解毒,利咽,生津。用于咽喉肿痛、咳嗽痰黏、烦热口渴、鱼蟹中毒。

【用法用量】 内服:煎汤,5~10 g。可制作腌制食品、蜜饯、饮料。

【注意事项】

1. 脾肺虚寒者不宜选用。

2. 秋、冬季节,每日嚼食 2~3 枚橄榄,有利于防治上呼吸道感染。儿童经常食用,对骨骼发育大有益处。

【贮藏】 置干燥处,防蛀。

【骨科应用】

1. 药物功效 橄榄油提取物橄榄苦苷能够促进骨髓间充质干细胞分化成骨分化,抑制破骨细胞的增殖,可用于骨质疏松症、肿瘤骨转移、人工关节假体的无菌性松动等常见骨破坏相关疾病。

2. 食物功效 橄榄的营养十分丰富。其果肉含有丰富的蛋白质、碳水化合物、维生素 C 以及钙、磷、铁等矿物质,其中维生素 C 的含量约是苹果的 10 倍,梨、桃的 5 倍。鲜橄榄的含钙量在水果家族中名列前茅,每 100 g 果肉含钙 204 mg,比香蕉、苹果、柿子、桃多 20 倍,且易被人体吸收,尤其适于妇女和儿童食用。冬天气候干燥,若常食几颗鲜橄榄,可润喉清热,预防上呼吸道感染。此外,儿童经常食用橄榄对其骨骼的发育也大有益处。

【药膳举例】

1. 橄榄萝卜茶

材料：橄榄 250 g，萝卜 500 g。

制作：先将橄榄和萝卜洗净，将萝卜切成小块，然后将橄榄与萝卜块一起加水煎煮，去渣取汁。

用法用量：每日 1 剂，代茶饮用。

功效：具有清肺利咽的功效。对上呼吸道感染、急性咽喉炎、急性扁桃体炎及支气管炎等具有一定的防治作用。

2. 橄榄葱姜汤

材料：鲜橄榄 60 g，葱白 15 g、苏叶 10 g，食盐少许。

制作：将上料加水 2 碗半煎至 1 碗后去渣取汁，再放入食盐即可服用。

用法用量：每日 1 剂，分两次服下。

功效：具有解表散寒、健胃和中的功效。适用于风寒感冒、脘腹胀满、呕吐气逆等，具有一定的防治作用。

37. 枣（大枣、酸枣、黑枣）

【别名】 干枣、美枣、良枣、红枣。

【来源】 为鼠李科植物枣 *Ziziphus jujuba* Mill. 的干燥成熟果实。

【资源概述】 枣属植物全世界约有 170 种，主要分布于亚洲和美洲的热带和亚热带地区，少数分布于非洲和南北半球温带地区。我国有 12 种及 2 个变种，除枣和无刺枣在全国各地栽培外，其他品种主要产于西南和华南。

【产地、生境与分布】 产于吉林、辽宁、河北、山东、山西、陕西、河南、甘肃、新疆、安徽、江苏、浙江、江西、福建、广东、广西、湖南、湖北、四川、云南、贵州。生长于海拔 1700 m 以下的山区、丘陵或平原。广为栽培。

【采收加工】 秋季果实成熟时采收，晒干。

【鉴别方法】

1. 性状鉴别 果实椭圆形或球形，长 2.0 ~ 3.5 cm、直径 1.5 ~ 2.5 cm。表面暗红色，略带光泽，有不规则皱纹。基部凹陷，有短果柄。外果皮薄，中果皮棕黄色或淡褐色，肉质柔软，富糖性而油润。果核纺锤形，两端锐尖，质坚硬。气微香、味甜。

2. 显微鉴别 本品粉末棕色。外果皮棕色至棕红色；表皮细胞表面观类方形、多角形或长方形，胞腔内充满棕红色物，断面观外被较厚角质层；表皮下细胞黄色或黄棕色，类多角形，壁稍厚。草酸钙簇晶（有的碎为砂晶）或方晶较小，存在于中果皮薄壁细胞中。果核石细胞淡黄棕色，类多角形，层纹明显，孔沟细密，胞腔内含黄棕色物。

3. 理化鉴别 取本品粉末 2 g，加石油醚（60 ~ 90 ℃）10 mL，浸泡 10 min，超声处理 10 min，滤过，弃去石油醚液，药渣晾干。加乙醚 20 mL，浸泡 1 h，超声处理 15 min，滤过，滤液浓缩至 2 mL，作为供试品溶液。另取大枣对照药材 2 g，同法制成对照药材溶液。

再取齐墩果酸对照品、白桦脂酸对照品,加乙醇分别制成每 1 mL 各含 1 mg 的溶液,作为对照品溶液。照薄层色谱法试验,吸取供试品溶液和对照药材溶液各 10 μL,两种对照品溶液各 4 μL,分别点于同一硅胶 G 薄层板上,以甲苯–乙酸乙酯–冰醋酸(14:4:0.5)为展开剂,展开,取出,晾干,喷以 10% 硫酸乙醇溶液,加热至斑点显色清晰,分别置日光和紫外光灯(365 nm)下检视。供试品色谱中,在与对照药材色谱和对照品色谱相应的位置上,显相同颜色的斑点或荧光斑点。

【炮制】 除去杂质,洗净,晒干。用时破开或去核。

【化学成分】 果实含生物碱,如光千金藤碱、N–去甲基荷叶碱等。三萜类化合物,如齐墩果酸等。皂苷类,如大枣皂苷、酸枣皂苷。脂肪酸,如油酸。果肉中还含芸香,种仁含酸枣仁皂苷、吲哚乙酸及多种氨基酸。

【性味与归经】 甘,温。归脾、胃、心经。

【功能主治】 补中益气,养血安神。用于脾虚食少,乏力便溏,妇人脏躁。

【用法用量】 口服:煎汤,6~15 g。可制作腌制食品、蜜饯、饮料。

【注意事项】

1.不宜食用腐烂变质大枣。大枣腐烂以后,利于微生物在其体内繁殖。同时腐烂后的枣内可分解出甲醛和甲醇等物质。这种物质在食用后,轻者可引起头晕,眼睛受害;重则更会危及生命。

2.不宜与维生素同时食用。枣里面本身富含的维生素,可分解破坏维生素 K,从而降低维生素的治疗作用。

3.不宜和黄瓜或萝卜一起食用。萝卜和黄瓜中含有的某种维生素分解酶,都会在与枣食用时发生冲突。

4.服用退热药时切勿同食。退热药内含有的某种特殊物质和含糖量高的食物容易形成不溶性的复合体,不利于人体的吸收,因此会大大降低退热药的药效。而大枣正是含糖量比较高的食物,所以在吃退热药的时候千万不要再吃枣了。

5.湿盛或脘腹胀满者不宜食用。

6.痰热咳嗽者忌用。大枣气味甘、辛、热,性偏湿热,容易生痰生湿。

7.大枣含糖分较多,糖尿病者不宜食用。

【贮藏】 置干燥处,防蛀。

知识拓展

酸枣主要产于我国北方地区,用它加工的食品很多,如酸枣汁、酸枣粉、酸枣酒等。中医认为酸枣有养肝、宁心、安神、敛汗的作用,临床上常用它治疗神经衰弱、心烦失眠、多梦、盗汗、易惊等病,同时,又能达到一定的滋补强壮效果。常喝酸枣汁可以益气健脾,改善面色不荣、皮肤干枯、形体消瘦、面目浮肿等症状。

黑枣是精选优质的大枣,经沸水烫过后,再熏焙至枣皮发黑发亮,枣肉半熟,干燥适度而制成的。其加工方法与红枣有别,但功效与红枣相似,滋补之功亦更佳。入药一般以红枣为主。

【骨科应用】

1. 药物功效

(1)滋补气血:大枣补中益气,对于气血不足所导致的面色苍白、四肢无力、手脚冰凉、神志淡漠的人,适当吃枣,通过滋补气血而有很好的增强身体素质、缓解上述症状的功效。

(2)养血安神:大枣甘,温。归脾、胃、心经。大枣具有养血安神的功效,能够促进睡眠。对于神疲乏力、心烦不寐、失眠多梦的人,适当吃枣有很好的养血安神、促进睡眠的作用。

2. 食物功效　红枣含有丰富的铁,常吃红枣有利于补气血,特别适用于体质虚弱的,贫血尤其是缺铁性贫血,以及女性月经后;红枣含有铁、钙以及黄酮类物质,有很好的镇静降压的作用,有利于治疗心神不宁、失眠等症状;红枣有利于体内毒素的排出,增强肝脏排毒功能,达到很好的排毒养肝的作用。

【药膳举例】

1. 长生粥

材料:花生米 10 g、大枣 10 g、龙眼肉 10 g、粳米 50 g,糖适量。

制作:花生米打碎,大枣劈开去核后与诸品放入锅中,加水适量煮粥,将熟时加糖适量稍煮即成。

用法用量:可作早晚餐服用。

功效:具有益气养血、健脾补中的功效。适用于骨软化症之气血双虚者。本品气血双补,温而不燥,补而不腻,可长期服食。

2. 红枣蹄花汤

材料:红枣 10 枚,猪蹄 250 g,猪皮 100 g,姜片、葱段、料酒、盐各适量。

制作:将猪蹄、猪皮去毛杂,洗净,剁块;红枣去核,与姜片、葱段、料酒和前两味一起放入炖锅内,大火烧开,改用文火炖 2 h,加盐等调味即可。

用法用量:适量食用。

功效:具有滋阴、养血、止血的功效。适用于血友病引起的紫癜、齿衄、鼻衄等,以及血小板减少等贫血。

38. 郁李仁

【别名】　山梅子、小李仁、郁子,郁里仁,李仁肉。

【来源】　为蔷薇科植物欧李 *Prunus humilis* Bge.、郁李 *Prunus japonica* Thunb. 或长柄扁桃 *Prunus pedunculata* Maxim. 的干燥成熟种子。前两种习称"小李仁",后一种习称"大李仁"。

【资源概述】　樱桃属植物全世界达 100 多种,中国引种栽培种类很多。

【产地、生境与分布】　郁李产于黑龙江、吉林、辽宁、河北、山东、浙江。生于山坡林下、灌丛中或栽培,海拔 100～200 m 处。欧李产于黑龙江、吉林、辽宁、内蒙古、河北、山东、河南。生于阳坡砂地、山地灌丛中,或庭院栽培,海拔 100～1800 m 处。

【采收加工】　夏、秋二季采收成熟果实,除去果肉和核壳,取出种子,干燥。

【鉴别方法】

1. 性状鉴别　小李仁呈卵形,长 5～8 mm,直径 3～5 mm。表面黄白色或浅棕色,一端尖,另一端钝圆。尖端一侧有线形种脐,圆端中央有深色合点,自合点处向上具多条纵向维管束脉纹。种皮薄,子叶 2,乳白色,富油性。气微,味微苦。大李仁长 6～10 mm,直径 5～7 mm,表面黄棕色。

2. 理化鉴别　取本品粉末 0.5 g,加甲醇 10 mL,超声处理 15 min,滤过,滤液蒸干,残渣加甲醇 2 mL 使溶解,作为供试品溶液。另取苦杏仁苷对照品,加甲醇制成每 1 mL 含 4 mg 的溶液,作为对照品溶液。照薄层色谱法试验,吸取上述两种溶液各 2 μL,分别点于同一硅胶 G 薄层板上,以三氯甲烷-乙酸乙酯-甲醇-水(15∶40∶22∶10)5～10 ℃放置 15 h 的下层溶液为展开剂,展开,取出,晾干,喷以磷钼酸硫酸溶液(磷钼酸 2 g,加水 20 mL 使溶解,再缓缓加入硫酸 30 mL,混匀),在 105 ℃加热至斑点显色清晰。供试品色谱中,在与对照品色谱相应的位置上,显相同颜色的斑点。

【炮制】　除去杂质。用时捣碎。

【化学成分】　郁李及郁李种子均含苦杏仁苷,郁李仁苷 A、郁李仁苷 B 及蛋白质成分。新鲜果实除郁李仁苷 A、郁李仁苷 B 外还含熊果酸、香草酸、原儿茶酸、阿福豆苷、山奈苷、野蔷薇苷 A。

【性味与归经】　辛、苦、甘,平。归脾、大肠、小肠经。

【功能主治】　润肠通便,下气利水。适用于津枯肠燥、食积气滞、腹胀便秘、浮肿、脚气、小便不利。

【用法用量】　内服:煎汤,6～10 g。

【注意事项】

1. 孕妇慎用。

2. 由于郁李仁润燥滑肠作用较强,服用本品后在泻下通便时,常常出现腹部隐痛,故常与大米同用煮粥服食,一则减少药物的毒副作用,缓和药性,减少腹痛,二则增强健脾补养之功。

【贮藏】　置阴凉干燥处,防蛀。

【骨科应用】

1. 药物功效

(1)抗炎和镇痛:从郁李仁中提取的蛋白质成分 IR-A 和 IR-B 静脉给药有抗炎和镇痛作用。对角叉菜胶引起的足趾肿胀,IR-A 的抑制作用 EB 为 14.8 mg/kg;IR-B 为 0.7 mg/kg。此外,小鼠扭体法表明 IR-A 和 IR-B 在 5 mg/kg 静脉注射时都具有明显镇痛作用。IR-A 和 IR-B 从郁李仁中提取的得率分别为 3.0% 和 0.4%。

(2)泻下:郁李仁性平,味辛苦甘,归脾、大小肠经。具有润燥、滑肠、下气、利水的功效。对于骨伤科手术后大肠气滞、燥涩不通、小便不利、大腹浮肿、四肢浮肿等有一定的疗效。

2. 食物功效　种子含苦杏仁苷、脂肪油（58.3% ~ 74.2%）、挥发性有机酸、粗蛋白质、纤维素、淀粉、油酸。又含皂苷（0.96%）及植物甾醇、B 族维生素。茎皮含鞣质6.3%、纤维素24.94%。每100 g 郁李仁叶含维生素 C 7.30 mg。

【药膳举例】

1. 三仁当归粥

材料：柏子仁20 g，松子仁15 g，郁李仁20 g，当归10 g，大米100 g。

制作：将郁李仁打碎，与当归同入锅中，加水煎煮30 min，去渣取汁，备用。将柏子仁、松子仁打碎，同洗净的大米一起入锅，兑入郁李仁与当归的煎汁，加水适量，煮成稠粥即成。

用法用量：每日1 剂，温服。

功效：具有养心安神，润肠通便的功效。

2. 郁李仁粥

材料：郁李仁10 g，大米100 g，白糖适量。

制作：先煎郁李仁，去渣，取上清液，加入大米，以文火煮粥，待熟时，调入白糖即可。

用法用量：温服，每日1 次或2 次。

功效：具有润肠通便、利水消肿的功效。适用于肠燥便秘、浮肿腹满、脚气、小便不利等。大便溏薄者及孕妇不宜服用。

39. 昆布

【别名】　纶布、海昆市、海带、海带菜。

【来源】　为海带科植物海带 *Laminaria japonica* Aresch. 或翅藻科植物昆布 *Ecklonia kurome* Okam. 的干燥叶状体。

【资源概述】　昆布属有3 种，都是海产。主要产于暖温带和亚热带海洋。

【产地、生境与分布】　辽东、山东、浙江、福建、广东等沿海地区随处可见海带。

【采收加工】　夏、秋二季采捞，晒干。

【鉴别方法】

1. 性状鉴别　海带：卷曲折叠成团状，或缠结成把。全体呈黑褐色或绿褐色，表面附有白霜。用水浸软则膨胀呈扁平长带状，长50 ~ 150 cm，宽10 ~ 40 cm，中部较厚，边缘较薄而呈波状。类革质，残存柄部扁圆柱状。气腥，味咸。昆布：卷曲皱缩呈不规则团状。全体呈黑色，较薄。用水浸软则膨胀呈扁平的叶状，长宽为16 ~ 26 cm，厚约1.6 mm；两侧呈羽状深裂，裂片呈长舌状，边缘有小齿或全缘。质柔滑。

2. 理化鉴别

（1）本品体厚，以水浸泡即膨胀，表面黏滑，附着透明黏液质。手捻不分层者为海带，分层者为昆布。

（2）取本品约10 g，剪碎，加水200 mL，浸泡数小时，滤过，滤液浓缩至约100 mL。取浓缩液 2~3 mL,加硝酸 1 滴与硝酸银试液数滴,即生成黄色乳状沉淀,在氨试液中微溶解,在硝酸中不溶解。

【炮制】 除去杂质,漂净,稍晾,切宽丝,晒干。

【化学成分】 含藻胶素、甘露醇、半乳聚糖、海带氨酸、海带聚糖、谷氨酸、天冬氨酸、脯氨酸、维生素 B_1、维生素 C、碘、钾等。

【性味与归经】 咸,寒。归肝、胃、肾经。

【功能主治】 消痰软坚散结,利水消肿。用于瘿瘤,瘰疬,睾丸肿痛,痰饮浮肿。

【用法用量】 内服:煎汤,6~12 g。可作为腌菜、干菜。

【注意事项】

1. 昆布性味偏寒,脾胃虚寒的人不宜多食。

2. 孕妇慎服。因昆布本身有催生的作用,且含碘量高,孕妇过食可影响胎儿的甲状腺发育。

3. 昆布属干菜类,食用时需先浸泡,但浸泡时间不宜超过 0.5 h,否则其中的碘、甘露醇等成分会大量损失掉。

4. 昆布与中药甘草相克。

【贮藏】 置干燥处。

【骨科应用】

1. 药物功效 促进骨折愈合:实验研究发现,海带炮制后生成物对促进骨折愈合具有显著的作用。

2. 食物功效 海带含有多种有机物和碘、钾、钙、铁等元素,还含有蛋白质、脂肪酸、糖类、多种维生素和烟酸等。其中,碘是甲状腺合成的主要物质,海带富含有大量的碘,因此,是防治甲状腺功能减退的最佳食品。海带中还含有大量的甘露醇,甘露醇具有利尿消肿的作用,可防治肾功能衰竭。甘露醇与碘、钾、烟酸等协同作用,对动脉粥样硬化、高血压、慢性气管炎、慢性肝炎、贫血、浮肿等疾病都有较好的效果。另外,海带含有丰富的钙、碘元素以及多种矿物质成分,可调节内分泌和血钙浓度,并有效控制钙的流失。海带内的胶质能促进肠蠕动,防治便秘,同时能显著降低胆固醇,也是心脑血管疾病病人的保健佳品。

【药膳举例】

1. 昆布羹

材料:昆布 500 g,米甘汁适量,葱白数根。

制作:将昆布在淘米水中浸一宿,去咸味,洗净,水煮半熟,切小块,加葱白数根,再煮至昆布极烂,入盐、醋、豉,调和即成。

用法用量:分服。

功效:适用于小腹胀满、小便不利。

2. 海带木耳羹

材料:干海带 15 g,黑木耳 15 g,瘦猪肉 60 g(切成细丝)。

制作:先将海带及木耳用水洗净发透,切成细丝,与肉丝一起煮沸,加盐、味精,再用水淀粉勾芡,即可食用。

用法用量:分服。

功效:具有攻坚消积、活血化瘀、滋阴补虚的功效。此方适用于消化道肿瘤和高脂血症病人,还可防治高血压、冠心病、甲状腺肿大。

40. 罗汉果

【别名】 光果木鳖、拉汗果、假苦瓜。

【来源】 为葫芦科植物罗汉果 *Siraitia grosvenorii* (Swingle) C. Jeffrey ex A. M. Lu et Z. Y. Zhang 的干燥果实。

【资源概述】 罗汉果属植物全世界有7种,我国有4种。

【产地、生境与分布】 产于广西、贵州、湖南南部、广东和江西。常生于海拔400~1400 m 的山坡林下及河边湿地、灌丛。

【采收加工】 秋季果实由嫩绿色变深绿色时采收,晾数天后,低温干燥。

【鉴别方法】

1. 性状鉴别 本品呈卵形、椭圆形或球形,长4.5~8.5 cm,直径3.5~6.0 cm。表面褐色、黄褐色或绿褐色,有深色斑块和黄色柔毛,有的具6~11条纵纹。顶端有花柱残痕,基部有果梗痕。体轻,质脆,果皮薄,易破。果瓤(中、内果皮)海绵状,浅棕色。种子扁圆形,多数,长约1.5 cm,宽约1.2 cm;浅红色至棕红色,两面中间微凹陷,四周有放射状沟纹,边缘有槽。气微,味甜。

2. 显微鉴别 粉末棕褐色。果皮石细胞大多成群,黄色,方形或卵圆形,直径7~38 μm。果,壁厚,孔沟明显。种皮石细胞类长方形或不规则形,壁薄,具纹孔。纤维长梭形,直径16~42 μm,胞腔较大,壁孔明显。可见梯纹导管和螺纹导管。薄壁细胞不规则形,具纹孔。

3. 理化鉴别 取本品粉末1 g,加水50 mL,超声处理30 min,滤过。取溶液20 mL,加正丁醇振摇提取2次,每次20 mL,合并正丁醇液,减压蒸干。残渣加甲醇1 mL 使其溶解,作为供试品溶液。另取罗汉果对照药材1 g,同法制成对照药材溶液。再取罗汉果皂苷V对照品,加甲醇制成每1 mL 含1 mg 的溶液,作为对照品溶液。照薄层色谱法试验,吸取上述3种溶液各5 μL,分别点于同一硅胶G薄层板上,以正丁醇−乙醇−水(8∶2∶3)为展开剂,展开,取出,晾干,喷以2%香草醛的10%硫酸乙醇溶液,加热至斑点显色清晰。供试品色谱中,在与对照药材色谱和对照品色谱相应的位置上,显相同颜色的斑点。

【化学成分】 罗汉果含罗汉果苷、果糖、葡萄糖、氨基酸、黄酮等。含锰、铁、镍、硒、锡、碘、钼等26种无机元素,蛋白质、维生素C等。种仁含油脂41.07%,基中脂肪酸有亚油酸、油酸、棕榈酸、硬脂酸、棕榈油酸、肉豆蔻酸、月桂酸、癸酸。

【性味与归经】 甘,凉。归肺、大肠经。

【功能主治】 清热润肺,利咽开音,滑肠通便。用于肺热燥咳、咽痛失音、肠燥便秘。

【用法用量】 内服:煎汤,9~15 g。可制作饮料、糕点、糖果等。

【注意事项】

1. 脾胃虚寒者忌服。

2. 罗汉果性凉,风寒咳嗽者不宜食用。

【贮藏】 置干燥处,防霉,防蛀。

【骨科应用】

1. 药物功效 从罗汉果提取物中分离出来,具有抗氧化、降血糖、抗癌等活性的天然化合物罗汉果皂苷 V。研究表明,罗汉果皂苷 V 可以通过促进 LncRNA TUG1 表达刺激成骨细胞的增殖与分化,从而维持骨量平衡,促进骨形成、防止骨质流失,预防骨质疏松症。

2. 食物功效 罗汉果含有人体所需要的多种营养成分,能提高人体的抗病和免疫能力。其还含有亚油酸、油酸等多种不饱和脂肪酸,可降低血脂,减少脂肪在血管内的沉积,对防治高脂血症、动脉粥样硬化有一定疗效。

【药膳举例】

1. 罗汉果粳米粥

材料:罗汉果250 g,粳米50 g,盐、味精适量。

制作:将罗汉果压碎,加适量水煎煮,共煎3次,用纱布滤去渣备用。粳米以水淘洗干净,入罗汉果汤汁,煮粥,粥沸时转小火继续煮,直至米烂,加入盐、味精即可食用。

用法用量:适量服用。

功效:具有清热泪肺、滑肠适便的功效。如若经常食用,能开胃,而且能够清理和调理人体的肠道。

2. 罗汉果八珍汤

材料:瘦肉适量,罗汉果半个,龙眼肉15 g,龙利叶50 g,蜜枣6 粒,花旗参20 g,杏仁20 g,北沙参15 g。

制作:瘦肉洗净,放入锅中,加各药物、水适量,煲2.5 h,即可饮汤食肉。

用法用量:适量服用。

功效:具有清凉解渴、理痰火、清心润肺、止咳热等功效,适用于肺火燥咳、咽痛失音、便秘等。

41. 金银花

【别名】 忍冬花、银花、鹭鸶花、苏花、金藤花、双花、双苞花、二花、二宝花等。

【来源】 为忍冬科植物忍冬 *Lonicera japonica* Thunb. 的干燥花蕾或带初开的花。

【资源概述】 忍冬属植物全世界约有 200 种,产于北美洲、欧洲、亚洲和非洲北部的温带和亚热带地区。我国有 100 余种,广布于全国各省区,而以西南部地区种类最多。

【产地、生境与分布】 我国河南、山东为主要产区。产于河南者,称"南银花";产于山东者,称"东银花"或"济银花"。生于山坡疏林中、丘陵、山谷、林缘、路边等处,海拔最高达 1500 m。野生或栽培均有,分布于国内大部分省区,其中西南、中南部地区较多。

【采收加工】　夏初花开放前采收,干燥。

【鉴别方法】

1. 性状鉴别　呈棒状,上粗下细,略弯曲,长 2 ~ 3 cm,上部直径约 3 mm,下部直径约 1.5 mm。表面黄白色或绿白色(贮久色渐深)、密被短柔毛。偶见叶状苞片。花萼绿色,先端 5 裂,裂片有毛,长约 2 mm。开放者花冠筒状,先端二唇形;雄蕊 5 个,附于筒壁,黄色;雌蕊 1 个,子房无毛。气清香,味淡、微苦。

2. 显微鉴别　粉末浅黄棕色或黄绿色。腺毛较多,头部倒圆锥形、类圆形或略扁圆形,4 ~ 33 细胞,排成 2 ~ 4 层,直径 30 ~ 64 ~ 108 μm,柄部 1 ~ 5 μm,长可达 700 μm。非腺毛有 2 种:一种为厚壁非腺毛,单细胞,长可达 900 μm,表面有微细疣状或泡状突起,有的具螺纹;另一种为薄壁非腺毛,单细胞,甚长,弯曲或皱缩,表面有微细疣状突起。草酸钙簇晶直径 6 ~ 45 μm。花粉粒类圆形或三角形,表面具细密短刺及细颗粒状雕纹,具 3 孔沟。

3. 理化鉴别　取本品粉末 0.2 g,加甲醇 5 mL,放置 12 h,滤过,取滤液作为供试品溶液。另取绿原酸为对照品,加甲醇制成每 1 mL 含 1 mg 的溶液,作为对照品溶液。照薄层色谱法试验,吸取供试品溶液 10 ~ 20 μL、对照品溶液 10 μL,分别点于同一硅胶 H 薄层板上,以乙酸丁酯-甲酸-水(7∶2.5∶2.5)的上层溶液为展开剂,展开,取出,晾干,置紫外光灯(365 nm)下检视。供试品色谱中,在与对照品色谱相应的位置上,显相同颜色的荧光斑点。

【化学成分】　金银花含绿原酸、异绿原酸、白果醇、β-谷甾醇及挥发油等。

【性味与归经】　甘,寒。归肺、心、胃经。

【功能主治】　清热解毒,疏散风热。用于痈肿疔疮、喉痹、丹毒、热毒血痢、风热感冒,温病发热。

【用法用量】　内服:煎汤,6 ~ 15 g,外用适量。可作为饮料。

【注意事项】

1. 脾胃虚寒及气虚疮疡脓清者忌服。

2. 《本经逢原》:金银花解毒祛脓,泻中有补,痈疽溃后之圣药,但气虚脓清,食少便泻者勿用。

3. 本品所含的绿原酸有致敏作用,可引起变态反应,故使用本品静脉制剂时,应予注意,口服一般无此反应。

【贮藏】　置阴凉干燥处,防潮,防蛀。

【骨科应用】

1. 药物功效　金银花清热解毒作用颇强,在外科中为常用之品。一般用于有红、肿、热、痛的疮痈肿毒,对辨证上属于“阳证”的病证,较为适合。广泛用于湿疹、毛囊炎、蜂窝织炎、丹毒等疾病,骨伤科软组织感染、骨髓炎等可应用金银花组方治疗。有研究表明金银花中多种单体治疗关节假体周围感染有效。此外,金银花作为核心药物,还可组方用于系统性红斑狼疮、类风湿性关节炎等骨科疾病的治疗。

2. 食物功效　金银花中含有的维生素含量比较多,而且种类也很多,通过补充适量的维生素可以促进人体的新陈代谢,并且能够有助于清除体内的自由基,达到美容养颜的作用。金银花中也含有一种非常特殊的物质,就是有机酸,有机酸是非常具有保健功效的一种物质,通过为体内摄入充足的有机酸物质可以促进人体的血液循环,并且可以清除体内的一些毒素,对于改善一些炎症,有着非常明显的效果。金银花中的无机盐成分也是很多的,无机盐可用于抗氧化,抗菌抗炎,并且能够用于清热解毒,可以说无机盐也是我们人体健康所需的比较重要的一种特殊营养物质。

【药膳举例】

1. 二花粥

材料:金银花 15 g,白菊花 15 g,粳米 100 g,白糖适量。

制作:先将银花、菊花水煎,去渣留浓汁,与淘净的粳米一同放入锅内,加水煮熬,待粥稠熟时加入少量白糖即可。

用法用量:早晚各 1 大碗。

功效:具有清热解毒的功效。适用于急性关节炎期关节红肿、心烦纳差者。

2. 银花豆浆蜂蜜饮

材料:豆浆 500 mL,蜂蜜 20 mL,金银花露 40 mL。

制作:上述材料混合兑匀。

用法用量:每日 1 剂,分次不定时当茶饮。

功效:具有清热解毒、滋阴润燥的功效。适用于儿童急性期高热伤津者。

42. 鱼腥草

【别名】　蕺、葅菜、蕺菜、紫背鱼腥草、紫蕺、葅子、猪鼻孔、九节莲、重药等。

【来源】　为三白草科植物蕺菜 *Houttuynia cordata* Thunb. 的新鲜全草或干燥地上部分。

【资源概述】　蕺菜属植物全世界仅有 1 种,分布于亚洲东部和东南部。我国在长江流域及其以南各省区较为常见。

【产地、生境与分布】　产于我国中部、东南至西南部各省区,生长于沟边、溪边及潮湿的疏林下。分布于陕西、甘肃及长江流域以南各地。

【采收加工】　鲜品全年均可采割;干品夏季茎叶茂盛花穗多时采割,除去杂质,晒干。

【鉴别方法】

1. 性状鉴别　鲜鱼腥草:茎呈圆柱形,长 20～45 cm,直径 0.25～0.45 cm;上部绿色或紫红色,下部白色,节明显,下部节上生有须根,无毛或被疏毛。叶互生,叶片心形,长 3～10 cm,宽 3～11 cm;先端渐尖,全缘;上表面绿色,密生腺点,下表面常紫红色;叶柄细长,基部与托叶合生成鞘状。穗状花序顶生。具鱼腥气,味涩。干鱼腥草:茎呈扁圆柱形,扭曲,表面黄棕色,具纵棱数条;质脆,易折断。叶片卷折皱缩,展平后呈心形,上表面暗黄绿色至暗棕色,下表面灰绿色或灰棕色。穗状花序黄棕色。

2. 显微鉴别　粉末灰绿色至棕色。油细胞类圆形或椭圆形,直径 28～104 μm,内含黄色油滴。非腺毛1~16细胞,表面具线状纹理。腺毛头部2~5个细胞,内含淡棕色物,直径9~24 μm。叶表皮细胞具波状条纹,气孔不定式。草酸钙簇晶直径可达57 μm。

3. 理化鉴别

(1)取干鱼腥草粉末适量,置小试管中,用玻棒压紧,滴加品红亚硫酸试液少量至上层粉末湿润,放置片刻,自侧壁观察,湿粉末显粉红色或红紫色。

(2)取干鱼腥草25 g(鲜鱼腥草125 g)剪碎,照挥发油测定法加乙酸乙酯1 mL,缓缓加热至沸,并保持微沸4 h,放置半小时,取乙酸乙酯液作为供试品溶液。另取甲基正壬酮对照品,加乙酸乙酯成每1 mL含10 μL的溶液,作为对照品溶液。照薄层色谱法试验,吸取供试品溶液5 μL、对照品溶液2 μL,分别点于同一硅胶G薄层板上,以环己烷–乙酸乙酯(9∶1)为展开剂,展开,取出,晾干,喷以二硝基苯肼试液。供试品色谱中,在与对照品色谱相应的位置上,显相同的黄色斑点。

【炮制】

1. 鲜鱼腥草:除去杂质。

2. 干鱼腥草:除去杂质,迅速洗净,切段,干燥。

【化学成分】 地上部分含挥发油、甲基正壬基甲酮、樟烯等。

【性味与归经】 辛,微寒。归肺经。

【功能主治】 清热解毒,消痈排脓,利尿通淋。用于肺痈吐脓、痰热喘咳、热痢、热淋、痈肿疮毒。

【用法用量】 内服:煎汤,15~25 g,不宜久煎;鲜品用量加倍,水煎或捣汁服。外用适量,捣敷或煎汤熏洗患处。

【注意事项】

1. 本品含有挥发油,不宜久煎。

2. 鱼腥草的不良反应一般轻微,口服有鱼腥味,肌内注射时少数病人局部疼痛。阴道给药时,个别病例会出现阴道出血,上述反应停药后均消失。另有报道,少数病人应用鱼腥草注射液会引起大疱性药物性皮炎、末梢神经炎等,甚至导致过敏性休克,乃至死亡。

【贮藏】 干鱼腥草置干燥处;鲜鱼腥草置阴凉潮湿处。

【骨科应用】

1. 药物功效 鱼腥草素对成骨细胞增殖、分化、矿化有抑制功效,可调节骨代谢,可能对骨质疏松症的防治有积极意义。鱼腥草注射液——聚乙烯醇凝胶对骨髓炎的防治效果显著。

2. 食物功效

(1)抗菌:鱼腥草中所含鱼腥草素、月桂醛、甲基正壬基酮、香乙烯及槲皮苷、蕺菜碱等挥发油成分,对金黄色葡萄球菌、白色葡萄球菌、志贺菌属、铜绿假单胞菌、变形杆菌、副大肠埃希菌、革兰氏阳性芽孢杆菌等均有一定的抑制作用,对金黄色葡萄球菌和白色葡萄球菌作用较强。实验表明,鱼腥草鲜汁对金黄色葡萄球菌有显著抑制作用,加热后作用减低。

(2)抗病毒:鱼腥草水煎剂体外试验,对京科68-1株病毒有抑制作用,并能延缓埃可

11 株病毒的致细胞病变作用。其非挥发油部分,腹腔注射对流感病毒 FM1 实验感染小鼠有明显预防保护作用。

【药膳举例】

1. 鱼腥草煮猪瘦肉

材料:鲜鱼腥草 100 g,女贞子 30 g,瘦猪肉 100 g。

制作:先将鱼腥草及女贞子煎成液,过滤,随后与猪瘦肉同煮熟,后加适量盐和味精等调料即可食用。

用法用量:间日 1 次,连用 5 次。

功效:具有清热解毒、利尿的功效。适用于腹痛腹泻等肠炎病人。

2. 鱼腥草炖猪排骨

材料:鲜鱼腥草 200 g,猪排骨 500 g。

制作:将鱼腥草先煎液,过滤,猪排骨放入煮锅中,倒入鱼腥草液,开始炖煮,肉熟后加适量盐和味精。

用法用量:饮汤食肉,分 2~3 次吃完,每周炖 2 次吃。

功效:具有清热解毒、排脓的功效。适用于肺热咳嗽、肺痈咳吐脓血、痰黄稠等症。

43. 茯苓

【别名】 伏菟、伏灵、松腴、云苓。

【来源】 为多孔菌科真菌茯苓 *Poria cocos*(Schw.)Wolf 的干燥菌核。

【资源概述】 茯苓属真菌我国分布有 3 种,均可药食两用。

【产地、生境与分布】 国内主产于云南、安徽、湖北等省区,其他各地多有栽培,喜生于松属树根上。

【采收加工】 多于 7—9 月采挖,挖出后除去泥沙,堆置"发汗"后,摊开晾至表面干燥,再"发汗",反复数次至现皱纹、内部水分大部分散失后,阴干,称为"茯苓个",或将鲜茯苓按不同部位切制,阴干,分别称为"茯苓块"和"茯苓片"。

【鉴别方法】

1. 性状鉴别 茯苓呈类球形、椭圆形、扁圆形或不规则团块,大小不一。外皮薄而粗糙,棕褐色至黑褐色,有明显的皱缩纹理。体重,质坚实,断面颗粒性,有的具裂隙,外层淡棕色,内部白色,少数淡红色,有的中间抱有松根。气微,味淡,嚼之黏牙。茯苓块为去皮后切制的茯苓,呈立方块状或方块状厚片,大小不一。白色、淡红色或淡棕色。茯苓片为去皮后切制的茯苓,呈不规则厚片,厚薄不一。白色、淡红色或淡棕色。

2. 显微鉴别 粉末灰白色。不规则颗粒状团块和分枝状团块无色,遇水合氯醛液渐溶化。菌丝无色或淡棕色,细长,稍弯曲,有分枝,直径 3~8 μm。少数至 16 μm。

3. 理化鉴别

(1)取本品粉末少量,加碘化钾碘试液 1 滴,显深红色。

(2)取本品粉末 1 g,加乙醚 50 mL,超声处理 10 min,滤过,滤液蒸干。残渣加甲醇

1 mL 使溶解,作为供试品溶液。另取茯苓对照药材 1 g,同法制成对照药材溶液。照薄层色谱法试验,吸取上述两种溶液各 2 μL,分别点于同一硅胶 G 薄层板上,以甲苯–乙酸乙酯–甲酸(20∶5∶0.5)为展开剂,展开,取出,晾干,喷以香草醛硫酸溶液(2%)–乙醇(4∶1)混合溶液,在 105 ℃加热至斑点显色清晰。供试品色谱中,在与对照药材色谱相应的位置上,显相同颜色的主斑点。

【炮制】 取茯苓个,浸泡,洗净,润后稍蒸,及时削去外皮,切制成块或切厚片,晒干。

【化学成分】 茯苓菌核含茯苓酸、茯苓酸甲酯、茯苓聚糖、麦角甾醇等。

【性味与归经】 甘、淡,平。归心、肺、脾、肾经。

【功能主治】 利水渗湿,健脾,宁心。用于浮肿尿少、痰饮眩悸、脾虚食少、便溏泄泻、心神不安、惊悸失眠。

【用法用量】 内服:煎汤,10~15 g。可制作糕点食用。

【注意事项】

1. 阴虚而无湿热、虚寒滑精、气虚下陷者慎服。

2. 传统习惯认为,白茯苓偏于健脾,赤茯苓偏于利湿,茯神常于安神,因而健脾益气时,可选用白茯苓,利水消肿时可选赤茯苓,养心安神时可选用茯神。

3. 茯苓性味平和,四季可食,不受疗程限制。

【贮藏】 置干燥处,防潮。

【骨科应用】

1. 药物功效 桂枝茯苓丸方蕴含了活血祛瘀与利水化湿、辛温通络与凉血散瘀、扶正(补气)与祛邪(消瘀)等辨证关系,临床用于治疗胫腓骨骨折术后并发患肢肿胀效果可。桂枝茯苓丸加味治疗膝关节骨性关节炎肾虚痰瘀证,有利于缓解临床症状,改善膝关节活动功能。防己茯苓汤加减治疗坐骨神经痛疗效满意。

2. 食物功效 茯苓含有我们常见的钾、镁等多种微量元素。在中医理论当中,经常吃点营养丰富的茯苓粉,可以起到帮助增强机体免疫力、促进细胞组织活性增强的作用功效,同时也还可以起到利水渗湿、润泽肌肤以及健脾宁心的作用功效,其食用价值是非常大的。

【药膳举例】

1. 酸枣仁汤

材料:茯苓 9 g,酸枣仁 15 g,知母 6 g,川芎 4.5 g,甘草 3 g。

制作:水煎服。

用法用量:适量服用。

功效:具有养血安神、清热除烦的功效。适用于心神失养。亦宜于虚烦不眠、心悸眩晕等症。

2. 茯苓薏苡仁饼

材料:茯苓、薏苡仁、白面粉各 30 g,白糖适量。

制作:上述材料研成细末和匀压成饼,蒸熟。

用法用量:适量食用。

功效:具有调和脾胃的功效。适合小儿食用,有调和脾胃之功效。

44.枳椇子

【别名】 龙爪果、林琴、万字梨、万寿果、万韦果、金钩子、鸡距子、木蜜、梨枣、枸等。

【来源】 为鼠李科植物北枳椇 *Hovenia dulcis* Thunb.、枳椇 *Hovenia acerba* Lindl. 和毛枳椇 *Hovenia trichocarpa* Chun et Tsiang 的成熟种子。

【资源概述】 枳椇属分布于喜马拉雅至日本,中国产西南至东部,中国 3 种及 2 变种。

【产地、生境与分布】 落叶乔木,高 10～25 m;嫩枝、幼叶背面、叶柄和花序轴初有短柔毛,后脱落。果实形态似万字符"卍",故称万寿果。花期 6 月,果期 8—10 月。生长于向阳山坡、山谷、沟边及路旁或栽培。北枳椇主产于陕西、湖北、江苏、安徽;枳椇主产于福建、广东、广西、湖南、湖北、四川、云南、贵州;毛果枳椇主产于江西、湖北、湖南、广东北部、贵州。

【采收加工】 10—11 月果实成熟时连肉质花序轴一并摘下,晒干,取出种子。

【鉴别方法】

本品呈扁圆形,直径 3.0～5.5 mm,厚 1.5～2.5 mm。表面棕红色、棕黑色或绿棕色,有光泽,平滑或可见散在的小凹点,顶端有微凸的合点,基部凹陷处有点状种脐,背面稍隆起,腹面有一条纵行隆起的种脊。种皮坚硬,不易破碎,胚乳乳白色,子叶淡黄色,肥厚,均富油性。气微,味微涩。

1. 北枳椇:种子扁平圆形,背面稍隆起,旗面较平坦,直径 3～5 mm,厚 1.0～1.5 mm。表面红棕色、棕黑色或绿棕色,有光泽,于扩大镜下观察可见散在凹点,基部凹陷处有点状淡色种脐,顶端有微凹的合点,腹面有纵行隆起的种脊。种皮坚硬,胚乳白色,子叶淡黄色,肥厚,均富油质。气微,味微涩。

2. 枳椇:种子暗褐色或黑紫色,直径 3.2～4.5 mm。

3. 毛果枳椇:种子黑色、黑紫色或棕色,近圆形,直径 4.0～5.5 mm,腹面中部有棱,背面有时具乳头状突起。

【炮制】 净制拣去杂质,洗净,晒干。

【化学成分】 北枳椇种子含黑麦草碱,β−咔啉,枳椇苷 C、D、G、G 和 H;果实含多量葡萄糖、硝酸钾和苹果酸钾;果柄和花序轴均含葡萄糖、果糖和蔗糖。

【性味与归经】 甘、酸,平。归心、脾经。

【功能主治】 和胃化湿,降气止呃。主治酒醉烦渴,呕吐,小便不利。

【用法用量】 内服:煎汤,4.5～9.0 g。

【注意事项】 脾胃虚寒者禁食。

【贮藏】 置通风干燥处。

【骨科应用】

1. 药物功效 枳椇子能解酒毒,清湿热,枳椇痛风汤清热利湿、活血止痛,用于痛风归属于风湿热痹痛风性关节炎有较好的临床疗效。

2. 食物功效　霜降过后,枳椇的果实开始成熟,尤其是多经过几次霜的果实,味道非常香甜,生吃口感特别好,不仅吃着香,枳椇里面含有 30% ~40% 的葡萄糖和苹果酸的成分,是非常好的儿童保健的食品。对于糖尿病病人来说也是非常理想的一种药用水果,它能有效降低血糖,维持体内各营养成分的平衡;如果遇到跌打损伤的情况,枳椇子也能起到缓解症状的作用;对于便秘病人来说也很有帮助,能促进肠道运动,帮助人体迅速排出体内的毒素。

【药膳举例】

1. 枳椇子橘皮竹茹汤

材料:枳椇子 30 ~60 g,橘皮、竹茹各 15 g。

制作:水煎取汁。

用法用量:适量徐徐饮服。

功效:解酒除烦,和胃止呕。

2. 枳椇子甘蔗煲猪心肺

材料:枳椇子 30 g,甘蔗 500 g,猪心 150 g,猪肺 100 g。

制作:先将上述几种材料清洗干净,甘蔗劈开,切成小段,猪心、猪肺洗净切成小块,加清水适量煮熟即可。

用法用量:喝汤食肺。

功效:具有补中益气、生津润燥、补肺养血的功效。

45. 栀子

【别名】 黄栀子、黄果树、山栀子、红枝子等。

【来源】 为茜草科植物栀子 *Gardenia jasminoides* Ellis 的干燥成熟果实。

【资源概述】 栀子属共有约 250 种,分布于东半球的热带和亚热带地区。中国有 5 种及 1 变种,产于长江以南各省区。

【产地、生境与分布】 栀子为灌木,高 0.3 ~3.0 m;嫩枝常被短毛,枝圆柱形,灰色。生于海拔 10 ~1500 m 处的旷野、丘陵、山谷、山坡、溪边的灌丛或林中。我国分布于山东、江苏、安徽、浙江、江西、福建、台湾、湖北、湖南、广东、香港、广西、海南、四川、贵州和云南,河北、河南、陕西和甘肃等地。

【采收加工】 9—11 月果实成熟呈红黄色时采收,除去果梗和杂质,蒸至上气或置沸水中略烫,取出,干燥。

【鉴别方法】

1. 性状鉴别　本品呈长卵圆形或椭圆形,长 1.5 ~3.5 cm,直径 1.0 ~1.5 cm。表面红黄色或棕红色,具 6 条翅状纵棱,棱间常有 1 条明显的纵脉纹,并有分枝。顶端残存萼片,基部稍尖,有残留果梗。果皮薄而脆,略有光泽;内表面色较浅,有光泽,具 2 ~3 条隆起的假隔膜。种子多数,扁卵圆形,集结成团,深红色或红黄色,表面密具细小疣状突起。气微,味微酸而苦。

2. 显微鉴别　粉末红棕色。内果皮石细胞类长方形、类圆形或类三角形,常上下层交错排列或与纤维连结,直径 14～34 μm,长约至 75 μm,壁厚 4～13 μm;胞腔内常含草酸钙方晶。内果皮纤维细长,梭形,直径约 10 μm,长约至 110 μm,常交错、斜向镶嵌状排列。种皮石细胞黄色或淡棕色,长多角形、长方形或形状不规则,直径 60～112 μm,长至230 μm,壁厚,纹孔甚大,胞腔棕红色。草酸钙簇晶直径 19～34 μm。

3. 理化鉴别　取本品粉末 1 g,加 50% 甲醇 10 mL,超声处理 40 min,滤过,取滤液作为供试品溶液。另取栀子对照药材 1 g,同法制成对照药材溶液。再取栀子苷对照品,加乙醇制成每 1 mL 含 4 mg 的溶液,作为对照品溶液。照薄层色谱法试验,吸取上述 3 种溶液各 2 μL,分别点于同一硅胶 G 薄层板上,以乙酸乙酯-丙酮-甲酸-水(5:5:1:1)为展开剂,展开,取出,晾干。供试品色谱中,在与对照药材色谱相应的位置上,显相同颜色的黄色斑点;再喷以 10% 硫酸乙醇溶液,在 110 ℃ 加热至斑点显色清晰。供试品色谱中,在与对照药材色谱和对照品色谱相应的位置上,显相同颜色的斑点。

【炮制】

1. 栀子:除去杂质,碾碎。

2. 炒栀子:取净栀子,照清炒法炒至黄褐色。

【化学成分】　含黄酮类栀子素、果胶、鞣质、藏红花素、藏红花酸、D-甘露醇、廿九烷、β-谷甾醇。另含多种具环臭蚁醛结构的苷:栀子苷、去羟栀子苷泊素-1-葡萄糖苷,格尼泊素-1-β-D-龙胆二糖苷及小量的山栀苷。

【性味与归经】　苦,寒。归心、肺、三焦经。

【功能主治】　泻火除烦,清热利湿,凉血解毒;外用消肿止痛。用于热病心烦、湿热黄疸、淋证涩痛、血热吐衄、目赤肿痛、火毒疮疡;外治扭挫伤痛。

【用法用量】　内服:煎汤,6～10 g。外用生品适量,研末调敷。

【注意事项】　栀子苦寒,易伤脾胃。脾虚便溏者忌服;不宜久服。

【贮藏】　置通风干燥处。

【骨科应用】

1. 药物功效

(1)活血、化瘀、止痛:生栀子具有清利湿热、泻火、凉血之功效,外用研末治骨折伤肿痛。骨伤肿痛多因跌、扑、扭、挫等外力所致,是临床常见多发疾病,其发病机理为血瘀闭阻、筋脉壅滞。栀子蛋清膏活血化瘀,通络行滞,消肿止痛,外敷治疗膝关节、踝关节、肩关节、腕关节等部位扭挫伤效果显著。外敷栀子散可缓解腱鞘炎引起的肿痛不适。

(2)抗骨关节炎:现代药理研究发现栀子浸膏能明显延缓软骨退变的进程,通过降低关节液中 IL-1β 的含量起到保护软骨细胞的作用。可降低类风湿性关节炎(RA)大鼠血清中 IL-1 的水平,抑制缺血性脑损伤中 IL-1 的活性。

2. 食物功效　栀子食用,不仅可以泡茶酿酒,还可以提制多种色素。将它们用于食品着色,不仅色泽能与相应的合成色素媲美,而且还有一定的营养价值和保健作用。它安全、无毒、无副作用,尤其是栀子黄、红、蓝色素是常用的食用色素,广泛用于酒类、果汁、饮料、菜肴、糕点、酱菜等,是功能性的天然着色剂。

【药膳举例】

1. 栀子茶

材料:栀子 15 g,芽茶(以纤嫩新芽制成的茶叶,即最嫩的茶叶)5 g。

制作:将芽茶和栀子放入锅中,加 800 mL 水,煎煮至剩下 400 mL,去渣取汁饮用。

用法用量:每日上、下午分 2 次温热饮用。

功效:适合肝胆湿热所致黄疸者;肝热所致的高血压、头痛、头晕、心烦、出血者;春、夏季饮用尤佳。

2. 栀子豉汤

材料:豆豉 10 g,栀子 10 g。

制作:锅内加水 750 mL,先煮栀子,得 500 mL 药液,再入豆豉,煮取 300 mL,去渣,备用。

用法用量:一日 2 次,每次 1 剂,先温服 1 次,待吐止后再服。

功效:具有止吐的功效。适用于食管炎、胃炎等。

46. 枸杞子

【别名】 苟起子、枸杞红实、甜菜子、西枸杞、狗奶子、红青椒、枸蹄子、枸杞果、地骨子等。

【来源】 为茄科植物宁夏枸杞 *Lycium barbarum* L. 的干燥成熟果实。

【资源概述】 枸杞属植物全世界约有 80 种,中国产 7 种及 3 变种。

【产地、生境与分布】 原产我国北部。河北北部、内蒙古、山西北部、陕西北部、甘肃、宁夏、青海、新疆有野生,由于果实入药而栽培,现在除以上省区有栽培外,我国中部和南部不少省区也已引种栽培,尤其是宁夏及天津地区栽培多、产量高。

【采收加工】 夏、秋二季果实呈红色时采收,热风烘干,除去果梗,或晾至皮皱后,晒干。

【鉴别方法】

1. 性状鉴别 长卵形或椭圆形、略扁,长 0.6 ~ 2.0 cm,直径 3 ~ 8 mm。表面鲜红色或暗红,微有光泽,有不规则皱纹,顶端略尖,有小凸起状的花柱痕,基部有白色的果柄痕。果皮柔韧,皱缩;果肉厚,柔润而有黏性,内有种子多数。种子呈扁肾形,长 1.5 ~ 2.0 mm,直径约 1 mm。气微,味甜、微酸。果粒大、色红、肉厚、质柔润、籽少、味甜者为佳。

2. 显微鉴别 果皮横切面:外果皮 1 列细胞,切面壁增厚,非木化或微木化,外被角质层、外缘不规则细齿状。中果皮为木化或微木化,外被角质层,外缘不规则细齿状。中果皮为 10 余列细胞,最外层细胞略切向延长,其下细胞类圆形、长圆形、类长方形,向内细胞渐增大,最内侧有的细胞较小,壁稍增厚;细胞含众多橙红色色素颗粒,有的含草酸钙砂晶;维管束双韧型,多数,散列,导管细小。内果皮 1 列细胞,细胞壁全面增厚,木化。

3. 粉末特征 粉黄橙色或暗红色。种皮石细胞表面观不规则多角形或长多角形,垂周壁深波状弯曲或微波状弯曲,直径 37～117 μm,长至 196 μm,壁厚 5～27 μm;断面观类方形或扁方形;侧壁及内壁增厚,内壁稍弯曲,外壁黏液化。外果皮细胞表面观类多角形或长多角形,垂周壁细波状弯曲或平直,外平周壁表面有较细密平行角质条纹。中果皮薄壁细胞类多角形、胞腔内含橙红色或红棕色色素颗粒;有的含草酸钙砂晶。另有内胚乳细胞,含脂肪油滴及糊粉粒。

【炮制】 生用。

【化学成分】 果实含枸杞多糖、甜菜碱、阿托品、天仙子胺等。

【性味与归经】 甘,平。归肝、肾经。

【功能主治】 养肝,滋肾,润肺。主治肝肾亏虚、头晕目眩、目视不清、腰膝酸软、阳痿遗精、虚劳咳嗽、消渴引饮。

【用法用量】 内服:煎汤,6～12 g。

【注意事项】

1. 胸门脘腹胀满或高血压且性情太过急躁的人,或平日大量摄取肉类导致面泛红光的人忌食。

2. 性功能亢进者不宜选用。

3. 脾虚便溏者不宜选用。

【贮藏】 置阴凉干燥处,防闷热,防潮,防蛀。

【骨科应用】

1. 药物功效

(1)抗骨质疏松:枸杞子提取物可有效提升骨质疏松大鼠骨密度、转化生长因子-β_1、一氧化氮、一氧化氮合酶、磷离子,以及骨钙素,有效降低骨质疏松大鼠血清中钙离子、镁离子、碱性磷酸酶,免疫调节因子白细胞介素-6、肿瘤细胞坏死因子-α。说明枸杞子提取物可有效调节骨质疏松大鼠身体中细胞因子,缓解大鼠骨分解情况,达到治疗骨质疏松的目的。

(2)抗炎:枸杞子多糖能够降低骨关节炎软骨细胞炎症细胞因子水平,抑制 NF-κB 信号通路,从而改善骨关节炎症损伤。

(3)改善机体免疫功能:枸杞子多糖可降低坐骨神经损伤小鼠的机体免疫反应,促进受损神经功能的恢复。

(4)促进骨折愈合:其主要成分枸杞多糖能促进骨折愈合过程中 BMP-2 的表达,存在量-效关系,对骨折愈合有一定的促进作用。

2. 食物功效 枸杞子是重要的保健食品和药料。我国最早的药学专著《神农本草经》将其列为上品之药,说它"主五内邪气,热中,消渴,周痹。久服,坚筋骨,轻身不老"。《本草纲目》指出枸杞"滋肾,润肺,明目"。枸杞子含有的芦丁对毛细管有强化作用,所以食用枸杞子对高血压病人是有益的;枸杞子中的甜菜碱能促进消化器官的分泌和运动,使神经传导系统流畅,有助于解除便秘;枸杞子中的叶绿素还能帮助肝脏解毒。

【药膳举例】

1. 枸杞子煲猪腰

材料:枸杞子 100~150 g,猪腰 1 对。

制作:猪腰洗净后切去脂膜,切成小块,放入枸杞子,加水煲汤。

用法用量:调味服食。

功效:具有补肾、益精、壮骨的功效。适用于骨折后期肾虚者以及肾虚遗精、肾虚耳聋等症。

2. 枸杞子肉苁蓉粥

材料:枸杞子 30 g,肉苁蓉 30 g,羊肾 1 只,粳米 100 g,盐、油、味精、料酒、葱、姜各适量。

制法:羊肾切成两半去掉膜皮,切成片漂洗净后,切成小块,用盐、料酒、味精拌匀后腌片刻备用;肉苁蓉洗净切丝,置于锅内,煎煮取汁;枸杞子洗净;粳米淘洗干净。锅烧热放入油,至八成热,放入羊肾块煸炒,放入葱、姜末炒出香味,烹入料酒、盐后炒透,出锅备用。再将粳米入锅内加水、枸杞子烧沸,转文火至米呈稀粥,加入羊肾、肉苁蓉汁,拌匀后即可。

用法用量:早晚饮用,7 d 为 1 个疗程。

功效:具有生精益血、壮阳补肾的功效。适用于老年人体弱骨折。

47. 砂仁

【别名】 缩沙蜜、缩砂仁、缩砂密。

【来源】 为姜科植物阳春砂 *Amomum villosum* Lour.、绿壳砂 *Amomum villosum* Lour. Var. *xanthioides* T. L. Wu et Senjen 或海南砂 *Amomum longiligulare* T. L. Wu 的干燥成熟果实。

【资源概述】 豆蔻属植物主世界有 150 余种,分布于亚洲、大洋洲的热带地区。我国有 24 种及 2 变种。

【产地、生境与分布】 主产于云南南部(勐腊、沧源等地),生于林下潮湿处,海拔 600~800 m 处。

【采收加工】 夏、秋二季果实成熟时采收,晒干或低温干燥。

【鉴别方法】

1. 性状鉴别 阳春砂、绿壳砂呈椭圆形或卵圆形,有不明显的三棱,长 1.5~2.0 cm,直径 1.0~1.5 cm。表面棕褐色,密生刺状突起,顶端有花被残基,基部常有果梗。果皮薄而软。种子集结成团,具三钝棱,中有白色隔膜,将种子团分成 3 瓣,每瓣有种子 5~26 粒。种子为不规则多面体,直径 2~3 mm;表面棕红色或暗褐色,有细皱纹,外被淡棕色膜质假种皮;质硬,胚乳灰白色。气芳香而浓烈,味辛凉、微苦。海南砂呈长椭圆形或卵圆形,有明显的三棱,长 1.5~2.0 cm,直径 0.8~1.2 cm。表面被片状、分枝的软刺,基部具果梗痕。果皮厚而硬。种子团较小,每瓣有种子 3~24 粒;种子直径 1.5~2.0 mm。气味稍淡。

2.显微鉴别 阳春砂种子横切面:假种皮有时残存。种皮表皮细胞1列,径向延长,壁稍厚;下皮细胞1列,含棕色或红棕色物。油细胞层为1列油细胞,长76～106 μm,宽16～256 μm,含黄色油滴。色素层为数列棕色细胞,细胞多角形,排列不规则。内种皮为1列栅状厚壁细胞,黄棕色,内壁及侧壁极厚,细胞小,内含硅质块。外胚乳细胞含淀粉粒,并有少数细小草酸钙方晶。内胚乳细胞含细小糊粉粒和脂肪油滴。粉末灰棕色。内种皮厚壁细胞红棕色或黄棕色,表面观多角形,壁厚,非木化,胞腔内含硅质块;断面观为1列栅状细胞,内壁及侧壁极厚,胞腔偏外侧,内含硅质块。种皮表皮细胞淡黄色,表面观长条形,常与下皮细胞上下层垂直排列;下皮细胞含棕色或红棕色物。色素层细胞皱缩,界限不清楚,含红棕色或深棕色物。外胚乳细胞类长方形或不规则形,充满细小淀粉粒集结成的淀粉团,有的包埋有细小草酸钙方晶。内胚乳细胞含细小糊粉粒和脂肪油滴。油细胞无色,壁薄,偶见油滴散在。

3.理化鉴别 取挥发油,加乙醇制成每1 mL含2 μL的溶液,作为供试品溶液。另取乙酸龙脑酯对照品,加乙醇制成每1 mL含2 μL的溶液,作为对照品溶液。照薄层色谱法试验,吸取上述两种溶液各1溶液,分别点于同一硅胶G薄层板上,以环己烷-乙酸乙酯(22:1)为展开剂,展开,取出,晾干,喷以5%香草醛硫酸溶液,加热至斑点显色清晰。供试品色谱中,在与对照品色谱相应的位置上,显相同的紫红色斑点。

【炮制】 除去杂质。用时捣碎。

【化学成分】 种仁含挥发油,果实含有多种微量元素。

【性味与归经】 辛,温。归脾、胃、肾经。

【功能主治】 化湿开胃,温脾止泻,理气安胎。用于湿浊中阻、脘痞不饥、脾胃虚寒、呕吐泄泻、妊娠恶阻、胎动不安。

【用法用量】 内服:煎汤,3～6 g,后下。

【注意事项】

1.砂仁性温而味辛,凡阴虚火旺之人不宜多食。

2.肺热咳嗽者勿食。

【贮藏】 置阴凉干燥处。

【骨科应用】

1.药物功效

(1)改善腹胀、腹痛:砂仁行气化湿,能够明显改善病人腹部胀满疼痛的症状。尤其对于股骨头坏死手术之后的病人或者是股骨颈骨折,股骨粗隆间骨折病人,甚至是股骨干骨折术后的病人等。在手术后早期如果不能够下床,需要卧床休息的时候,易出现了腹部胀闷、胀痛的症状,可以配伍使用砂仁来缓解术后病人的腹胀腹痛症状,恢复术后患者的食欲,从而能够促进病人损伤的恢复。

(2)止痛:砂仁温经通络、化湿止痛,可以治疗风湿类型的颈腰椎疾病或者是关节疾病。尤其是风寒湿类型的颈椎病,或者是风寒湿邪气刺激人体,导致慢性的腰肌劳损发作的病人。

2.食物功效 砂仁可去壳洗净烘干后研成细末后加入面食中,有开胃健脾之效。

【药膳举例】

1. 春砂仁闷排骨

材料:排骨 500 g,砂仁 15 g,盐、糖、调料适量。

制作:将排骨斩成小块,用盐、糖、酱油、麻油、生粉、生抽、酒腌渍 2 h 入味;烧热油锅,爆香蒜头,放排骨爆炒;等排骨炒至五分熟,加入春砂仁 15 g,继续爆炒;将炒好的排骨加适量水焖煮 15～20 min,至排骨酥软即可。

用法用量:佐餐食用,每日 1 次。

功效:具有温暖脾胃、补气养血的功效。适用于骨科疾病术后食欲减退、脘腹胀满等症。

2. 春砂仁鲫鱼汤

材料:鲫鱼 1 条,砂仁 15 g,盐适量。

制作:鲫鱼去鳞、鳃及内脏,洗净沥干水;砂仁研末,与少许盐拌匀,塞入鱼腹中,用线缝合,入炖煲内,加少许水,文火隔水炖 1 h 即可食用。

用法用量:佐餐食用,每日 1 次。

功效:具有健脾补虚、行气利水的功效。适用于脾胃虚弱、虚寒气胀、脘腹胀痛、食欲减退、体虚水湿停滞、腹水及浮肿等病人。

48. 香橼

【别名】 枸橼、钩缘子、香泡树、香橼柑。

【来源】 为芸香科植物枸橼 *Citrus medica* L. 或香圆 *Citrus ivilsonii* Tanaka 的干燥成熟果实。

【资源概述】 香橼属全世界有 20 种,我国含引进栽培的有 15 种。

【产地、生境与分布】 枸橼产于江苏、浙江、福建、台湾、湖北、湖南、广东、广西、四川、云南等地。

【采收加工】 秋季果实成熟时采收,趁鲜切片,晒干或低温干燥。香橼亦可整个或对剖两半后,晒干或低温干燥。

【鉴别方法】

1. 性状鉴别 枸橼呈圆形或长圆形片,直径 4～10 cm,厚 0.2～0.5 cm。横切片外果皮黄色或黄绿色,边缘呈波状,散有凹入的油点;中果皮厚 1～3 cm,黄白色,有不规则网状突起的维管束;瓤囊 10～17 室。纵切片中心柱较粗壮。质柔韧。气清香,味微甜而苦辛。香橼呈类球形、半球形或圆片,直径 4～7 cm。表面黑绿色或黄棕色、密被凹陷的小油点及网状隆起的粗皱纹、顶端有花柱残痕及隆起的环圈、基部有果梗残基。质坚硬。剖面或横切薄片,边缘油点明显;中果皮厚约 0.5 cm,瓤囊 9～11 室、棕色或淡红棕色,间或有黄白色种子。气香,味酸而苦。

2. 理化鉴别 取本品粉末 2 g,加石油醚(60～90 ℃)30 mL,浸泡 1 h,超声处理 20 min,滤过,滤液挥干。残渣加石油醚(60～90 ℃)1 mL 使其溶解,作为供试品溶液。

另取香橼对照药材 1 g,同法制成对照药材溶液。照薄层色谱法试验,吸取上述两种溶液各 5 ~ 10 μL,分别点于同一硅胶 G 薄层板上,以环己烷–乙酸乙酯(5∶1)为展开剂,展开,取出,晾干,喷以 3% 香草醛硫酸溶液,加热至斑点显色清晰。供试品色谱中,在与对照药材色谱相应的位置上,显相同颜色的主斑点。

【炮制】　未切片者,打成小块;切片者润透,切丝,晾干。

【化学成分】　枸橼成熟果实含橙皮苷、枸橼酸、苹果酸、果胶、鞣质及维生素 C 等。

【性味与归经】　辛、苦、酸,温。归肝、脾、肺经。

【功能主治】　疏肝理气,宽中,化痰。用于肝胃气滞、胸胁胀痛、脘腹痞满、呕吐嗳气、痰多咳嗽。

【用法用量】　内服:煎汤,3 ~ 10 g。

【注意事项】

1.阴虚血燥、干咳少痰及孕妇气虚者慎服。

2.脾胃虚弱者不宜选用。

3.《本草通玄》:香橼性温,单用多用亦损正气,与参、术同行则无弊也。

【贮藏】　置阴凉干燥处,防霉,防蛀。

【骨科应用】

1.药物功效

(1)行气止痛:香橼性味辛苦酸温,而气清香,既能疏肝理气,又能和胃宽中、行气止痛,功效类似佛手。对于胸腹胀痛、肋疼痛等症,可与香附、郁金、瓜蒌等药配伍应用。

(2)化痰止咳:香橼皮性味苦温,又能燥湿化痰,功效类似陈皮,故可用于痰湿壅滞或兼有气滞咳痰之证,常与半夏、茯苓等配伍。

2.食物功效　香橼所含挥发油对胃肠道有温和刺激作用,能促进肠胃里蠕动和消化液分泌,排除肠内积气,并有祛痰作用。另外含有维生素 C 和果胶等,可以防止身体出现感冒现象,能够起到降血脂的作用。

【药膳举例】

1.香橼浆

材料:鲜香橼 2 个,麦芽糖适量。

制作:鲜香橼 1 ~ 2 个,切碎放在有盖的碗中,加入等量的麦芽糖,隔水蒸数小时,以香橼稀烂为度。

用法用量:每服 1 匙,早晚各 1 次。

功效:具有疏肝解郁、温肾回阳的功效。适用于骨伤科病人兼有痰湿咳嗽、哮喘等症。

2.佛手香橼汤

材料:佛手 15 g,香橼 12 g,红糖适量。

制作:香橼、佛手洗净切成小片加水同煮,留汁去渣,加入红糖调味即可。

用法用量:每次 200 mL,每日 2 次。

功效:具有行气解郁、祛湿消滞的功效。适用于骨伤科病人肝气郁结、肝胃不和、脘胁胀痛、呕吐嗳气、食少等症。

49. 香薷

【别名】 臭荆芥、山苏子、香草头、土薄荷、土薷香、野上比苏、鱼香草、水芳药、山苏子等。

【来源】 为唇形科植物石香薷 *Mosla chinensis* Maxim. 或江香薷 *Mosla chinensis* 'Jiangxiangru' 的干燥地上部分。

【资源概述】 香薷属植物全世界有 40 种，主产于亚洲东部，1 种延至欧洲及北美，3 种产于非洲（埃塞俄比亚）。我国有 33 种、15 变种及 5 变型。现已有16 种入药用。

【产地、生境与分布】 除新疆、青海外产于全国各地；生于路旁、山坡、荒地、林内、河岸，海拔约 3400 m 处。

【采收加工】 夏季茎叶茂盛、花盛时择晴天采割，除去杂质，阴干。

【鉴别方法】

1. 性状鉴别　青香薷长 30～50 cm，基部紫红色，上部黄绿色或淡黄色，全体密被白色茸毛。茎方柱形，基部类圆形，直径 1～2 mm，节明显，节间长 4～7 cm；质脆，易折断。叶对生，多皱缩或脱落，叶片展平后呈长卵形或披针形，暗绿色或黄绿色，边缘有 3～5 疏浅锯齿。穗状花序顶生及腋生，苞片圆卵形或圆倒卵形，脱落或残存；花萼宿存，钟状，淡紫红色或灰绿色，先端 5 裂，密被茸毛。小坚果 4，直径 0.7～1.1 mm，近圆球形，具网纹。气清香而浓，味微辛而凉。江香薷长 55～66 cm。表面黄绿色，质较柔软。果实直径 0.9～1.4 mm，表面具疏网纹。

2. 显微鉴别　青香薷叶表面观：上表皮细胞多角形，垂周壁波状弯曲，略增厚；下表皮细胞壁不增厚，气孔直轴式，以下表皮为多。腺鳞头部 8 细胞，直径 36～80 μm，柄单细胞。上下表皮具非腺毛，多碎断，完整者 1～6 细胞，上部细胞多弯曲呈钩状，疣状突起较明显。小腺毛少见，头部圆形或长圆形，1～2 细胞，柄甚短 1～2 细胞。江香薷上表皮腺鳞直径约 90 μm，柄单细胞，非腺毛多由 2～3 细胞组成，下部细胞长于上部细胞，疣状突起不明显，非腺毛基足 5～6 细胞，垂周壁连珠状增厚。

3. 理化鉴别　取本品约 1 cm 的短段适量，提取挥发油。取挥发油，加乙醚制成每 1 mL 含 3 mg 的溶液，作为供试品溶液。另取麝香草酚对照品、香荆芥酚对照品，加乙醚分别制成每 1 mL 含 1 mg 的溶液，作为对照品溶液。照薄层色谱法试验，吸取上述 3 种溶液各 5 μL，分别点于同一硅胶 G 薄层板上，以甲苯为展开剂，展开，展距 15 cm 以上，取出，晾干，喷以 5% 香草醛硫酸溶液，在 105 ℃加热至斑点显色清晰。供试品色谱中，在与对照品色谱相应的位置上，显相同颜色的斑点。

【炮制】 除去残根和杂质，切段。

【化学成分】 全草含黄酮类、甾醇类、三萜类等。

【性味与归经】 辛，微温。归肺、胃经。

【功能主治】 发汗解表，化湿和中。用于暑湿感冒、恶寒发热、头痛无汗、腹痛吐泻，浮肿，小便不利。

【用法用量】 内服:煎汤,3～10 g。

【注意事项】

1.本品辛温发汗之力较强,表虚有汗及暑热证当忌用。

2.传统习惯认为本品热服易引起呕吐,故宜凉服。

【贮藏】 置阴凉干燥处。

【骨科应用】

1.药物功效

(1)消浮肿、利小便:香薷归肺、胃、膀胱经,上能开泄腠理,宣肺气,达皮毛,以解在表之寒。下能通达三焦,疏膀胱,利小便,以导在里之水,又能和脾利水,尤善治肿,常与白术同用,如薷术丸。

(2)祛暑除湿:香薷有祛除暑湿的作用,适用于湿阻脾胃所引起的呕吐、泄泻,可配合扁豆、黄连、厚朴等同用。

2.食物功效 香薷全草含挥发油0.2%～1.0%,鲜茎叶含挥发油0.26%～0.59%,干茎叶含0.8%～2.0%,油中主含香薷酮、苯乙酮。还含β-谷甾醇、棕榈酸亚油酸、亚麻酸、熊果酸等物质,对机体非特异性和特异性免疫功能均有显著增强作用。

【药膳举例】

1.香薷饮

材料:香薷10 g,白扁豆、厚朴各5 g。

制作:水煎服。

用法用量:每日1剂。

功效:可解表散寒,化湿和中,适用于外感于寒、内伤于湿所致的恶寒发热、头重头痛、无汗胸闷或四肢倦怠、腹痛吐泻等。

2.香薷薄荷茶

材料:香薷、薄荷、淡竹叶各5 g,车前草10 g。

制作:水煎。

用法用量:代茶饮。

功效:具有清热除烦、利尿清心的功效。适用于心烦尿赤、口干口苦。

50.胖大海

【别名】 大海、大海子、大洞果、大发。

【来源】 为梧桐科植物胖大海 *Sterculia lychnophora* Hance 的干燥成熟种子。

【资源概述】 梧桐科有68属约1100种,分布在东、西两半球的热带和亚热带地区,只有个别种可分布到温带地区。中国梧桐科植物,连栽培的种类在内,共有19属82种3变种,主要分布在华南和西南各省,而以云南为最盛。

【产地、生境与分布】 生于热带地区。分布于越南、印度、马来西亚、泰国、印度尼西亚的苏门答腊等地。主产于越南、泰国、印度尼西亚、马来西亚等地。我国广东湛江、海南、广东东兴、云南西双版纳已有引种。

【采收加工】 4—6 月,由开裂的果实上采取成熟的种子,晒干。

【鉴别方法】

1. 性状鉴别 本品呈纺锤形或椭圆形,长 2～3 cm,直径 1.0～1.5 cm。先端钝圆,基部略尖而歪,具浅色的圆形种脐。表面棕色或暗棕色,微有光泽,具不规则的干缩皱纹。外层种皮极薄,质脆,易脱落。中层种皮较厚,黑褐色,质松易碎,遇水膨胀呈海绵状。断面可见散在的树脂状小点。内层种皮可与中层种皮剥离,稍革质,内有 2 片肥厚胚乳,广卵形;子叶 2 枚,菲薄,紧贴于胚乳内侧,与胚乳等大。气微,味淡,嚼之有黏性。

2. 显微鉴别 粉末棕褐色。种皮表皮细胞表面观类方形或五角形,含淡棕黄色物,垂周壁呈连珠状增厚,气孔平轴式。种皮薄壁细胞呈不规则星形,具单纹孔,有的含淡棕黄色物。腺毛较多,头部呈扇形或腺鳞状,8～20 个细胞,含棕色分泌物,柄单细胞极短。内种皮栅状细胞淡黄色,表面观呈多角形,胞腔内含棕黄色物。

【化学成分】 种子外层含西黄芪胶黏素,果皮含半乳糖、戊糖(主要是阿拉伯糖)。

【性味与归经】 甘,寒。归肺、大肠经。

【功能主治】 清热润肺,利咽开音,润肠通便。用于肺热声哑、干咳无痰、咽喉干痛、热结便闭、头痛目赤。

【用法用量】 内服:2～3 枚,沸水泡服或煎服。

【注意事项】

1. 脾胃虚寒者忌用。

2. 风寒感冒引起的咳嗽、咽喉肿痛忌用。

3. 肺阴虚导致的咳嗽忌用。

4. 不宜长期代茶饮。

【贮藏】 置干燥处,防霉,防蛀。

【骨科应用】

1. 药物功效

(1)清肠通便:胖大海为寒凉之品,又归于大肠经,具有清肠通便的作用,故可用于大肠热积引起的便秘、排便不畅。但胖大海的通便之力不强,只适用于轻症,且须配伍其他泻下药同用。

(2)止痛:胖大海味甘、性凉,配合其他清热解毒,可以起到滋阴润燥的功效;其外皮、软壳、仁的水浸提取物皆有一定的利尿和镇痛作用,仁的作用最强,且三者皆无局部刺激作用。

2. 食物功效 胖大海种子外层含胖大海素,果皮含半乳糖、戊糖。胖大海素对血管平滑肌有收缩作用;能改善黏膜炎症,减轻痉挛性疼痛;还可促进肠蠕动,有缓泻作用,以种仁作用最强。

【药膳举例】

1. 胖大海茶

材料:胖大海 5 枚,蜂蜜适量。

制作:取胖大海 5 枚,放在茶杯或碗里,用沸水约 150 mL 冲泡 15 min,待其发大后,祛渣留汁,加入适量蜂蜜即可。

用法用量:代茶饮。

功效:具有清热润肠、通利大便的功效。适用于肠道燥热、大便秘结等症。

2. 大海甘桔饮

材料:胖大海 2 枚,甘草 6 g,桔梗 10 g。

制作:将胖大海、甘草、桔梗清洗一遍,放在锅里,加水约 400 mL,待水沸后改文火煎煮 30 min,即可。

用法用量:每次 200 mL,每日 2 次。

功效:具有清肺化痰、利咽、开音功效。适用于肺热咳嗽、咽痛音哑。

51. 姜(生姜、干姜)

【别名】　白姜、均姜、干生姜。

【来源】　为姜科植物姜 *Zingiber officinale* Rosc. 的新鲜(生姜)或干燥(干姜)根茎。

【资源概述】　姜属植物全世界约有 80 种,分布于亚洲的热带、亚热带地区。我国有 14 种,产西南部至东南部。

【产地、生境与分布】　产于我国中部、东南部至西南部各省区。

【采收加工】　秋、冬二季采挖,除去须根和泥沙,为"生姜"。冬季采挖,除去须根和泥沙,晒干或低温干燥,为"干姜"。

【鉴别方法】

1. 性状鉴别　生姜呈不规则块状,略扁,具指状分枝,长 4 ~ 18 cm,厚 1 ~ 3 cm。表面黄褐色或灰棕色,有环节,分柱顶端有茎痕或芽。质脆、易折断。断面浅黄色,内皮层环纹明显。维管束散在。香气特异,味辛辣。

干姜呈扁平块状,具指状分枝,长 3 ~ 7 cm,厚 1 ~ 2 cm。表面灰黄色或浅灰棕色,粗糙,具纵皱纹和明显的环节。分枝处常有鳞叶残存,分枝顶端有茎痕或芽。质坚实,断面黄白色或灰白色,粉性或颗粒性,内皮层环纹明显,维管束及黄色油点散在。气香、特异,味辛辣。

2. 显微鉴别　生姜横切面:木栓层为多列木栓细胞。皮层中散有外韧型叶迹维管束;内皮层明显,可见凯氏带。中柱占根茎大部分,有多数外韧型维管束散列,近中柱鞘部位维管束形小,排列紧密,木质部内侧或周刚有非木化的纤维束。薄壁组织中散有多数油细胞;并含淀粉粒。

干姜粉末淡黄棕色。淀粉粒众多,长卵圆形、三角状卵形、椭圆形、类圆形或不规则形,直径 5 ~ 40 μm,脐点点状,位于较小端,也有呈裂缝状者,层纹有的明显。油细胞及树脂细胞散于薄壁组织中,内含淡黄色油滴或暗红棕色物质。纤维成束或散离,先端钝尖,少数分叉,有的一边呈波状或锯齿状,直径 15 ~ 40 μm,壁稍厚,非木化,具斜细纹孔,常可见菲薄的横隔。梯纹导管、螺纹导管及网纹导管多见,少数为环纹导管,直径 15 ~ 70 μm。导管或纤维旁有时可见内含暗红棕色物的管状细胞,直径 12 ~ 20 μm。

3. 理化鉴别 取生姜 1 g,切成 1 ~ 2 mm 的小块(或干姜粉末 1 g),加乙酸乙酯 20 mL,超声处理 10 min,滤过,取滤液作为供试品溶液。另取干姜对照药材 1 g,同法制成对照药材溶液。再取 6-姜辣素对照品,加乙酸乙酯制成每 1 mL 含 0.5 mg 的溶液,作为对照品溶液。照薄层色谱法试验,吸取上述 3 种溶液各 6 μL,分别点于同一硅胶 G 薄层板上,以石油醚(60 ~ 90 ℃)-三氯甲烷-乙酸乙酯(2∶1∶1)为展开剂,展开,取出,晾干,喷以香草醛硫酸试液,在 105 ℃加热至斑点显色清晰。供试品色谱中,在与对照药材色谱和对照品色谱相应的位置上,显相同颜色的斑点。

【炮制】

1. 生姜:除去杂质,洗净。用时切厚片。

2. 干姜:除去杂质,略泡,洗净,润透,切厚片或块,干燥。

【化学成分】 含挥发油,主要成分为姜酮、α-姜辣素、β-没药烯、α-姜黄烯、β-倍半水芹烯及姜醇、δ-荜澄茄烯、桉油精、枸橼醛、龙脑等。

【性味与归经】

1. 生姜:辛,微温。归肺、脾、胃经。

2. 干姜:辛,热。归脾、胃、肾、心、肺经。

【功能主治】

1. 生姜:解表散寒,温中止呕,化痰止咳,解鱼蟹毒。用于风寒感冒、胃寒呕吐、寒痰咳嗽、鱼蟹中毒。

2. 干姜:温中散寒,回阳通脉,温肺化饮。用于脘腹冷痛、呕吐泄泻、肢冷脉微、寒饮喘咳。

【用法用量】 内服:煎汤,3 ~ 10 g。可作为调料用。

【注意事项】

1. 治疗感冒时,以服用后卧被取汗为佳;风热感冒着不宜选用。

2. 本品为辛温之品,温热性疾病、阴虚火旺及实热证禁服不宜选用。

3. 烂姜不宜食用。烂姜中含有黄樟素,可使肝细胞变性、坏死,从而诱发肝癌、食管癌。

【贮藏】 生姜:置阴凉潮湿处,或埋入湿沙内,防冻。干姜置阴凉干燥处,防蛀。

【骨科应用】

1. 药物功效 散寒止痛:生姜辛温,有散寒止痛的作用,外敷能够迅速缓解关节疼痛、怕冷症状。黄芪加生姜汁穴位敷贴治疗气血虚弱膝关节骨性关节炎有很好的临床疗效,可改善膝关节骨性关节炎病人疼痛、功能障碍,且安全有效。有研究表明,姜提取物可能主要通过抑制白细胞介素-1β、白细胞介素-6、肿瘤坏死因子-α 等炎症因子的表达,达到了保护膝骨关节炎关节软骨的作用,从而延缓膝骨关节炎的发展进程。

2. 食物功效 首先,干姜中的维生素 C 含量是非常高的,具有很强的抗氧化剂,有效清除自由基对身体造成的刺激和伤害,延缓细胞衰老的速度,能够使肌肤更加年轻化。其次,干姜具有调理脾胃的作用,对于经常受寒或者是体寒的人群来说,适量的服用干姜可以改善身体寒冷,四肢发冷的症状。最后,干姜具有抵御风寒的作用,在寒冷的季节,经常吃干姜,可以提高身体的御寒能力,促进身体中寒气的排出,有效抵抗感冒的发生。生活中也有一些消费者在吃了干姜之后,有效治疗肠胃疾病,可以抑制身体中有害病菌的生长,促进肠道菌群平衡。

【药膳举例】

1. 姜附狗肉煲

材料:熟附子 6 g,干姜 15 g,狗肉 250 g,调料适量。

制作:将狗肉洗净,切成块,红烧至半熟后,加入附子、干姜煨烂,调味即成。

用法用量:佐餐食用,每日 1 次。

功效:具有温肾壮阳、补虚益气的作用。适用于中老年骨质疏松症引起的腰腿疼痛。

2. 四逆羊肉汤

材料:羊腿肉 100 g,熟附片 45 g,干姜 100 g,炙甘草 10 g,生姜 10 g,黄酒 20 mL,精盐 10 g,葱结 20 g,花椒 12 g,味精 2 g。

制作:将羊肉、附片、甘草、炙甘草、葱洗净;生姜块,葱、花椒、附片、炙甘草、干姜装入纱布袋中;羊肉入沸水中氽一下洗净,切成长 6 cm、宽 3 cm 的条块。炒锅置旺火上,倒入清水,放入羊肉烧沸,撇去血沫,加入中药包、黄酒,用文火煨至肉熟为度,取出中药包,加入味精、精盐、调味即成。

用法用量:佐餐食用。

功效:具有温阳祛寒、引火归源的功效。适用于慢性骨髓炎。

52. 莱菔子

【别名】 萝卜子、芦菔子等。

【来源】 为十字花科植物萝卜 *Raphanus sativus* L. 的干燥成熟种子。

【资源概述】 萝卜属植物全世界有 8 种,分布于地中海地区;我国有 2 种,各地广泛有栽培。

【产地、生境与分布】 全国各地普遍栽培。

【采收加工】 夏季果实成熟时采割植株,晒干,搓出种子,除去杂质,再晒干。

【鉴别方法】

1. 性状鉴别 类卵圆形或椭圆形,稍扁,长 2.5 ~ 4.0 mm,宽 2 ~ 3 mm。表面黄棕色、红棕色或灰棕色。一端有深棕色圆形种脐,一侧有数条纵沟。种皮薄而脆,子叶 2,黄白色,有油性。气微,味淡、微苦辛。

2. 显微鉴别 粉末淡黄色至棕黄色。种皮栅状细胞成片,淡黄色、橙黄色、黄棕色或红棕色,表面观呈多角形或长多角形,直径约至 15 μm,可见类多角形或长多角形暗影。内胚乳细胞表面观呈类多角形,含糊粉粒和脂肪油滴。子叶细胞无色或淡灰绿色,壁薄,含糊粉粒及脂肪油滴。

3. 理化鉴别 取本品粉末 1 g,加乙醚 30 mL,加热回流 1 h,弃去乙醚液。药渣挥干,加甲醇 20 mL,加热回流 1 h,滤过,滤液蒸干。残渣加甲醇 2 mL 使其溶解,作为供试品溶液。另取莱菔子对照药材 1 g,同法制成对照药材溶液。再取芥子碱硫氰酸盐对照品,加甲醇制成每 1 mL 含 1 mg 的溶液,作为对照品溶液。照薄层色谱试验,吸取上述 3 种溶液各 3～5 μL,分别点于同一硅胶 G 薄层板上,以乙酸乙酯-甲酸-水(10∶2∶3)的上层溶液为展开剂,展开,取出,晾干,置紫外光灯(365 nm)下检视。供试品色谱中,在与对照药材色谱和对照品色谱相应的位置上,显相同颜色的荧光斑点;喷以 1% 香草醛的 10% 硫酸乙醇溶液,加热至斑点显色清晰,显相同颜色的斑点。

【炮制】 除去杂质,洗净,干燥。用时捣碎。炒莱菔子:取净莱菔子,按清炒法炒至微鼓起。用时捣碎。

【化学成分】 含脂肪油、挥发油。

【性味与归经】 辛、甘、平。归肺、脾、胃经。

【功能主治】 消食除胀,降气化痰。用于饮食停滞、脘腹胀痛、大便秘结、积滞泻痢、痰壅喘咳。

【用法用量】 内服:煎汤,5～12 g。

【注意事项】

1. 人参不宜和莱菔子一起服用,容易使药力抵消或发生不良反应。

2. 气虚、无食积、痰滞者慎用。

3. 大便溏泄者忌用。

4. 莱菔子与何首乌、熟地黄配伍可致皮疹。

【贮藏】 置通风干燥处,防蛀。

【骨科应用】

1. 药物功效

(1)促进胃肠蠕动:莱菔子具有消食除胀、去痰下气的功效,临床中常用于食积、气滞、胸闷、腹胀、泄利不爽等症,莱菔子贴敷可配合用于骨科术后肠蠕动的恢复,治疗骨科术后尿潴留。

(2)抗菌:莱菔子对于皮肤真菌有抑制作用,同时对于链球菌、葡萄球菌、肺炎球菌以及大肠埃希菌有抑制作用。

2. 食物功效 莱菔子含微量挥发油和 45% 脂肪油,尚含芥子碱、菜子固醇、22-去氢菜油甾醇、莱菔素等成分,能消食除胀,疗效显著,有"冲墙倒壁"之称。

【药膳举例】

1. 莱菔子粥

材料:莱菔子末 15 g,粳米 100 g。

制作:将莱菔子末与粳米同煮为粥。

用法用量:每日早晚分两次温服。

功效:具有化痰平喘、行气消食的功效。适用于老车慢性气管炎、肺气肿者食疗用。

2. 槟榔莱菔陈皮饮

材料:槟榔 12 g,莱菔子 12 g,陈皮 6 g,白糖适量。

制作:将槟榔切片或打碎,莱菔子微炒,然后将槟榔、莱菔子、陈皮三物同放入煲内,加入清水 700 mL,用火煮沸 30 min,去除药渣,加入少许白糖即可饮用。

用法用量:代茶饮。

功效:具有行气消食除胀的功效。适用于宿食停滞、脘腹胀痛等症。

53. 莲子

【别名】 藕实、水芝丹、莲实、泽芝、莲蓬子。

【来源】 为睡莲科植物莲 *Nelumbo nucifera* Gaertn. 的干燥成熟种子。

【资源概述】 莲属植物全世界有2种,有1种产美洲,本种产亚洲、大洋洲,在我国有较为广泛的栽培。

【产地、生境与分布】 产于我国南北各省。自生或栽培在池塘或水田内。

【采收加工】 秋季果实成熟时采割莲房,取出果实,除去果皮,干燥,或除去莲子心后干燥。

【鉴别方法】

1. 性状鉴别 种子略呈椭圆形或类球形,长 1.2 ~ 1.8 cm,直径 0.8 ~ 1.4 cm。表面红棕色,有细纵纹和较宽的脉纹。一端中心呈乳头状突起,棕褐色,多有裂口,其周边略下陷。质硬,种皮薄,不易剥离。子叶2,黄白色,肥厚,中有空隙,具绿色莲子心;或底部具有一小孔,不具莲子心。气微,味甘、微涩;莲子心味苦。

2. 显微鉴别 粉末类白色。主为淀粉粒,单粒长圆形、类圆形、卵圆形或类三角形,有的具小尖突,直径 4 ~ 25 μm,脐点少数可见,裂缝状或点状;复粒稀少,由 2 ~ 3 分粒组成。色素层细胞黄棕色或红棕色,表面观呈类长方形、类长多角形或类圆形,有的可见草酸钙簇晶。子叶细胞呈长圆形,壁稍厚,有的呈连珠状,隐约可见纹孔域。可见螺纹导管和环纹导管。

3. 理化鉴别

(1)取本品粉末少许,加水适量,混匀,加碘试液数滴,呈蓝紫色,加热后逐渐褪色,放冷,蓝紫色复现。

(2)取本品粉末 0.5 g,加水 5 mL,浸泡,滤过,滤液置试管中,加 α-萘酚试液数滴,摇匀,沿管壁缓缓滴加硫酸 1 mL,两液接界处出现紫色环。

(3)取本品粗粉 5 g,加三氯甲烷 30 mL,振摇,放置过夜,滤过,滤液蒸干。残渣加乙酸乙酯 2 mL 使其溶解,作为供试品溶液。另取莲子对照药材 5 g,同法制成对照药材溶液。照薄层色谱法试验,吸取两种溶液各 2 μL,分别点于同一硅胶 G 薄层板上,以正己烷-丙酮(7∶2)为展开剂,展开,取出,晾干,喷以含 5% 香草醛的 10% 硫酸乙醇溶液,在 105 ℃加热至斑点显色清晰。供试品色谱中,在与对照药材色谱相应的位置上,显相同颜色的斑点。

【炮制】 有心者,略浸,润透,切开,去心,干燥;或捣碎,去心。无心者,直接入药或捣碎。

【化学成分】 莲子心含莲心碱、异莲心碱、甲基莲心碱、荷叶碱等。

【性味与归经】 甘、涩、平。归脾、肾、心经。

【功能主治】 补脾止泻,止带,益肾涩精,养心安神。用于脾虚泄泻、带下、遗精、心悸失眠。

【用法用量】 内服：煎汤，6～15 g。可制作甜品、饮料使用。

【注意事项】 中满痞胀及大便燥结者，忌服。

【贮藏】 置干燥处，防蛀。

【骨科应用】

1. 药物功效

（1）抗骨质疏松：莲心碱通过增加破骨细胞 Fas、Fas-L 的表达增强破骨细胞对 Fas/Fas-L 介导的内源性线粒体凋亡途径的敏感性，从此促使破骨细胞凋亡提前发生，生命周期缩短，进而导致破骨细胞骨吸收功能发挥受到抑制；使得去卵巢小鼠体内骨质丢失情况得到缓解，从而起到缓解骨质丢失的作用，有望成为治疗骨质疏松症的一种安全有效的选择。

（2）安神：莲子具有养心安神的功效；莲子中含有的莲子碱、芳香苷等成分有镇静作用，食用后可促进胰腺分泌胰岛素，进而可增加5-羟色胺的供给量，故能使人入睡。

2. 食物功效　莲子中的钙、磷和钾含量非常丰富，还含有其他多种维生素、微量元素、荷叶碱、金丝草苷等物质，除可以构成骨骼和牙齿的成分外，还有促进凝血，使某些酶活化，维持神经传导性，镇静神经，维持肌肉的伸缩性和心跳的节律等作用。丰富的磷还是细胞核蛋白的主要组成部分，帮助机体进行蛋白质、脂肪、糖类代谢，并维持酸碱平衡，对精子的形成也有重要作用。中老年人特别是脑力劳动者经常食用，可以健脑，增强记忆力，提高工作效率，并能预防阿尔茨海默病的发生。莲子芯含有莲心碱、异莲心碱等多种生物碱，味道极苦，有清热泻火之功能，还有显著的强心作用，能扩张外周血管，降低血压。可以治疗口舌生疮，并有助于睡眠。

【药膳举例】

1. 莲子粥

材料：嫩莲子20 g，粳米100 g。

制作：将嫩莲子发胀后，在水中用刷擦去表层，抽去莲心冲洗干净后放入锅内，加清水在火上煮烂熟，备用，将粳米淘洗干净，放入锅中加清水煮成薄粥，粥熟后掺入莲子，搅匀，趁热服用。

用法用量：每日早晚分两次温服。

功效：具有补益脾胃的功效。适用于脾胃消化功能不佳、脘腹胀满者。

2. 莲子肉糕

材料：莲子肉、糯米（或大米）各200 g，炒香；茯苓100 g（去皮）。

制作：共研为细末，白糖适量，一同捣匀，加水使之呈泥状，蒸熟，持冷后压平切块即成。

用法用量：做点心食用。

功效：具有补脾益胃的功效。适用于脾胃虚弱、饮食不化、大便稀溏等症。

54. 荷叶

【别名】 莲花茎、莲茎。

【来源】 为睡莲科植物莲 *Nelumbo nucifera* Gaertn. 的干燥叶。

【资源概述】 莲属植物全世界有 2 种,有 1 种产美洲,本种产亚洲、大洋洲,在我国有较为广泛的栽培。

【产地、生境与分布】 产于我国南北各省。自生或栽培在池塘或水田内。

【采收加工】 夏、秋二季采收,晒至七八成干时,除去叶柄,折成半圆形或折扇形,干燥。

【鉴别方法】

1. 性状鉴别 本品呈半圆形或折扇形,展开后呈类圆形,全缘或稍呈波状,直径 20 ~ 50 cm。上表面深绿色或黄绿色,较粗糙;下表面淡灰棕色,较光滑,有粗脉 21 ~ 22 条,自中心向四周射出;中心有突起的叶柄残基。质脆,易破碎。稍有清香气,味微苦。

2. 显微鉴别 粉末灰绿色。上表皮细胞表面观多角形,外壁乳头状或短绒毛状突起,呈双圆圈状;断面观长方形,外壁呈乳头状突起;气孔不定式,副卫细胞 5 ~ 8 个。下表皮细胞表面观垂周壁略波状弯曲,有时可见连珠状增厚。草酸钙簇晶多见,直径约至 40 μm。

3. 理化鉴别 取本品粉末 1 g,加浓氨试液 1 mL 润湿,加二氯甲烷 40 mL,超声处理 30 min,滤过,滤液回收溶剂至干。残渣加甲醇 1 mL 使其溶解,作为供试品溶液。另取荷叶对照药材 1 g,同法制成对照药材溶液。再取荷叶碱对照品,加甲醇制成每 1 mL 含 1 mg 的溶液,作为对照品溶液。照薄层色谱法试验,吸取上述供试品溶液和对照药材溶液各 15 μL,对照品溶液 5 μL,分别点于同一硅胶 G 薄层板上,以二氯甲烷–乙酸乙酯–甲醇–水(3∶4∶2∶1)的下层溶液为展开剂,展开,取出,晾干,喷以碘化铋钾试液置日光下检视。供试品色谱中,在与对照药材色谱和对照品色谱相应的位置上,显相同颜色的斑点。

【炮制】

1. 荷叶:喷水,稍润,切丝,干燥。

2. 荷叶炭:取净荷叶,照煅炭法煅成炭。

【化学成分】 荷叶含莲碱、荷叶碱、原荷叶碱、亚美罂粟碱、前荷叶碱、N–去甲基荷叶碱、D–N–甲基乌药碱、番荔枝碱、鹅掌楸碱、槲皮素、异槲皮苷、莲苷、酒石酸、柠檬酸、苹果酸、葡萄糖酸、草酸、琥珀酸、鞣质。还含抗有丝分裂作用的碱性成分。

【性味与归经】 苦,平。归肝、脾、胃经。

【功能主治】 清暑化湿,升发清阳,凉血止血。用于暑热烦渴、暑湿泄泻、脾虚泄泻、血热吐衄、便血崩漏。荷叶炭收涩化瘀止血。用于出血症和产后血晕。

【用法用量】 内服:煎汤,3 ~ 10 g;荷叶炭 3 ~ 6 g。可用于制作饮料。

【注意事项】

1. 升散消耗,虚者禁之。

2. 脾胃虚寒者不宜选用。

【贮藏】 置通风干燥处,防蛀。

【骨科应用】

1. 药物功效　抗炎:荷叶味苦,具有凉血止血的功效。其主要成分荷叶碱可以缓解 LPS 诱导的软骨细胞炎症状态,同时可以抑制软骨细胞外基质的降解,进而延缓 OA 的进展。荷叶碱可以缓解 LPS 诱导的软骨细胞炎症状态,同时可以抑制软骨细胞外基质的降解,进而延缓 OA 的进展。

2. 食物功效　荷叶中富含的黄酮类物质,是大多数氧自由基的清除剂,可以提高 SOD(超氧化物歧化酶)的活力,减少 MDA(脂质过氧化物丙二醛)及 OX–LDL(氧化低密度脂蛋白)的生成。它可以增加冠脉流量,对实验性心肌梗死有对抗作用;对急性心肌缺血有保护作用;对治疗冠心病、高血压等有显著效果;对降低舒张压,防治心律失常、心血管病等也起重要作用,因此荷叶黄酮是一类极有价值和待开发的物质。它既可作为心血管疾病的原料药,也可广泛应用于功能食品、保健食品和饮料中。

【药膳举例】

1. 荷叶二花粥

材料:鲜荷叶 1 张,荷花 1 朵,扁豆花 5 朵,大米 100 g。

制作:将鲜荷叶洗净、切细,先取大米煮粥,待熟后调入荷叶、二花,再煮一二沸即可。

用法用量:服食,每日 2 剂。

功效:具有清热解暑、除烦利尿的功效。适用于暑热及高脂血症。

2. 荷叶粥

材料:鲜荷叶 1 张,大米 50 g。

制作:将鲜荷叶洗净,切丝,荷叶水煎,取汁,去渣,加大米煮为稀粥即可。

用法用量:服食,每日 1 剂。

功效:具有清热化痰、祛脂降浊的功效。适用于暑热证及高脂血症。

55. 橘红

【别名】 芸皮、芸红。

【来源】 为芸香科植物橘 *Citrus reticulata* Blanco 及其栽培变种的干燥外层果皮。

【资源概述】 橘属约 20 种,原产亚洲东南部及南部。现热带及亚热带地区常有栽培。我国连引进栽培的有 15 种,其中多数为栽培种。

【产地、生境与分布】 产于福建、浙江、广东、广西、江西、湖南、贵州、云南、四川等地。

【采收加工】 秋末冬初果实成熟后采收,用刀削下外果皮,晒干或阴干。

【鉴别方法】

1. 性状鉴别　本品呈长条形或不规则薄片状,边缘皱缩向内卷曲。外表面黄棕色或橙红色,存放后呈棕褐色,密布黄白色突起或凹下的油室。内表面黄白色,密布凹下透光小圆点。质脆易碎。气芳香,味微苦、麻。

2. 粉末鉴别　粉末淡黄棕色。果皮表皮细胞表面观多角形、类方形或长方形,垂周壁增厚,气孔类圆形,直径 18~26 μm,副卫细胞不清晰;侧面观外被角质层,径向壁的外侧增厚。油室碎片的外围薄壁细胞壁微增厚。草酸钙方晶成片存在于薄壁组织中。

3. 理化鉴别　取本品粉末 0.3 g,加甲醇 10 mL,加热回流 20 min,滤过,取滤液 5 mL,浓缩至 1 mL,作为供试品溶液。另取橙皮苷对照品,加甲醇制成饱和溶液,作为对照品溶液。照薄层色谱法试验,吸取上述两种溶液各 2 μm,分别点于同一用 0.5% 氢氧化钠溶液制备的硅胶 G 薄层板上,以乙酸乙酯-甲醇-水(100∶17∶13)为展开剂,展开约 3 cm,取出,晾干,再以甲苯-乙酸乙酯-甲酸-水(20∶10∶1∶1)的上层溶液为展开剂,展至约 8 cm,取出,晾干,喷以三氯化铝试液,置紫外光灯(365 nm)下检视。供试品色谱中,在与对照品色谱相应的位置上,显相同颜色的荧光斑点。

【炮制】　除去杂质,切碎。

【化学成分】　柚的外层果皮含挥发油,如柠檬醛、枞牛儿醇、芳樟醇、柠檬烯、α-蒎烯、荜澄茄烯、二戊烯等。又含黄酮类,如柚皮苷、新橙皮苷、枳属苷、福橘素、川陈皮素等。还含水苏碱,伞形花内酯,橙皮柚内酯及蛋白质,脂肪,糖类,胡萝卜素,维生素 B_1、维生素 B_2、维生素 C,无机元素钙、磷、铁等。

【性味与归经】　辛、苦,温。归肺、脾经。

【功能主治】　理气宽中,燥湿化痰。用于咳嗽痰多、食积伤酒、呕恶痞闷。

【用法用量】　内服:煎汤,3~10 g。

【注意事项】　阴虚燥咳及嗽气虚者不宜服。

【贮藏】　置阴凉干燥处,防蛀。

【骨科应用】

1. 药物功效

(1)消食导滞:橘红归脾经,具有宽中理气的功效,对于脾胃的消滞具有良好的功效,可缓解骨伤科病人脾胃积滞者胃中的消化压力。

(2)抗炎:橘红味苦,其主要成分柚皮苷可以减轻小鼠甲醛致足肿胀程度,静脉注射可抑制血管增肾素引起的大鼠毛细血管通透性增高。

2. 食物功效　橘红营养价值很高,含有丰富的蛋白质、有机酸、维生素及钙、磷、镁、钠等人体必需的矿物元素,橘红中含有香叶醇、芳樟醇、柚皮苷等成分均有抗菌消炎的作用;橘红中含有橙皮苷成分,对心肌感染和动脉粥样硬化病人的脂质过氧化形成有抑制作用;橘红挥发油中含有芳樟醇,对中枢神经系统有一定的影响作用,包括抗惊厥和催眠作用。另外,橘红还可促进消化液分泌和排除肠内积气,能减轻酒精对肺胃肝的损害,可用于饮酒过度引起的不适、长期胃痛等。

【药膳举例】

1. 杏仁化橘红猪肺粥

材料:杏仁 10 g,化橘红 10 g(和橘红不是一个品种),猪肺 90 g,粳米 60 g。

制作:将杏仁去皮尖,洗净。猪肺洗净,切块,放入锅内出水后,再用清水漂洗净。

将洗净的粳米与杏仁、化橘红、猪肺一起放入锅内,加清水适量,文火煮成稀粥,调味即可。

用法用量:随量食用。

功效:具有宣肺降气、化痰止咳的功效。适用于骨伤科病人兼有咳嗽痰多等症。

2. 化橘红花粳米粥

材料:化橘红花5 g,粳米50 g。

制作:化橘红花水研滤过,取汁约100 mL,加入粳米,再加水350 mL左右,煮为稀粥。

用法用量:每日2次,温热服食。

功效:具有下气定喘、健脾消食的功效。适用于脾胃骨伤科病人脾胃不和、脘腹胀满等症。

56. 桔梗

【别名】 包袱花、铃当花、白药、利如、梗草、卢茹、房图、苦梗、苦桔梗等。

【来源】 为桔梗科植物桔梗 *Platycodon grandiflorum*(Jacq.)A. DC. 的干燥根。

【资源概述】 桔梗属植物全世界约有150种,分布于南半球温带地区。

【产地、生境与分布】 主产于我国东北、华北、华东、华中各省以及广东、广西、贵州、云南、四川、陕西等省区。朝鲜、日本、俄罗斯远东、西伯利亚地区也有分布。

【采收加工】 春、秋二季采挖,洗净,除去须根,趁鲜剥去外皮或不去外皮,干燥。

【鉴别方法】

1. 性状鉴别 呈圆柱形或略呈纺锤形,下部渐细,有的有分枝,略扭曲,长7～20 cm,直径0.7～2.0 cm。表面白色或淡黄白色,不去外皮者表面黄棕色至灰棕色,具纵扭皱沟,并有横长的皮孔样斑痕及支根痕,上部有横纹。有的顶端有较短的根茎或不明显,其上有数个半月形茎痕。质脆,断面不平坦,形成层环棕色,皮部类白色,有裂隙,木部淡黄白色。气微,味微甜后苦。

2. 显微鉴别

(1)横切面:木栓细胞有时残存,不去外皮者有木栓层,细胞中含草酸钙小棱晶。栓内层窄。韧皮部乳管群散在,乳管壁略厚,内含微细颗粒状黄棕色物,形成层成环。木质部导管单个散在或数个相聚,呈放射状排列。薄壁细胞含菊糖。

(2)取本品,切片,用稀甘油装片,置显微镜下观察,可见扇形或类圆形的菊糖结晶。

3. 理化鉴别 取本品粉末1 g,加7%硫酸乙醇-水(1∶3)混合溶液20 mL,加热回流3 h,放冷。用三氯甲烷振摇提取2次,每次20 mL,合并三氯甲烷液,加水洗涤2次,每次30 mL,弃去洗液。三氯甲烷液用无水硫酸钠脱水,滤过,滤液蒸干,残渣加甲醇1 mL使溶解,作为供试品溶液。另取桔梗对照药材1 g,同法制成对照药材溶液。照薄层色谱法试验,吸取上述两种溶液各10 μL,分别点于同一硅胶G薄层板上,以三氯甲烷-乙醚(2∶1)为展开剂,展开,取出,晾干,喷以10%硫酸乙醇溶液,在105 ℃加热至斑点显色清晰。供试品色谱中,在与对照药材色谱相应的位置上,显相同颜色的斑点。

【炮制】　除去杂质,洗净,润透,切厚片,干燥。

【化学成分】　含多种三萜多糖皂苷:桔梗皂苷 A、桔梗皂苷 C、远志皂苷 A、远志皂苷 C,此外根中还含大量由果糖组成的桔梗聚糖、甾体、α-菠菜甾醇等。其中桔梗总皂苷的含量以返青期最高为10.17%,枯萎期最低为4.19%。另含桔梗皂苷 D、桔梗皂苷 D$_2$、桔梗皂苷 D$_3$、2-O-乙酰基远志皂苷、芹菜素、木犀草素、甲基桔梗苷酸-A 甲酯、桔梗酸 A、桔梗酸 B、桔梗酸 C等。

【性味与归经】　苦、辛,平。归肺经。

【功能主治】　宣肺,利咽,祛痰,排脓。用于咳嗽痰多、胸闷不畅、咽痛音哑、肺痈吐脓。

【用法用量】　内服:煎汤,3~10 g。

【注意事项】

1. 本品性升散,凡气机上逆,呕吐、眩晕、阴虚久嗽、气逆及咳血者忌服。

2. 胃、十二指肠溃疡病人慎服。

3. 用量不宜过大,易引起恶心、呕吐。

【贮藏】　置通风干燥处,防蛀。

【骨科应用】

1. 药物功效　抗菌抗炎:桔梗皂苷有抗炎作用,对大鼠后肢角叉菜胶性脚肿与醋酸性肿胀均有抗炎效果,对大鼠棉球肉芽肿也有显著的抑制作用,还能降低毛细血管通透性;桔梗水提取物可增强巨噬细胞吞噬功能,增强中性粒细胞的杀菌力,提高溶菌酶的活性。

2. 食物功效　桔梗除含糖量较高外,还含较丰富的维生素 B$_1$、维生素 C 以及多种桔梗皂苷、远志皂苷、前胡皂苷和桔梗聚果糖等。桔梗粗皂苷有镇静、镇痛、解热作用,又能降血糖、降胆固醇,松弛平滑肌,提高机体免疫功能。

【药膳举例】

1. 桔梗粥

材料:桔梗 10 g,大米 100 g。

制作:桔梗先加清水浸泡 30 min,后与大米共煮成粥食用。

用法用量:每日早晚分两次温服。

功效:具有化痰止咳的功效。适用于肺热咳嗽、痰黄黏稠或干咳难咯等。

2. 桔梗蜂蜜茶

材料:桔梗 10 g,蜂蜜适量。

制作:桔梗放入茶杯中,加入蜂蜜,冲入沸水适量,浸泡 5~10 min 后饮服。

用法用量:代茶饮。

功效:具有化痰利咽的功效。适用于慢性咽炎、咽痒不适、干咳等。

57. 桃仁

【别名】 毛桃仁、扁桃仁、大桃仁。

【来源】 为蔷薇科植物桃 *Prunus persica*（L.）Batsch 或山桃 *Prunus davidiana*（Carr.）Franch. 的干燥成熟种子。

【资源概述】 桃属全世界有40多种,我国有12种。

【产地、生境与分布】 原产于我国,各省区广泛栽培。世界各地均有栽植。

【采收加工】 果实成熟后采收,除去果肉和核壳,取出种子,晒干。

【鉴别方法】

1. 性状鉴别 桃仁呈扁长卵形,长1.2～1.8 cm,宽0.8～1.2 cm,厚0.2～0.4 cm。表面黄棕色至红棕色,密布颗粒状突起。一端尖,中部膨大,另一端钝圆稍偏斜,边缘较薄。尖端一侧有短线形种脐,圆端有颜色略深不甚明显的合点,自合点处散出多数纵向维管束。种皮薄,子叶2,类白色,富油性。气微,味微苦。山桃仁呈类卵圆形,较小而肥厚,长约0.9 cm,宽约0.7 cm,厚约0.5 cm。

2. 显微鉴别 种皮粉末(或解离)片:桃仁石细胞黄色或黄棕色,侧面观贝壳形、盔帽形、弓形或椭圆形,高54～153 μm,底部宽约至180 μm,壁一边较厚,层纹细密;表面观类圆形、圆多角形或类方形,底部壁上纹孔大而较密。山桃仁石细胞淡黄色、橙黄色或橙红色,侧面观贝壳形、矩圆形、椭圆形或长条形,高81～198 μm,宽约至128 μm;表面观类圆形、类六角形、长多角形或类方形,底部壁厚薄不匀,纹孔较小。

3. 理化鉴别 取本品粗粉2 g,加石油醚(60～90 ℃)50 mL,加热回流1 h,滤过,弃去石油醚液。药渣再用石油醚25 mL洗涤,弃去石油醚,药渣挥干。加甲醇30 mL,加热回流1 h,放冷,滤过,取滤液作为供试品溶液。另取苦杏仁苷对照品,加甲醇制成每1 mL含2 mg的溶液,作为对照品溶液。照薄层色谱法试验,吸取上述两种溶液各5 μL,分别点于同一硅胶G薄层板上,以三氯甲烷-乙酸乙酯-甲醇-水(15∶40∶22∶10)5～10 ℃放置12 h的下层溶液为展开剂,展开,取出,立即喷以磷钼酸硫酸溶液(磷钼酸2 g,加水20 mL使溶解,再缓缓加入硫酸30 mL,混匀),在105 ℃加热至斑点显色清晰。供试品色谱中,在与对照品色谱相应的位置上,显相同颜色的斑点。

【炮制】

1. 桃仁:除去杂质。用时捣碎。

2. 燀桃仁:取净桃仁,照燀法去皮。用时捣碎。

3. 炒桃仁:取燀桃仁,照清炒法炒至黄色。用时捣碎。

【化学成分】 桃仁含苦杏仁苷、24-亚甲基环木菠萝烷醇、柠檬甾二烯醇、油酸和亚油酸等成分。

【性味与归经】 苦、甘,平。归心、肝、大肠经。

【功能主治】 活血祛瘀,润肠通便,止咳平喘。用于经闭痛经、症瘕痞块、肺痈肠痈、跌扑损伤、肠燥便秘、咳嗽气喘。

【用法用量】 内服:煎汤,5～10 g。

【注意事项】

1. 桃仁不可多食,《滇南本草图说》言其"多食动脾助热,令人膨胀,发疮疖"。

2. 平素大便溏薄着不宜选用。

3. 桃仁有活血的作用,孕妇不宜选用。

4. 桃仁的主要活血成分为苦杏仁苷,其经水解后可产生氢氰酸,因此,用量不宜过大,以免中毒。

【贮藏】 置阴凉干燥处,防蛀。

【骨科应用】

1. 药物功效

(1)止痛:桃仁味苦甘、性平,有活血、破血、通脉活络之作用。故后人用其治疗一切跌打损伤,如王清任的复元活血汤,血府逐瘀汤等。桃红四物汤是骨科常用经典方,广泛用于膝骨关节炎、腰椎间盘突出症、股骨头坏死、骨质疏松性胸腰椎压缩骨折、骨折及术后并发症等疾病的治疗。中成药桃仁膝康丸活血止痛、祛风湿、补肝肾,用于治疗膝骨关节炎效果良好。

(2)润肠通便:桃仁含有的脂肪油可以分解成脂肪酸,促进肠胃蠕动,助于排便,同时脂肪酸也可以保湿,增加一些肠道水分,用来治疗肠燥便秘。

2. 食物功效 桃仁含有苦杏仁苷、葡萄糖、纤维素、B 族维生素,碳水化合物、胶质、苦杏仁酶以及脂肪油等营养物质。桃仁含有的大量胶质,可以止血;含有的碳水化合物、葡萄糖等可以提供给人体充足的能量;含有的纤维素可以促进胃肠消化,刺激排便。

【药膳举例】

1. 桃仁续断粥

材料:桃仁、续断、苏木各 10 g,乳香 15 g,粳米 100 g。

制作:将桃仁、乳香、续断、苏木放入砂锅,加清水适量,武火煮沸后,改文火煎取药汁。将粳米淘洗干净,加药汁,加清水适量,中火煮粥。

用法用量:每日 2 次,分食。

功效:具有补肝肾、舒筋活络、消肿生肌、止血止痛的功效。适用于骨折早期的辅助治疗。

2. 芝麻桃仁粥

材料:黑芝麻 200 g,桃仁 200 g,白糖 50 g,粳米 100 g。

制作:将黑芝麻、桃仁分别拣净,与粳米、白糖一同入砂锅,大火煮沸后转用小火熬至成粥。

用法用量:早、晚餐食用。

功效:具有滋补肝肾、养血润燥的功效。适用于阴血虚型骨质疏松症。

58. 高良姜

【别名】 佛手姜、小良姜、蛮姜。

【来源】 为姜科植物高良姜 *Alpinia officinarum* Hance 的干燥根茎。

【资源概述】 姜属植物全世界约有 80 种,分布于亚洲的热带、亚热带地区。我国有 14 种,产西南部至东南部。

【产地、生境与分布】 分布于中国广东、海南和广西,台湾和云南有栽培。垂直分布于海拔 700 m 以下,但以 1000 m 以下最多。野生高良姜生长于阳光充足的丘陵、缓坡、荒山坡、草丛、林缘及稀林中。喜高温,不耐寒,对土壤要求不严,在排水良好的地方均能生长。

【采收加工】 夏末秋初采挖,除去须根和残留的鳞片,洗净,切段,晒干。

【鉴别方法】

1. 性状鉴别 呈圆柱形,多弯曲,有分枝,长 5 ~ 9 cm,直径 1.0 ~ 1.5 cm。表面棕红色至暗褐色,有细密的纵皱纹和灰棕色的波状环节,节间长 0.2 ~ 1.0 cm,一面有圆形的根痕。质坚韧,不易折断,断面灰棕色或红棕色,纤维性,中柱约占 1/3。气香,味辛辣。

2. 显微鉴别 本品横切面:表皮细胞外壁增厚,有的含红棕色物。皮层中叶迹维管束较多,外韧型。内皮层明显。中柱外韧型维管束甚多,束鞘纤维成环,木化。皮层及中柱薄壁组织中散有多数分泌细胞,内含黄色或红棕色树脂状物;薄壁细胞充满淀粉粒。

3. 理化鉴别 取本品粉末 5 g,置圆底烧瓶中,加水 200 mL,连接挥发油测定器。自测定器上端加水使充满刻度部分,并溢流入烧瓶为止,加正己烷 3 mL,连接回流冷凝管,加热至微沸,并保持 2 h,放冷,取正己烷液作为供试品溶液。另取高良姜对照药材 5 g,同法制成对照药材溶液。照薄层色谱法试验,吸取上述两种溶液各 10 μL,分别点于同一硅胶 G 薄层板上,以甲苯–乙酸乙酯(19:1)为展开剂,展开,取出,晾干,喷以 5% 香草醛硫酸溶液,在 105 ℃ 加热至斑点显色清晰。供试品色谱中,在与对照药材色谱相应的位置上,显相同颜色的斑点。

【炮制】 除去杂质,洗净,润透,切薄片,晒干。

【化学成分】 高良姜含挥发油、高良姜素、高良姜酚等成分。

【性味与归经】 辛,热。归脾、胃经。

【功能主治】 温胃止呕,散寒止痛。用于脘腹冷痛、胃寒呕吐、嗳气吞酸。

【用法用量】 内服:煎汤,3 ~ 6 g。可调制成复合香辛调味品。

【注意事项】

1. 阴虚有热者忌用。

2. 肝胃郁热所致的胃痛、呕吐不宜选用。

【贮藏】 置阴凉干燥处。

【骨科应用】

1.药物功效

（1）抗菌：高良姜含挥发油、高良姜素、高良姜酚等成分，对炭疽杆菌、枯草杆菌、白喉杆菌、人型结核分枝杆菌等及溶血性链球菌、肺炎球菌、金黄色葡萄球菌等均有不同程度的抑制作用。

（2）调节胃肠功能：高良姜的药性辛散温通，而且有散寒止痛的作用，主入脾经和胃经，所以能够驱散胃中的寒邪，善于治疗胃寒、脘腹冷痛。同时高良姜药性温热，能够温散寒邪、和胃止呕，所以也可以治疗胃寒呕吐、嗳气吞酸、虚寒呕吐等。现代药理学研究也表明高良姜具有调节胃肠运动、抗胃溃疡、保肝、镇痛的作用。

2.食物功效 高良姜能散寒止痛，它性质温热能清理身体内的寒气，加快身体血液循环，并能增强人类身体的抗凝血能力，能提高血小板活性，防止人体内生成血栓，对心脏还有明显保护作用，能营养心肌，促进心肌收缩，并能防止心脏功能减退，对人类的心率失常和心肌梗死等症都有明显的预防作用。

【药膳举例】

1.良姜猪脊骨粥

材料：高良姜 10 g，薏苡仁 30 g，生姜 10 片，杜仲 10 g，桑寄生 20 g，猪脊骨 250 g，大米 120 g。

制作：将高良姜、薏苡仁、生姜、杜仲、桑寄生水煎去渣，再加猪脊骨 250 g，大米 120 g，煮粥调味服。

用法用量：每日 1 剂，连续 3~5 d。

功效：具有滋补肾阴，填补精髓，祛风湿，补肝肾的功效。适用于寒湿型腰肌劳损。

2.高良姜粥

材料：高良姜 5 g，粳米 50 g，白糖适量。

制作：将高良姜择净，水煎取汁，加粳米煮粥，待沸时调入白糖，煮至粥熟即成。

用法用量：每日 1 剂，连续 3~5 d。

功效：具有粥温暖脾胃、散寒止痛的功效。适用于脾胃虚寒、心腹冷痛、恶心呕吐、泛吐清水、酒醉呕吐等。

59. 益智仁

【别名】 益智子、摘芋子。

【来源】 为姜科植物益智 *Alpinia oxyphylla* Miq. 的干燥成熟果实。

【资源概述】 山姜属植物全世界 250 种，我国有 46 种，2 变种。

【产地、生境与分布】 主产海南、广东，福建，生于林下阴湿处。云南、广西亦产，多有栽培者。

【采收加工】 夏、秋间果实由绿变红时采收，晒干或低温干燥。

【鉴别方法】

1. 性状鉴别　呈椭圆形,两端略尖,长1.2～2.0 cm,直径1.0～1.3 cm。表面棕色或灰棕色,有纵向凹凸不平的突起棱线13～20条,顶端有花被残基,基部常残存果梗。果皮薄而稍韧,与种子紧贴,种子集结成团,中有隔膜将种子团分为3瓣,每瓣有种子6～11粒。种子呈不规则的扁圆形,略有钝棱,直径约3 mm,表面灰褐色或灰黄色,外被淡棕色膜质的假种皮;质硬,胚乳白色。有特异香气,味辛、微苦。

2. 显微鉴别　种子横切面:假种皮薄壁细胞有时残存。种皮表皮细胞类圆形、类方形或长方形,略径向延长,壁较厚;下皮为1列薄壁细胞,含黄棕色物;油细胞1列,类方形或长方形,含黄色油滴;色素层为数列黄棕色细胞,其间散有较大的类圆形油细胞1～3列,含黄色油滴;内种皮为1列栅状厚壁细胞,黄棕色或红棕色,内壁与侧壁极厚,胞腔小,内含硅质块。外胚乳细胞充满细小淀粉粒集结成的淀粉团。内胚乳细胞含糊粉粒和脂肪油滴。

粉末黄棕色。种皮表皮细胞表面观呈长条形,直径约至2 μm,壁稍厚,常与下皮细胞上下层垂直排列。色素层细胞皱缩,界限不清楚,含红棕色或深棕色物,常碎裂成不规则色素块。油细胞类方形、长方形,或散列于色素层细胞间。内种皮厚壁细胞黄棕色或棕色,表面观多角形,壁厚,非木化,胞腔内含硅质块;断面观细胞1列,栅状,内壁和侧壁极厚,胞腔偏外侧、内含硅质块。外胚乳细胞充满细小淀粉粒集结成的淀粉团。内胚乳细胞含糊粉粒和脂肪油滴。

3. 理化鉴别　取本品粉末1 g,加无水乙醇5 mL,超声处理30 min,滤过,滤液作为供试品溶液。另取益智对照药材1 g,同法制成对照药材溶液。照薄层色谱法试验,吸取上述两种溶液各10 μL,分别点于同一硅胶G薄层板上,以石油醚(60～90 ℃)–丙酮(5:2)为展开剂,展开,取出,晾干,喷以5%香草醛硫酸溶液,在105 ℃加热至斑点显色清晰,分别置日光和紫外光灯(365 nm)下检视。供试品色谱中,在与对照药材色谱相应的位置上,显相同颜色的斑点或荧光斑点。

【炮制】

1. 益智仁:除去杂质及外壳。用时捣碎。

2. 盐益智仁:取益智仁,照盐水炙法炒干。用时捣碎。

【化学成分】　含挥发油,油中含桉油精以及姜烯、姜醇,并含丰富的B族维生素及维生素C,以及微量元素锰、锌、钾、钠、钙、镁、磷、铁、铜等。

【性味与归经】　辛,温。归脾、肾经。

【功能主治】　暖肾固精缩尿,温脾止泻摄唾。用于肾虚遗尿,小便频数,遗精白浊,脾寒泄泻,腹中冷痛,口多唾涎。

【用法用量】　内服:煎汤,3～10 g。

【注意事项】　阴虚火旺或因热而患遗滑崩带者忌服。

【贮藏】　置阴凉干燥处。

【骨科应用】

1. 药物功效

(1)暖肾固精:益智仁能入肾经也能暖肾助阳,还能固精缩尿,可用于肾气虚寒以及遗精、遗尿还有夜尿增多等症。现代研究发现,益智仁含挥发油,主要成分为萜烯、倍半萜烯、倍半萜烯醇,能调节自主神经的功能紊乱,对性神经有兴奋作用,因此,对遗精、遗尿有疗效。

（2）调节胃肠功能：益智仁味辛性温,能温脾散寒,对人类因脾胃虚寒引起的腹痛、腹泻以及腹部冷痛等症有很好的治疗作用。另外,它能开胃也能促进消化液分泌,对人类高发的脾胃不和与消化不良有很好的缓解作用。

2. 食物功效 益智中含挥发油、益智仁酮、维生素 B_1、维生素 B_2、维生素 C、维生素 E 及多种氨基酸、脂肪酸等,可参与人体细胞的合成以及代谢,能够促进人体代谢、改善记忆力、增强免疫力。

【药膳举例】

1. 益智仁粥

材料：益智仁 10 g、大米 50 g,白糖适量。

制作：将益智仁择净,放入锅中,加清水适量,浸泡 5 ~ 10 min 后,水煎取汁,加大米煮粥,待熟时调入白砂糖,再煮 1~2 沸服食。

用法用量：每日 1 剂。

功效：温肾固精缩尿,温脾止泄摄涎。适用于肾气不足所致的遗精,遗尿,滑精,尿频,腹痛泄泻,口多涎唾等。

2. 益智仁桑螵蛸炖猪小肚

材料：桑螵蛸 30 g,益智仁 5 g,黑豆 30 g,猪脬 200 g,糯米 250 g,盐 5 g,味精 2 g。

制作：将猪小肚洗净；糯米洗净装入猪小肚内,用绳扎紧,用针扎些孔备用；黑豆、益智仁、桑螵蛸洗净备用；锅里放适量清水,投入猪小肚、黑豆、桑螵蛸、益智仁,用文火炖至猪小肚熟；放入适量食盐,少许味精稍煮片刻,调味去药。

用法用量：食肉喝汤,佐餐食用。

功效：具有温肾补阳的功效。适用于肾阳不足所致的腰膝酸软等症。

60. 桑叶

【别名】 铁扇叶、蚕叶。

【来源】 为桑科桑属植物桑 *Morus alba* L. 的干燥叶。

【资源概述】 桑属植物全世界 12 种,分布于北温带地区；我国有 9 种,各地均产。

【产地、生境与分布】 原产我国中部和北部,现由东北至西南各省区,西北直至新疆均有栽培。

【采收加工】 初霜后采收,除去杂质,晒干。

【鉴别方法】

1. 性状鉴别 本品多皱缩、破碎。完整者有柄,叶片展平后呈卵形或宽卵形,长 8 ~ 15 cm,宽 7 ~ 13 cm。先端渐尖,基部截形、圆形或心形,边缘有锯齿或钝锯齿,有的不规则分裂。上表面黄绿色或浅黄棕色,有的有小疣状突起；下表面颜色稍浅,叶脉突出,小脉网状,脉上被疏毛,脉基具簇毛。质脆。气微,味淡、微苦涩。

2.显微鉴别　叶的粉末黄绿色或黄棕色。上表皮有含钟乳体的大型晶细胞,钟乳体直径47～77 μm。下表皮气孔不定式,副卫细胞4～6个。非腺毛单细胞,长50～230 μm。草酸钙簇晶直径5～16 μm,偶见方晶。

3.理化鉴别　取本品粉末2 g,加石油醚(60～90 ℃)30 mL,加热回流30 min,弃去石油醚液,药渣挥干。加乙醇30 mL,超声处理20 min,滤过,滤液蒸干。残渣加热水10 mL,置60 ℃水浴上搅拌使溶解,滤过,滤液蒸干。残渣加甲醇1 mL使溶解,作为供试品溶液。另取桑叶对照药材2 g,同法制成对照药材溶液。照薄层色谱法试验,吸取上述两种溶液各5 μL,分别点于同一硅胶G薄层板上,以甲苯-乙酸乙酯-甲酸(5∶2∶1)的上层溶液为展开剂,置入用展开剂预饱和10 min的展开缸内,展开约至8 cm,取出,晾干,置紫外光灯(365 nm)下检视。供试品色谱中,在与对照药材色谱相应的位置上,显相同颜色的荧光斑点。

【炮制】　除去杂质,搓碎,去柄,筛去灰屑。

【化学成分】　含甾体及三萜类化合物。

【性味与归经】　甘、苦,寒。归肺、肝经。

【功能主治】　疏散风热,清肺,明目。用于风热感冒,肺热燥咳,头晕头痛,目赤昏花。

【用法用量】　内服:煎汤,5～10 g。

【骨科应用】

1.药物功效

(1)促进骨骼增长:桑叶粉/魔芋葡甘聚糖可以促进小鼠骨骼生长,增加骨骼中钙的储存量,提高骨的质量。桑叶粉/KGM组小鼠钙的表观吸收率不低于$CaCO_3$对照组。同时,桑叶粉/KGM复配物在提高松质骨的骨量、恢复骨小梁结构方面具有积极作用,且有助于股骨生物力学性能的提高。

(2)抗菌抗炎:桑叶味苦性寒,疏散风热,具有较强的抗炎作用。桑叶汁对大多数革兰氏阳性菌和革兰氏阴性菌以及部分酵母菌有良好的抑制生长作用。桑叶中的芸香苷能显著抑制大鼠创伤性浮肿的发展。

2.食物功效　桑叶的主要活性成分是生物碱,另外桑叶中还富含桑叶多糖、γ-氨基丁酸,除此之外桑叶中还含有多种维生素,如维生素A、维生素B_2、胡萝卜素、烟酸、维生素C,微量元素如铜、铁、锌、锰、钙等。桑叶中生物碱类成分能明显抑制血糖的上升,降低血清脂肪和抑制动脉粥样硬化形成,达到降血压、降血脂的效果。桑叶多糖具有显著的降血糖和抑制血脂升高的作用,还有抗氧化作用,对糖尿病有一定的防治作用。微量元素可清除体内自由基,使蓄积在人体内的毒素和废物被氧化,增加血液中的含氧量,促进新陈代谢和微循环。

【注意事项】

1.本品性寒,不宜用于寒证。

2.一般疏风清热、清肝明目多生用,清肺润燥多蜜炙用。

【贮藏】　置干燥处。

【药膳举例】

1. 桑叶猪肝汤

材料:鲜桑叶 200 g,猪肝 300 g。

制作:将桑叶洗净,猪肝切片,用清水煲汤,煮约 60 min,用食盐调味即可。

用法用量:饮汤食肉,每日 1 次。

功效:具有疏风清热、养肝明目的功效。适用于肩关节周围炎。

2. 桑叶瘦肉汤

材料:桑叶 3 ~ 4 片,瘦猪肉 50 g。

制作:150 mL 水加入上料熬至 100 mL 左右即可。

用法用量:饮汤食肉,每日 1 次。

功效:具有清热解表的功效。适用于跌打损伤,关节脱位局部瘀肿未尽,热痛等。

61. 桑椹

【别名】 桑实、椹、乌椹、文武实、黑椹、桑枣、桑椹子、桑粒、桑果等。

【来源】 为桑科植物桑 *Morus alba* L. 的干燥果穗。

【资源概况】 桑属植物全世界有 12 种,我国有 9 种。

【产地、生境与分布】 桑树原产我国中部和北部,现由东北至西南各省区,西北直至新疆均有栽培。

【采收加工】 4—6 月当桑椹的果穗变红色时采收,晒干或蒸后晒干。

【鉴别方法】

1. 性状鉴别 由多数小瘦果集合而成,呈长圆形,长 1 ~ 2 cm,直径 5 ~ 8 mm。黄棕色、棕红色至暗紫色;有短果序梗。小瘦果卵圆形,稍扁,长约 2 mm,宽约 1 mm,外具肉质花被片 4 枚。气微、味微酸而甜。以个大、肉厚、色紫红、糖性大者为佳。

2. 显微鉴别 果实横切面:宿存花被片 4,包在果实外周,部分内表皮细胞含有钟乳体,薄壁细胞多压缩,有黄棕色物质,有时可见小型草酸钙簇晶。果皮由薄壁细胞和石细胞组成。种皮是 2 ~ 4 列薄壁细胞,切向延长排列:胚乳及胚均为薄壁组织,内含脂肪油、糊粉粒。果皮横切面:外果皮为 1 列方形至长方形的薄壁细胞,细胞的侧里呈波状,外被明显的角质层。中果皮为数层颓废细胞,最内一列细胞切向延长,内含黄棕色物质,而形成黄棕色环带,在果脊处各分布一维管束。内果皮紧接于中果皮,由 2 列石细胞组成,外侧 1 列石细胞圆形或类方形,直径 10 ~ 20 μm,内嵌草酸钙方晶,形成嵌晶石细胞层;内方 1 列石细胞类方形、长方形或类圆形,切向长 20 ~ 60 μm,径向长 40 ~ 50 μm,胞壁厚约 10 μm,层纹细密而清晰,有的可见点状壁孔。

【化学成分】 桑椹中含有粗纤维、蛋白质、转化糖、游离酸、维生素 B_1、维生素 B_2、维生素 C、胡萝卜素、芦丁、杨梅酮、桑色素、芸香苷、鞣质、花青素(主要为矢车菊素)、挥发油、矿物质及微量元素、磷脂、白藜芦醇等成分。

【性味与归经】 甘、酸,寒。归心、肝、肾经。

【功能主治】 滋阴补血,生津润燥。用于肝肾阴虚,眩晕耳鸣,心悸失眠,须发早白,津伤口渴,内热消渴,肠燥便秘。

【用法用量】 内服:煎汤,每次 9～15 g;或熬膏、浸酒、生啖;或入丸、散。外用:适量,浸水洗患处。桑椹可直接食用。每日 20～30 颗,重 30～50 g。

【注意事项】 脾胃虚寒腹泻者忌食。

【贮藏】 置通风干燥处,防蛀。

【骨科应用】

1. 药物功效

(1)增强免疫功能:桑椹滋阴补血、补肾健脾。气血充盈免疫强,所以桑椹单用或与其他药物配伍使用可以提高骨科病人免疫功能。现代药理作用研究表明,其发挥免疫调节作用的主要成分为桑椹多糖。

(2)润肠通便:桑椹味甘酸,性寒,可补血滋阴、生津润燥。可以改进骨科病人术后因长期卧床,胃肠蠕动功能减弱而引起的大便不通等症状,起到润肠通便的作用。

(3)镇痛抗炎:桑椹性寒,生津润燥。现代药理作用研究表明,桑椹主要成分桑椹总黄酮具有明显的抗炎活性,其作用好比阿司匹林一类的非甾体抗炎药,可以干扰形成发炎反应的酶。因此,桑椹可与其他药物配伍改善骨科慢性疼痛病人炎性疼痛。

(4)抗骨质疏松:桑椹为补血药材,能补肝、益肾、息风、滋阴,对于肝肾亏虚型骨质疏松具有很好的疗效,起到滋阴补血、益肾强筋的功效。

2. 食物功效 桑椹果汁中含有丰富的 β-胡萝卜素、硒等活性成分,能够帮助刺激淋巴细胞转化,增强机体免疫功能。另外含有丰富的天然抗氧化剂维生素 C,可帮助清除体内自由基,延缓皮肤衰老。含有丰富的铁质,能够滋阴补血,帮助调理气色。

【药膳举例】

1. 桑椹补肾膏

材料:桑椹 10 g,猪肝 250 g,鸡蛋清 2 个,熟地黄、枸杞子、桑椹酒、炒女贞子、姜片各 10 g,车前子、菟丝子、肉苁蓉各 6 g,熟鸡油 8 g,胡椒粉、鸡精各 1 g,葱节 15 g,上汤 700 mL,食盐适量。

制作:熟地黄、桑椹、炒女贞子、肉苁蓉、菟丝子、车前子烘干研成细末;枸杞子温水泡发。猪肝去白筋,洗净,用刀背捶成茸,盛入碗中,加清水 150 mL 调匀,去渣;姜片、葱节入肝汁中浸泡 15 min,去葱姜,留肝汁备用。将肝汁、蛋清与精盐、胡椒粉、桑椹酒及中药粉搅拌均匀,入笼旺火蒸 15 min,成膏至熟。用上汤调味,注入砂锅中,再将猪肝膏取出划成片状入汤锅,撒上枸杞子,淋上鸡油,即可。

用法用量:食肉膏,饮汤汁。

功效:具有滋补肝肾、填精益气的功效。适用于肝肾不足、精血亏虚引起的腰椎间盘突出、骨质疏松、骨性关节炎等症。

2. 桑椹杞子米饭

材料:粳米 80 g,桑椹(紫、红)30 g,枸杞子 30 g,白砂糖 20 g。

制作:将桑椹、枸杞子、粳米分别淘洗干净后,一同置于锅中,加入适量清水及白糖,用小火焖煮成米饭即可。

用法用量:佐餐食用,每日 1 次。

功效:具有滋阴补肾的功效。适于老年骨质疏松症病人食用。

62. 黄芥子

【别名】 芥子、芥菜子、青菜子。

【来源】 本品为十字花科植物芥 Brassica juncea(L.)Czern. et Coss. 的干燥成熟种子。

【资源概况】 白芥属植物 10 种,产欧洲,中国有 1 种栽培种。

【产地、生境与分布】 全国各地栽培,多分布于长江以南各省。以河南、安徽产量最大。

【采收加工】 夏末秋初果实成熟时采割植株,晒干,打下种子,以子粒饱满,大小均匀,鲜黄色,干燥,无杂质者为佳。

【鉴别方法】

1. 性状鉴别 呈球形,较小,直径 1 ~ 2 mm,表面黄色至棕黄色,少数呈暗红棕色。具细微的网纹,有明显的点状种脐。种皮薄而脆,破开后内有白色折叠的子叶,有油性。研碎后加水浸湿,则产生辛烈的特异臭气。

2. 显微鉴别 种皮表皮细胞切向延长;下皮为 1 列菲薄的细胞。内胚乳为 1 列类方形细胞,含糊粉粒。子叶和胚根薄壁细胞含脂肪油滴和糊粉粒。

3. 理化鉴别 取本品粉末 1 g,加甲醇 50 mL,超声处理 1 h,滤过,滤液蒸干。残渣加甲醇 5 mL 使其溶解,作为供试品溶液。另取芥子碱硫氰酸盐对照品,加甲醇制成每 1 mL 含 1 mg 的溶液,作为对照品溶液。照薄层色谱法试验,吸取上述两种溶液各 5 ~ 10 μL,分别点于同一硅胶 G 薄层板上,以乙酸乙酯-丙酮-甲酸-水(35∶5∶1∶0.5)为展开剂,展开,取出,晾干,喷以稀碘化铋钾试液。供试品色谱中,在与对照品色谱相应的位置上,显相同颜色的斑点。

【采收加工】 夏末秋初果实成熟时采割植株,晒干,打下种子,以子粒饱满、大小均匀、鲜黄色、干燥、无杂质者为佳。

【炮制】

1. 芥子:除去杂质。用时捣碎。

2. 炒芥子:取净芥子,照清炒法炒至深黄色至棕褐色,有香辣气。用时捣碎。

【化学成分】 芥子苷、芥子酶、芥子酸、芥子碱及脂肪油、黏液质。

【性味与归经】 辛,温。归肺经。

【功能主治】 温肺豁痰利气,散结通络止痛。用于寒痰咳嗽、胸胁胀痛、痰滞经络、关节麻木、疼痛、痰湿流注、阴疽肿毒。

【用法用量】 内服:煎汤,3 ~ 9 g;或入丸、散。外用:研末调敷。食用:调味品。

【注意事项】

1. 本品辛温走散,耗气伤阴,故阴虚火旺及肺虚咳嗽者忌服。

2. 由于具有强烈的刺激性,故消化性溃疡、出血者不宜食用,孕妇应少食或不食。

3. 皮肤过敏者忌外用。因为黄芥子外敷有刺激作用,会致局部皮肤充血发红,甚至起疱。

【贮藏】 置通风干燥处,防潮。

【骨科应用】

1. 药物功效

(1)消肿通络止痛:痛痹系寒邪侵入肢体关节致气滞血瘀、经络不通,而引起关节屈伸不利,因气血不能畅达从而使肢体关节失去温煦濡养的作用,导致肢体关节肿胀、疼痛、僵硬。芥子性辛温,善走善通,配伍活血化瘀、行气通络、补肝肾等药物,使寒邪祛除阳气得复,痰瘀祛除而气血畅通,进而缓解肢体关节肿痛。

(2)下气通便:芥子为利气之品,配物活血化瘀类药物,有效促进骨科术后卧床病人胃肠功能恢复,预防腹胀、便秘的发生,减轻病人的痛苦,促进机体生理功能的恢复。

(3)治疗慢性骨髓炎:该疾病因经络不通、阳虚阴寒,痰瘀凝滞所致,白芥子具有行气通络、温阳散寒、祛痰化瘀之功效,故能使邪去正复,经络畅通、气血调和。

2. 食物功效 芥子末含有芥子苷、芥子酶、脂肪和蛋白质等成分,其辛辣味主要来源于所含异硫氰酸丙烯、异硫氰酸丁酯、芥子苷、芥子酶、芥子碱、芥子酸、芥子油、黏液质和蛋白质等成分,除了可作用于口腔黏膜外,其辣味对味觉、嗅觉均有刺激作用。

【药膳举例】

1. 芥子粥

材料:芥子 10 g,大米 100 g。

制作:将芥子择净,放入锅中,加清水适量,浸泡 5 ~ 10 min 后,水煎取汁,加大米煮粥。

用法用量:早晚分两次温服。

功效:具有温肺祛痰、通络止痛的功效。适用于咳嗽气喘,胸膈满闷,肢体关节疼痛、麻木等。

2. 桃仁芥子糊

材料:芥子 15 g,山栀 50 g,桃仁 30 g,面粉适量,鸡蛋清 2 个。

制作:芥子打碎,与山栀、桃仁研成粗末,加入适量面粉、鸡蛋清调和。

用法用量:使用时,敷于患处。

功效:具有散结通络止痛之功效。适用于跌打损伤。

63. 黄精

【别名】 鹿竹、重楼、改蛋、马箭、笔管菜、笔菜、生姜、野生姜、鸡头参、黄鸡菜等。

【来源】 本品为百合科植物滇黄精 *Polygonatum kingianum* Coll, et Hemsl.、黄精 *Polygonatum sibiricum* Red. 或多花黄精 *Polygonatum cyrtonema* Hua 的干燥根茎。按形状不同,习称"大黄精""鸡头黄精""姜形黄精"。

【资源概况】 黄精属植物全世界有 40 种,广分布于北温带地区。我国产有 31 种,现已供药用有 3 种。

【产地、生境与分布】 滇黄精产于云南、四川、贵州。生林下、灌丛或阴湿草坡,有时生岩石上,海拔 700～3600 m 处。越南、缅甸也有分布。

【采收加工】 春、秋二季采挖,除去须根,洗净,置沸水中略烫或蒸至透心,干燥。

【鉴别方法】

1.性状鉴别 大黄精呈肥厚肉质的结节块状,结节长可达 10 cm 以上,宽 3～6 cm,厚 2～3 cm,表面淡黄色至黄棕色,具环节,有皱纹及须根痕,结节上侧茎痕呈圆盘状,圆周凹入,中部突出。质硬而韧,不易折断,断面角质,淡黄色至黄棕色。气微,味甜,嚼之有黏性。

鸡头黄精呈结节状弯柱形,长 3～10 cm,直径 0.5～1.5 cm,结节长 2～4 cm,略呈圆锥形,常有分枝。表面黄白色或灰黄色,半透明,有纵皱纹,茎痕圆形,直径 5～8 mm。

姜形黄精呈长条结节块状,长短不等,常数个块状结节相连。表面灰黄色或黄褐色,粗糙,结节上侧有突出的圆盘状茎痕,直径 0.8～1.5 cm。

2.显微鉴别 大黄精表皮细胞外壁较厚。薄壁组织间散有多数大的黏液细胞,内含草酸钙针晶束。维管束散列,大多为周木型。鸡头黄精、姜形黄精维管束多为外韧型。

3.理化鉴别 取本品粉末 1 g,加 70% 乙醇 20 mL,加热回流 1 h,抽滤,滤液蒸干。残渣加水 10 mL 使溶解,加正丁醇振摇提取 2 次,每次 20 mL。合并正丁醇液,蒸干。残渣加甲醇 1 mL 使溶解,作为供试品溶液。另取黄精对照药材 1 g,同法制成对照药材溶液。照薄层色谱法试验,吸取上述 2 种溶液各 10 μL,分别点于同一硅胶 G 薄层板上,以石醚(60～90 ℃)-乙酸乙酯-甲酸(5∶2∶0.1)为展开剂,展开,取出,晾干,喷以 5% 香草醛硫酸溶液,在 105 ℃加热至斑点显色清晰。供试品色谱中,在与对照药材色谱相应的位置上,显相同颜色的斑点。

【炮制】

1.黄精:除去杂质,洗净,略润,切厚片,干燥。

2.酒黄精:取净黄精,照酒炖法或酒蒸法炖透或蒸透,稍晾,切厚片,干燥。每 100 kg 黄精,用黄酒 20 kg。

【化学成分】 黄精的根状茎含甾体皂苷、黄精多糖等成分。

【性味与归经】 甘,平。归脾、肺、肾经。

【功能主治】 补气养阴,健脾,润肺,益肾。用于脾胃气虚,体倦乏力,胃阴不足,口干食少,肺虚燥咳,劳嗽咳血,精血不足,腰膝酸软,须发早白,内热消渴。

【用法用量】 内服:煎汤,9～15 g,鲜品 30～60 g;或入丸、散熬膏。外用:适量,煎汤洗;熬膏涂;或浸酒搽患处。根茎煮熟后可食用。晒干磨粉可做糕点原料食用,也可熬糖、煮粥、酿酒等。

【注意事项】

1.中寒泄泻、痰湿痞满气滞者忌服。

2.黄精性较滋腻,易助湿邪,故咳嗽痰多不宜食用;湿性脾虚者不宜食用。

3.胃寒者不宜食用。

【贮藏】 置通风干燥处,防霉,防蛀。

【骨科应用】

1. 药物功效

（1）抗骨质疏松：黄精归脾、肺、肾经，具有滋肾润肺、补脾益气、强筋壮骨的作用。现代药理研究证明黄精防治骨质疏松的主要活性成分为黄精多糖。

（2）促进骨折愈合：黄精多糖能够促进骨髓干细胞向成骨细胞分化，从而促进骨折愈合。

（3）抗菌、抗炎：黄精多糖具有一定的抑菌活性，对大肠埃希菌、副伤寒沙门菌、白色葡萄球菌以及金黄色葡萄球菌等均有较强的抑制作用；同时能抑制二甲苯引起小鼠的耳肿胀，具有一定的抗炎作用。可应用于创伤性骨折创面感染的预防和治疗。

2. 食物功效

（1）增强免疫：黄精补脾益气，调节机体脾胃功能，增强机体免疫力，其免疫激发和免疫促进程度适机体的健康状况而定，对正常机体是中度激发，而对免疫力低下机体则是高度激发。

（2）延缓衰老：黄精和黄精多糖以及其含有的黄酮类物质都具有延缓衰老的作用。黄精延缓衰老的作用机理：黄精成分能够促进蛋白质的合成；同时减少细胞内像脂褐质类的代谢废物的含量，进而使抗脂质过氧化能力增强，增强 SOD 活性；清除自由基，减少体内因自由基反应引起的对机体的损伤。

【药膳举例】

1. 黄精鸡

材料：黄精 100 g，鸡 1 只，重量约 1500 g。

制作：将黄精洗净切段，鸡宰杀后去毛和内脏，下沸水锅去血水，捞出用清水洗净。在锅内放鸡、黄精和适量水，加入料酒、精盐、味精、葱段、姜片，武火煮沸后，改为文火炖烧，炖到鸡肉熟烂，拣去黄精、葱段、姜片，出锅即成。

用法用量：佐餐食用，每日 1 次。

功效：具有补中益气、润肺补肾的功效。适用于体倦乏力、食少纳呆、肺痨咳血、筋骨软弱、风湿疼痛等症。

2. 黄精枸杞汤

材料：黄精 12 g、枸杞子 12 g。

制作：将两味药放入砂锅中，加水煎煮 30 min，取汁即可。

用法用量：每日 1 剂，分两次温服。

功效：具有补脾益气、滋肾填精的功效。适用于病后和术后身体虚弱、贫血等症。

64. 菊苣

【别名】 苦苣、苦菜、卡斯尼、皱叶苦苣、明目菜、咖啡萝卜。

【来源】 本品系维吾尔族习用药材。为菊科植物毛菊苣 *Cichorium glandulosum* Boiss. et Huet 或菊苣 *Cichorium intybus* L. 的干燥地上部分或根。

【资源概况】　菊苣属植物全球 8 种,我国有 3 种,1 种为栽培品。

【产地、生境与分布】　生于滨海荒地、河边、水沟边或山坡。广布欧洲、亚洲、北非。我国主要分布在北京、黑龙江、辽宁、山西、陕西、新疆、江西。

【采收加工】　夏、秋二季采割地上部分或秋末挖根,除去泥沙和杂质,晒干。

【鉴别方法】

1. 性状鉴别　毛菊苣茎呈圆柱形,稍弯曲;表面灰绿色或带紫色,具纵棱,被柔毛或刚毛,断面黄白色,中空。叶多破碎,灰绿色,两面被柔毛;茎中部的完整叶片呈长圆形,基部无柄,半抱茎;向上叶渐小,圆耳状抱茎,边缘有刺状齿。头状花序 5 ~ 13 个。总苞钟状,直径 5 ~ 6 mm;苞片 2 层,外层稍短或近等长,被毛;舌状花蓝色。瘦果倒卵形,表面有棱及波状纹理,顶端截形,被鳞片状冠毛,长 0.8 ~ 1.0 mm,棕色或棕褐色,密布黑棕色斑。气微,味咸、微苦。

毛菊苣根主根呈圆锥形,有侧根和多数须根,长 10 ~ 20 cm,直径 0.5 ~ 1.5 cm,表面棕黄色,具细腻不规则纵皱纹。质硬,不易折断,断面外侧黄白色,中部类白色,有时空心。气微,味苦。

菊苣茎表面近光滑,茎生叶少,长圆状披针形。头状花序少数,簇生;苞片外短内长,无毛或先端被稀毛。瘦果鳞片状,冠毛短,长 0.2 ~ 0.3 mm。

菊苣根顶端有时有 2 ~ 3 叉。表面灰棕色至褐色,粗糙,具深纵纹,外皮常脱落,脱落后显棕色至棕褐色,有少数侧根和须根。嚼之有韧性。

2. 显微鉴别　毛菊苣茎表皮偶有多细胞腺毛。棱角处皮下为厚角细胞,皮层细胞充满黄棕色内含物;内皮层细胞凯氏点较明显,中柱鞘纤维不发达,维管束外韧型,约有 20 ~ 25 束,形成层明显,导管类圆形,单个或数个环列于木质部,直径 8 ~ 50 μm。

毛菊苣根木栓层 2 ~ 3 列细胞,棕黄色;韧皮射线或多列。形成层明显,木质部导管散在或 2 ~ 6 个径向排列,木射线 1 ~ 6 列,细胞宽,细胞壁薄,纹孔明显。

菊苣茎中柱鞘纤维较发达,导管数个或十数个相聚,间断环列于木质部。菊苣根木质部约占横切面的 1/2。

3. 理化鉴别

(1) 取本品粉末 1 g,加石油醚(60 ~ 90 ℃)30 mL,超声处理 30 min,滤过,药渣备用。滤液蒸干,残渣加乙酸乙酯–甲醇(1:1)混合溶液 1 mL 使溶解,作为供试品溶液。另取菊苣(或菊苣根)对照药材 1 g,同法制成对照药材溶液。照薄层色谱法试验,吸取上述 2 种溶液各 10 μL,分别点于同一硅胶 G 薄层板上,以石油醚(60 ~ 90 ℃)–二氯甲烷(1:4)为展开剂,展开,取出,晾干,喷以 10% 硫酸乙醇溶液,在 105 ℃加热至斑点显色清晰。供试品色谱中,在与对照药材色谱相应的位置上,显相同颜色的斑点。

(2) 取(1)项下的药渣,挥尽石油醚,加乙酸乙酯 30 mL,超声处理 30 min,滤过,滤液蒸干。残渣加乙酸乙酯–甲醇(1:2)混合溶液 1 mL 使溶解,作为供试品溶液。另取菊苣(或菊苣根)对照药材 1 g,同法制成对照药材溶液。照薄层色谱法试验,吸取上述两种溶液各 10 μL,分别点于同一硅胶 GF$_{254}$ 薄层板上,以二氯甲烷–甲醇(9:1)为展开剂,展开,取出,晾干,置紫外光灯(254 nm)下检视。供试品色谱中,在与对照药材色谱相应的位置上,显相同颜色的斑点;再喷以 10% 硫酸乙醇溶液,在 105 ℃加热至斑点显色清晰,显相同颜色的斑点。

【炮制】 除去杂质,切段。

【化学成分】 倍半萜类、香豆素、黄酮类、挥发油及其他类化合物。

【性味与归经】 微苦、咸,凉。归肝、胆、胃经。

【功能主治】 清肝利胆,健胃消食,利尿消肿。用于湿热黄疸、胃痛食少、浮肿尿少。

【用法用量】 内服:煎汤,9~18 g。外用:水煎洗。食用:蘸酱生食,炒食或做汤。

【注意事项】

1. 孕妇及哺乳期妇女慎用。

2. 本品性寒,平素怕冷、手脚发凉、脾胃虚弱等虚寒体质者不宜选用。

【贮藏】 置阴凉干燥处。

【骨科应用】

1. 药物功效

(1)促进机体对钙的吸收:菊苣具有提高肠道钙吸收、调节钙平衡和骨矿密度的作用,但不影响其他矿物质的储存,从而对骨结构产生影响,提高骨骼中矿物质浓度和骨矿密度。

(2)抗炎:菊苣具有清热解毒、利水消肿的功效,现代研究发现菊苣能强烈地抑制环氧合酶-2的蛋白表达而达到消炎的作用,适用于关节炎、风湿病、痛风等关节肿胀、热痛者食用。

(3)消食开胃:菊苣是一种苦中带甜,能清热去火也能滋阴润燥更能开胃消食的健康食材,对食少腹胀和胃痛有明显的预防作用。

(4)清肝利胆,祛湿热:可以提升人体肝胆功能,祛除人体湿热。

2. 食物功效　菊苣是一种营养丰富的野生植物,它含有多种对人体有益的营养成分,如蛋白质、脂肪、膳食纤维和氨基酸。另外钙、维生素和胡萝卜素的含量也很高,人们食用以后,可以满足身体器官对多种营养的需要。其口感脆嫩,味道微苦带甜,鲜食可健胃消食,又可解荤腻。

【药膳举例】

1. 凉拌菊苣玉条

材料:菊苣叶10片,番茄酱、酱油各1汤匙,糖1/2汤食匙,葱末、蒜末、姜末各1茶匙,香油1/2茶匙。

制作:菊苣叶片洗净,切段。以10杯水煮沸,加1茶匙盐、1汤匙油,再倒菊苣煮滚一下,捞出置盘中。调味料拌好淋上香油即可。

用法用量:佐餐食用,每日1次。

功效:具有清肝利胆、健胃消食的功效。适用于脾胃功能不佳、吃不下饭的人们。

2. 菊苣火腿卷

材料:白酱部分,奶油40 g,面粉40 g,牛奶500 mL,盐、胡椒、肉豆蔻粉适量。菊苣火腿部分,菊苣6个,火腿片6片、柠檬汁1大勺、起司丝120 g。

制作:将菊苣头尾红黄色的部分切掉,用水快速清洗;用大一点的锅烧水,水沸之后加入一大匙柠檬汁,再把菊苣放进去煮20 min;煮好取出,把菊苣头上尾下立放,以便彻底沥干水分;在深锅里以中火热化奶油,将全部面粉分2~3次加入拌炒;在炒好的面糊里一次性加入牛奶,仔细搅拌,不能有结块的面球;拌匀之后,以盐,胡椒和肉豆蔻粉调味;预热烤箱200 ℃把沥干水分的菊苣用火腿卷起来,放到烤盘里;把煮好的白酱淋在菊苣火腿卷上,撒上起司丝,放进烤箱烤25 min。

用法用量:佐餐食用,每日1次。

功效:具有清热解毒、利尿消肿、健胃的功效。适宜于食欲减退、食少纳呆、消化不良引起的脘腹饱胀等病症。

65. 菊花

【别名】 节华、日精、女节、女茎、更生、周盈、傅延年、阴成等。

【来源】 为菊科植物菊 *Chrysanthemum morifolium* Ramat. 的干燥头状花序。

【资源概况】 菊属植物全世界有30余种,主要分布于我国以及日本、朝鲜等国家。我国现有17种(不含栽培品种)。全国各地多有广泛栽培的品种。

【产地、生境与分布】 我国各地广泛栽培。

【采收加工】 9—11月花盛开时分批采收,阴干或焙干,或熏、蒸后晒干。药材按产地和加工方法不同,分为"亳菊""滁菊""贡菊""杭菊""怀菊"。

【鉴别方法】

1. 性状鉴别

(1)亳菊呈倒圆锥形或圆筒形,有时稍压扁呈扇形,直径1.5~3.0 cm,离散。总苞碟状;总苞片3~4层,卵形或椭圆形,草质,黄绿色或褐绿色,外面被柔毛,边缘膜质。花托半球形,无托片或托毛。舌状花数层,雌性,位于外围,类白色,劲直,上举,纵向折缩,散生金黄色腺点;管状花多数,两性,位于中央,为舌状花所隐藏,黄色,顶端5齿裂。瘦果不发育,无冠毛。体轻,质柔润,干时松脆。气清香,味甘、微苦。

(2)滁菊呈不规则球形或扁球形,直径1.5~2.5 cm。舌状花类白色,不规则扭曲,内卷,边缘皱缩,有时可见淡褐色腺点;管状花大多隐藏。

(3)贡菊呈扁球形或不规则球形,直径1.5~2.5 cm。舌状花白色或类白色,斜升,上部反折,边缘稍内卷而皱缩,通常无腺点;管状花少,外露。

(4)杭菊呈碟形或扁球形,直径1.5~4.0 cm,常数个相连成片。舌状花类白色或黄色,平展或微折叠,彼此粘连,通常无腺点;管状花多数,外露。

(5)怀菊呈不规则球形或扁球形,直径1.5~2.5 cm,多数为舌状花,舌状花类白色或黄色,不规则扭曲,内卷,边缘皱缩,有时可见腺点;管状花大多隐藏。

2. 显微鉴别 本品粉末黄白色。花粉粒类球形,直径32~37 μm,表面有网孔纹及短刺,具3孔沟。T形毛较多,顶端细胞长大,两臂近等长,柄2~4个细胞。腺毛头部鞋底状,6~8细胞两两相对排列。草酸钙簇晶较多,细小。

3. 理化鉴别 取本品1 g,剪碎,加石油醚(30~60 ℃)20 mL,超声处理10 min,弃去石油醚,药渣挥干。加稀盐酸1 mL与乙酸乙酯50 mL,超声处理30 min,滤过,滤液蒸干。

残渣加甲醇2 mL使其溶解,作为供试品溶液。另取菊花对照药材1 g,同法制成对照药材溶液。再取绿原酸对照品,加乙醇制成每1 mL含0.5 mg的溶液,作为对照品溶液。照薄层色谱法试验,吸取上述3种溶液各0.5~1.0 μL,分别点于同一聚酰胺薄膜上,以甲苯-乙酸乙酯-甲酸-冰醋酸-水(1:15:1:1:2)的上层溶液为展开剂,展开,取出,晾干,置紫外光灯(365 nm)下检视。供试品色谱中,在与对照药材色谱和对照品色谱相应的位置上,显相同颜色的荧光斑点。

【化学成分】 花含挥发油成分龙脑、樟脑、菊油环酮,还含木犀草素-7-葡萄糖苷、大波斯菊苷、糖类和氨基酸等。

【性味与归经】 甘、苦,微寒。归肺、肝经。

【功能主治】 散风清热,平肝明目,清热解毒。用于风热感冒、头痛眩晕、目赤肿痛、眼目昏花、疮痈肿毒。

【用法用量】 内服:水煎汤,5~10 g;或入丸、散;或泡菜。外用:适量,煎水洗;或捣敷患处。

【注意事项】

1. 气虚胃寒、食少泄泻之病,宜少用之。

2. 凡阳虚或头痛而恶寒者均忌用。

【贮藏】 置阴凉干燥处,密闭保存,防霉,防蛀。

【骨科应用】

1. 药物功效

(1)祛风通络,活血化瘀:可以应用于脉络不通、肢体风湿痹痛等症。菊花质轻气清,宣扬疏泄,为"祛风之要药",即可祛风清热,疏通经络,宣行气血,又长于清理头目,透达机表,且能引导活血化瘀药上行、走表,以发挥祛风行血之作用,对于气血瘀阻,肢体痹痛尤为相宜。

(2)宜阴活血、强筋壮骨:菊花甘凉滋润,为"宜阴之上品",苦而兼辛,又能宣通经脉气血,故对阴血不足而血行不利之证,有行补兼备、标本兼顾之效。适用于肝阴不足,气郁血脉,脉络痹阻,麻痹者。

(3)散瘀疗伤:活血化瘀是治疗伤科疾病之总则,伤在皮肉筋骨者,为风药作用之有效部位,故伤科常以风药、血药相配伍。菊花宣散通窍,功善利血气,散瘀血。常与赤芍、川芎、苏木、红花、防风等药配伍,治疗伤科疾病红肿、瘀血疼痛者。

2. 食物功效 菊花中所含有的锌元素,可有效增强人体的免疫力。白菊花味甘,长于清热解毒、清肝明目,与核桃仁、山楂配伍使用,具有润肺益肾,平肝明目,滑肠润燥,通利血脉的作用。常用于肾虚阳痿、腰膝酸痛、大便燥结等症。

【药膳举例】

1. 菊花核桃粥

材料:菊花15 g、核桃仁15 g、大米100 g。

制作:把菊花洗净,去除杂质;核桃仁洗净;大米淘洗干净;把大米、菊花、核桃仁同放入锅内,加入清水800 mL。把锅置武火上烧沸,再用文火煮45 min即成。

用法用量:早晚食用。

功效:具有清风热、补肝肾的功效。适用于肝肾亏虚等引起的腰膝酸软、骨质疏松等。

2. 芸豆菊花糕

材料:菊花 3 g、芸豆 500 g、红枣 25 颗、红糖 50 g。

制作:将芸豆用水泡发后,放入锅内。加水适量,煮至烂熟待冷,放在洁净的笼布里揉搓成泥。红枣洗净,水泡后去核,煮至烂熟,趁热加红糖、菊花,拌至成泥,放冷。把芸豆泥摊在案板上,用铲或者菜刀抹为 1 cm 厚的长片,上面再摊抹一层枣泥,纵向卷起,再用刀与糕条成垂直方向切成正方向糕块,整齐地码在盘中即成。

用法用量:代主食吃。

功效:具有补脾消肿、清肝明目的功效。适用于骨质疏松等。

66. 淡竹叶

【别名】　竹叶门冬青、迷身草、山鸡米、碎骨子、金鸡米等。

【来源】　禾本科植物淡竹叶 *Lophatherum gracile* Brongn. 的干燥茎叶。

【资源概况】　淡竹叶属植物全世界 2 种,分布于东南亚及东亚。我国有 2 种,分布于长江流域及以南各省区。

【产地、生境与分布】　我国产于江苏、安徽、浙江、江西、福建、台湾、湖南、广东、广西、四川、云南。生于山坡、林地或林缘、道旁庇荫处。印度、斯里兰卡、缅甸、马来西亚、印度尼西亚、新几内亚岛及日本均有分布。

【采收加工】　夏季未抽花穗前采割,晒干。

【鉴别方法】

1. 性状鉴别　本品长 25 ~ 75 cm。茎呈圆柱形,有节,表面淡黄绿色,断面中空。叶鞘开裂。叶片披针形,有的皱缩卷曲,长 5 ~ 20 cm,宽 1.0 ~ 3.5 cm;表面浅绿色或黄绿色。叶脉平行,具横行小脉,形成长方形的网格状,下表面尤为明显。体轻,质柔韧。气微,味淡。

2. 显微鉴别　本品叶表面观:上表皮细胞长方形或类方形,垂周壁波状弯曲,其下可见圆形栅栏细胞。下表皮长细胞与短细胞交替排列或数个相连,长细胞长方形,垂周壁波状弯曲;短细胞为哑铃形的硅质细胞和类方形的栓质细胞,于叶脉处短细胞成串;气孔较多,保卫细胞哑铃形,副卫细胞近圆三角形。非腺毛有 3 种:一种为单细胞长非腺毛;一种为单细胞短非腺毛,呈短圆锥形;还有一种为双细胞短小毛茸,偶见。

【炮制】　除去杂质,切段。

【化学成分】　含芦竹素、白茅素等。

【性味与归经】　甘、淡,寒。归心、胃、小肠经。

【功能主治】　清热泻火,除烦止渴,利尿通淋。用于热病烦渴、小便短赤涩痛、口舌生疮。

【用法用量】　内服:水煎汤,5 ~ 10 g;全草可做凉茶煮水饮用。

【注意事项】

1. 本品不宜久煎,入药以鲜品为佳。

2. 无实火、湿热者慎服,体虚有寒者禁服。

3.《本草汇宫》:"阴虚浩气不化者,不可用。"

4.《本草品汇精要》:"孕妇勿服。"

【贮藏】 置干燥处。

【骨科应用】

1. 药物功效 清热解毒、抗菌抗炎:淡竹叶味甘淡而寒,具有清热泻火,除烦的功效,与活血化瘀类药物配伍使用,适用风湿热痹、关节热痛、痛风等痹证。现代药理作用研究表明,淡竹叶乙醇提取物对金黄色葡萄球菌、铜绿假单胞菌、溶血性链球菌、大肠埃希菌等有抑制作用。

2. 食物功效 淡竹叶中含有大量的生物活性多糖、多种氨基酸和活性锰、锌、硒等微量元素,可以满足人体营养需求,提高机体免疫力。

【药膳举例】

1. 淡竹叶酒

材料:淡竹叶 30 g,白酒 500 mL。

制作:将淡竹叶洗净,剪成 2 cm 的节段,纱布包扎好后,置于 500 mL 白酒中,加盖密封,浸泡 3 d 后即可饮用。

用法用量:每日早晚各饮用一小杯。

功效:具有清热泻火、通络止痛的功效。适用于风湿热痹、关节热痛、痛风、小便赤黄等症。

2. 竹叶粥

材料:淡竹叶 15 g,生石膏 30 g,粳米 60 g,砂糖适量。

制作:先煎竹叶,石膏,去渣取汁,后下粳米煮做粥,候熟,入糖搅匀即可。

用法用量:以上成品佐餐。

功效:具有清热除烦、生津利尿的功效。适用于急性化脓性骨髓炎之口渴多饮、心烦、小便赤、脉洪数者。

67. 淡豆豉

【别名】 香豉、淡豉。

【来源】 为豆科植物大豆 *Glycine max*(L.)Merr. 的干燥成熟种子(黑豆)的发酵加工品。

【制法】 取桑叶、青蒿各 70～100 g,加水煎煮,滤过,煎液拌入净大豆 1000 g 中,待吸尽后,蒸透,取出,稍晾,再置容器内,用煎过的桑叶、青蒿渣覆盖,使其发酵,取出,除去药渣,洗净,置容器内再闷 15～20 d,至充分发酵、香气溢出时,取出,略蒸,干燥,即得。

【鉴别方法】

1. 性状鉴别　本品呈椭圆形,略扁,长 0.6~1.0 cm,直径 0.5~0.7 cm。表面黑色,皱缩不平,一侧有长椭圆形种脐。质稍柔软或脆,断面棕黑色。气香,味微甘。

2. 理化鉴别

(1)取本品 1 g,研碎,加水 10 mL,加热至沸,并保持微沸数分钟,滤过。取滤液 0.5 mL,点于滤纸上,待干,喷以吲哚醌(1%)-醋酸(10:1)的混合溶液,干后,在 100~110 ℃加热约 10 min,显紫红色。

(2)取本品粉末约 1 g,加乙醇 25 mL,超声处理 30 min,滤过,滤液蒸干。残渣加乙醇 1 mL 使其溶解,作为供试品溶液。另取淡豆豉对照药材 1 g,青蒿对照药材 0.2 g,同法分别制成对照药材溶液。再取大豆苷元对照品和染料木素对照品,分别加乙醇制成每 1 mL 含 0.5 mg 的溶液,作为对照品溶液。照薄层色谱法试验,吸取上述 5 种溶液各 5~10 μL,分别点于同一硅胶 GF$_{254}$薄层板上,以甲苯-甲酸乙酯-甲酸(10:4:0.5)为展开剂,展开,取出,晾干,置紫外光灯(365 nm)下检视。供试品色谱中,在与青蒿对照药材色谱相应的位置上,显相同颜色的蓝色荧光主斑点;再置紫外光灯(254 nm)下检视,供试品色谱中,在与淡豆豉对照药材色谱和对照品色谱相应的位置上,显相同颜色的斑点。

【化学成分】　大豆异黄酮、大豆皂苷、低聚糖、褐色素、γ-氨基丁酸、蛋白质、脂肪、胆碱、黄嘌呤、次黄嘌呤、胡萝卜素、维生素 B$_1$、维生素 B$_2$、烟酸、天冬酰胺、甘氨酸、苯丙氨酸、亮氨酸、异亮氨酸等。

【性味与归经】　苦、辛,凉。归肺、胃经。

【功能主治】　解表,除烦,宣发郁热。用于感冒、寒热头痛、烦躁胸闷、虚烦不眠。

【用法用量】　内服:煎汤,6~12 g;或入丸剂。外用:适量,捣敷;或炒焦研末调敷。食用:做调味料。

【注意事项】

1. 胃虚易呕者慎服。

2. 本品发汗力弱,有健脾胃、助消化的作用,故用于发汗解表时,配伍荆芥、薄荷、生姜等,疗效更佳。

【贮藏】　置通风干燥处,防蛀。

【骨科应用】

1. 药物功效

(1)治疗骨蒸潮热:淡豆豉为发酵之品,性味甘、淡、平;气香宣散,具有疏散解表的功效,与辛凉解表药配伍,有微弱的发汗作用。适用于骨伤科发热病人。

(2)清热利湿:淡豆豉善宣发热毒,可以与大黄、栀子同用,清热利湿,适用于关节红、肿、热、痛等症。

(3)抗骨质疏松:淡豆豉中主要化学成分大豆异黄酮具有雌激素样作用,对于绝经期女性骨质疏松的预防和控制具有较好的作用。

2. 食物功效　淡豆豉中含有大量的大豆低聚糖,具有改善肠道菌群环境,增强机体免疫力,另外大豆多肽具有促进机体对矿物质吸收的作用。

【药膳举例】

1. 淡豆豉蒸鲫鱼

材料:淡豆豉 30 g,鲫鱼 200 g,白糖 30 g。

制作:将鲫鱼洗净,去鳞及内脏,放入蒸盘内,在鲫鱼上洒上淡豆豉、料酒、白糖。然后,将鱼置武火上蒸 20 min 即成。

用法用量:每日 2 次,每次 100 g,佐餐食用。

功效:具有清热解毒、利湿消肿的功效。适用于膝骨性关节炎、滑膜炎、腰椎间盘突出等湿热证者。

2. 苡仁豆豉粥

材料:薏苡仁 150 g,豆豉 50 g,薄荷 15 g,荆芥 15 g,葱白 15 g。

制作:将薄荷、荆芥、葱白、豆豉择洗干净后,放入干净的锅内,注入清水约 1500 mL,烧开后用文火煎约 10 min,滤取原汁盛于碗内,倒去药渣,将锅洗净。薏苡仁洗净后倒入锅内,注入药汁,置火上煮至薏苡仁开裂酥烂即可。

用法用量:以上成品食用时可略加食盐调味,空腹时食。

功效:具有利水消肿、健脾去湿、清热排脓、解表、除烦、宣郁、解毒的功效。适用于网球肘。

68. 葛根

【别名】 干葛、野葛、粉葛、葛麻茹、葛于根、黄葛根、葛条相等。

【来源】 为豆科植物野葛 *Pueraria lobata*(Willd.)Ohwi 的干燥根。

【资源概况】 葛属植物全世界约有 35 种,分布于印度至日本,南至马来西亚。我国产 8 种及 2 变种。主要分布于我国西南、中南至东南部各省区。现供药用者约有 5 种。

【产地、生境与分布】 产于我国南北各地,除新疆、青海及西藏外,分布遍及全国。生于山地疏林或密林中。东南亚至澳大利亚亦有分布。

【采收加工】 秋、冬二季采挖,趁鲜切成厚片或小块;干燥。

【鉴别方法】

1. 性状鉴别 本品呈纵切的长方形厚片或小方块,长 5~35 cm,厚 0.5~1.0 cm。外皮淡棕色至棕色,有纵皱纹,粗糙。切面黄白色至淡黄棕色,有的纹理明显。质韧,纤维性强。气微,味微甜。

2. 显微鉴别 本品粉末淡棕色。淀粉粒单粒球形,直径 3~37 μm,脐点点状、裂缝状或星状;复粒由 2~10 分粒组成。纤维多成束,壁厚,木化,周围细胞大多含草酸钙方晶,形成晶纤维,含晶细胞壁木化增厚。石细胞少见,类圆形或多角形,直径 38~70 μm。具缘纹孔导管较大,具缘纹孔六角形或椭圆形,排列极为紧密。

3. 理化鉴别 取本品粉末 0.8 g,加甲醇 10 mL,放置 2 h,滤过,滤液蒸干。残渣加甲醇 0.5 mL 使溶解,作为供试品溶液。另取葛根对照药材 0.8 g,同法制成对照药材溶液。再取葛根素对照品,加甲醇制成每 1 mL 含 1 mg 的溶液,作为对照品溶液。照薄层色谱法试验,吸取上述 3 种溶液各 10 μL,分别点于同一硅胶 G 薄层板上,使成条状,以三氯甲烷–甲醇–水(7∶2.5∶0.25)为展开剂,展开,取出,晾干,置紫外光灯(365 mn)下检视。供试品色谱中,在与对照药材色谱和对照品色谱相应的位置上,显相同颜色的荧光条斑。

【炮制】 除去杂质,洗净,润透,切厚片,晒干。

【化学成分】 野葛根含大豆苷、葛根素、刺芒柄花素、葛根酚等成分。

【性味与归经】 甘、辛,凉。归脾、胃、肺经。

【功能主治】 解肌退热,生津止渴,透疹,升阳止泻,通经活络,解酒毒。用于外感发热头痛、项背强痛、口渴、消渴、麻疹不透、热痢、泄泻、眩晕头痛、中风偏瘫、胸痹心痛、酒毒伤中。

【用法用量】 内服:水煎汤,10 ~ 15 g 或捣汁。外用:适量,捣敷患处。葛根制成粉可直接供食用,可酿酒也可煮粥。

【注意事项】

1. 止泻宜煨用。

2. 葛根性凉,体寒者不宜过量食用。

【贮藏】 置通风干燥处,防蛀。

【骨科应用】

1. 药物功效

(1)改善骨代谢:葛根性甘而平,治诸痹,解诸毒。现代研究发现葛根提取物以及葛根素具有改善骨代谢的作用,适用于预防骨质疏松症。

(2)缓解项背肌肉痉挛:葛根为表证兼项背强急之要药;与麻黄、桂枝合用,共奏散寒解表、缓急止痛之功效。多用于治疗风寒表证而见恶寒无汗、项背强痛者。

2. 食物功效 野葛根中的异黄酮成分又叫植物雌激素,可调理更年期综合征,预防骨质疏松等症。另外,野葛中含有丰富的氨基酸,其中包括人体不能自己合成的必需氨基酸(以 100 g 干物质计):苯丙氨酸(>9.65 mg)、苏氨酸(>9.63 mg)、异亮氨酸(>7.45 mg)、亮氨酸(>11.54 mg)、缬氨酸(>11.24 mg),被认为儿童必需的氨基酸——组氨酸含量亦高达 6.74 mg。还含有丰富的微量元素如铁、硒、锌、钙等,能促进儿童的体格、智力的发育。

【药膳举例】

1. 黄芪葛根猪骨汤

材料:猪脊骨 500 g,葛根 15 g,盐(适量)。

制作:葛根去皮;猪脊骨、葛根切块;汤锅内放葛根、猪脊骨、配料加清水适量,大火烧开后文火煲 2 h 即可。

用法用量:每天两次,食肉喝汤。

功效:具有滋补肾阴、填补精髓的功效。适用于肾虚耳鸣、腰膝酸软、阳痿、遗精、烦热、贫血等。

2. 葛根炖金鸡

材料:葛根 50 g,小公鸡 1 只。

制作:将葛根加水 700 mL,煎至 500 mL,滤过取汁。小公鸡 1 只宰杀后去毛、内脏,切块,放锅内用适量油稍炒。兑入葛根药汁、姜丝黄酒,文火焖烂,调入味精、细盐。

用法用量:佐餐食用。

功效:具有活血解肌、补血壮筋的功效,适用于跌打损伤、落枕、颈项病。

69. 紫苏叶

【别名】 苏叶,赤苏,紫苏,皱苏,尖苏,香苏叶,鸡冠紫苏,子苏。

【来源】 本品为唇形科植物紫苏 *Perilla frutescens*(L.)Britt. 的干燥叶(或带嫩枝)。

【资源概况】 紫苏属植物仅有紫苏 1 种及 3 变种。

【产地、生境与分布】 中国各地广泛栽培。分布于华东、华南、西南及河北、山西、陕西、台湾等地。紫苏耐瘠薄,适应性强。一般情况下,只要有植物生长的地方紫苏就能生长,但是土质良好、温暖湿润适宜生长的土壤,紫苏生长旺盛、产量更高、品质更好。

【鉴别方法】

1. 性状鉴别 本品叶片多皱缩卷曲、破碎,完整者展平后呈卵圆形,长 4 ~ 11 cm,宽 2.5 ~ 9.0 cm。先端长尖或急尖,基部圆形或宽楔形,边缘具圆锯齿。两面紫色或上表面绿色,下表面紫色,疏生灰白色毛,下表面有多数凹点状的腺鳞。叶柄长 2 ~ 7 cm,紫色或紫绿色。质脆。带嫩枝者,枝的直径 2 ~ 5 mm,紫绿色,断面中部有髓。气清香,味微辛。

2. 显微鉴别 本品粉末呈棕绿色。非腺毛 1 ~ 7 细胞,直径 16 ~ 346 μm,表面具线状纹理,有的细胞充满紫红色或粉红色物。腺毛头部多为 2 个细胞,直径 17 ~ 36 μm。柄单细胞。腺鳞常破碎,头部 4 ~ 8 细胞。上、下表皮细胞不规则形,垂周壁波状弯曲,气孔直轴式,下表皮气孔较多。草酸钙簇晶细小,存在于叶肉细胞中。

3. 理化鉴别

(1)取本品挥发油,加正己烷制成每 1 mL 含 10 μL 的溶液,作为供试品溶液。另取紫苏醛对照品,加正己烷制成每 1 mL 含 10 μL 的溶液,作为对照品溶液。照薄层色谱法试验,吸取上述两种溶液各 2 μL,分别点于同一硅胶 G 薄层板上,以正己烷-乙酸乙酯(15:1)为展开剂,展开,取出,晾干,喷以二硝基苯肼乙醇试液。供试品色谱中,在与对照品色谱相应的位置上,显相同颜色的斑点。

(2)取本品粉末 0.5 g,加甲醇 25 mL,超声处理 30 min,滤过,滤液浓缩至干,加甲醇 2 mL 使溶解,作为供试品溶液。另取紫苏叶对照药材 0.5 g,同法制成对照药材溶液。照薄层色谱法试验,吸取上述两种溶液各 3 μL,分别点于同一硅胶 G 薄层板上,以乙酸乙酯-甲醇-甲酸-水(9:0.5:1:0.5)为展开剂,展开,取出,晾干,喷以 10% 硫酸乙醇溶液,在 105 ℃加热至斑点显色清晰,置紫外光灯(365 nm)下检视。供试品色谱中,在与对照药材色谱相应的位置上,显相同颜色的荧光斑点。

【采收加工】 夏季枝叶茂盛时采收,除去杂质,晒干。

【炮制】 除去杂质和老梗;或喷淋清水,切碎,干燥。

【化学成分】 皱紫苏全草含挥发油、紫苏醛、左旋柠檬烯及 α-蒎烯少量。还含精氨酸、枯酸、矢车菊素3-(6-对香豆酰-β-D-葡萄糖苷)5-β-D-葡萄糖苷。

【性味与归经】 辛,温。归肺、脾经。

【功能主治】 解表散寒,行气和胃。用于风寒感冒、咳嗽呕恶、妊娠呕吐、鱼蟹中毒。

【用法用量】 内服:煎汤,6～9 g。外用:捣敷或煎水洗。食用:嫩叶可生食、做汤。

【注意事项】

1. 本品属芳香类药,不宜久煎。

2. 本品辛温走散,耗气伤阴,故阴虚火旺及肺虚咳嗽者忌服;消化性溃疡、出血者不宜过量食用。

3. 紫苏入药宜分苏叶、苏梗,两者入药部位不同,功能各有偏重,苏叶质轻长于宣散,故凡解表散寒宜选用苏叶;苏梗质重偏于走里行气,故凡理气宽中,顺气安胎宜选用苏梗。

【贮藏】 置阴凉干燥处。

【骨科应用】

1. 药物功效

(1)抑菌:紫苏叶在试管内能抑制葡萄球菌生长。紫苏叶浸膏对6种真菌琼脂培养物最低抑菌浓度(MIC)为200～1600 mg/mL;浸膏中的紫苏醛起主要抑菌作用。

(2)抗凝:紫苏水提液对家兔耳表静脉注射,可缩短血凝时间、血浆复钙时间和凝血活酶时间,说明紫苏内源性凝血系统有促进作用,而对外源性凝血系统的影响并不明显。

(3)促进肠蠕动:从紫苏叶中分离出的 Perilla ketone,对大鼠有促进肠蠕动作用,使肠内物质运动加速,这是由于 Perill ketone 对肠括约肌有刺激作用。

2. 食物功效 紫苏叶含有多种营养成分,特别富含胡萝卜素、维生素 C、维生素 B_2。丰富的胡萝卜素、维生素 C 有助于增强人体免疫功能。还含有抑制活性氧预防衰老的有效成分。抗衰老素 SOD 在每毫克苏叶中含量高达 106.2 μg,常食紫苏叶可以抗衰老。

【药膳举例】

1. 苏叶橘皮饮

材料:苏子叶15 g,陈皮10 g,生姜3 片。

制作:把准备的苏子叶、陈皮、生姜一起放入砂锅,大火煮沸,中火煎煮10 min 即可饮用。

用法用量:代茶饮,每日1～2次。

功效:服用苏叶橘皮饮可以解表散寒止咳。适用于骨伤科疾病兼有风寒感冒或胃肠型感冒,见有畏寒、鼻塞、流涕、头痛、咽痛、胃脘胀闷、恶心等症状的病人饮用。

2. 三叶白术粥

材料:苏子叶、淡竹叶、藿香叶各15 g,白术10 g,大米50 g。

制作:将诸药水煎取汁,与大米同煮为稀粥即可。

用法用量:每日两次。

功效:具有芳香解表、健脾化湿的功效。适用于肢体沉重、酸痛等关节性疾病。

70. 紫苏子

【别名】 苏子、黑苏子、铁苏子、任子。

【来源】 为唇形科植物紫苏 *Perilla frutescens*（L.）Britt. 的干燥成熟果实。

【资源概况】 紫苏属植物仅有紫苏 1 种及 3 变种。

【产地、生境与分布】 全国各地广泛栽培。

【采收加工】 秋季果实成熟时采收，除去杂质，晒干。

【鉴别方法】

1. 性状鉴别 本品呈卵圆形或类球形，直径约 1.5 mm。表面灰棕色或灰褐色，有微隆起的暗紫色网纹，基部稍尖，有灰白色点状果梗痕。果皮薄而脆，易压碎。种子黄白色，种皮膜质，子叶 2，类白色，有油性。压碎有香气，味微辛。

2. 显微鉴别 本品粉末灰棕色。种皮表皮细胞断面观细胞极扁平，具钩状增厚壁；表面观呈类椭圆形，壁具致密雕花钩纹状增厚。外果皮细胞黄棕色，断面观细胞扁平，外壁呈乳突状；表面观呈类圆形，壁稍弯曲，表面具角质细纹理。内果皮组织断面观主为异型石细胞，呈不规则形；顶面观呈类多角形，细胞间界限不分明，胞腔星状。内胚乳细胞大小不一，含脂肪油滴；有的含细小草酸钙方晶。子叶细胞呈类长方形，充满脂肪油滴。

3. 理化鉴别 取本品粉末 1 g，加甲醇 25 mL，超声处理 30 min，滤过，滤液蒸干。残渣加甲醇 1 mL 使其溶解，作为供试品溶液。另取紫苏子对照药材 1 g，同法制成对照药材溶液。照薄层色谱法试验，吸取上述两种溶液各 2 μL，分别点于同一硅胶 G 薄层板上，以正己烷-甲苯-乙酸乙酯-甲酸（2∶5∶2.5∶0.5）为展开剂，展开，取出，晾干，喷以三氯化铝试液，置紫外光灯（365 nm）下检视。供试品色谱中，在与对照药材色谱相应的位置上，显相同颜色的斑点。

【炮制】 除去杂质，洗净，干燥。

【化学成分】 蛋白质、不饱和脂肪酸、亚麻酸、甾醇。

【性味与归经】 辛，温。归肺经。

【功能主治】 降气化痰，止咳平喘，润肠通便。用于痰壅气逆、咳嗽气喘、肠燥便秘。

【用法用量】 内服：水煎汤，3～10 g；或入丸、散。

【注意事项】

1. 阴虚咳喘及脾虚便溏者慎用。

2.《本经逢原》言苏子"性主疏泄，气虚久咳，阴虚喘逆，脾虚便溏者皆不可用"。

【贮藏】 置通风干燥处，防蛀。

【骨科应用】

1. 药物功效

（1）抗血栓：紫苏子中有效成分 α-亚麻酸具有抑制血小板聚集作用。

（2）抗菌：紫苏子油对变形杆菌、酵母菌、黑面霉菌、青霉菌及自然界中的多种霉菌均有抑制作用。

(3)润肠通便:紫苏子对于骨伤科术后长期卧床引起的肠燥性便秘具有一定的疗效。

2. 食物功效　紫苏子含有挥发性的紫苏醛等芳香物质,民间常用其去腥、增鲜、提味。紫苏子作为梅酱、腐乳等食品的染色剂。紫苏子还是一种高效的植物"防腐剂"。有人曾做过试验:用鲜紫苏叶包鱼、肉等易腐之食物,将其置于室内通风处,常温下这些东西可保存 4~5 d。此外,干紫苏子还可以用来加工酱菜,现民间晒酱时仍加点紫苏用以去腥防腐。

【药膳举例】

1. 紫苏麻仁粥

材料:粳米 100 g,紫苏子 100 g,火麻仁 15 g。

制作:把紫苏子、火麻仁一同放入砂锅,加适量清水,大火煮沸,小火熬煮一刻钟,去渣留汁备用。粳米洗净,放入砂锅,加入药汁,再加适量清水,大火煮沸,小火熬煮成粥,调入适量冰糖即可。

用法:佐餐食用,每日 1~2 次。

功效:具有滋阴补虚、润肠通便的功效。适用于骨伤科病人术后体虚性便秘。

2. 苏子砂仁粥

材料:苏子叶 5 g,苏子梗 4 g,砂仁 3 g,小米 50 g。

制作:把苏子叶、苏子梗、砂仁放入砂锅,加适量清水,大火煮沸,中火煮 5 min,去渣留汁。药汁放入砂锅,再加适量清水,大火煮沸,加入洗净的小米,煮沸后小火熬煮成粥即成。

用法:佐餐食用,每日 1~2 次。

功效:具有行气和胃、安胎的功效。适用于妊娠呕吐、胃脘胀闷、不思饮食的人群食用。

71. 黑芝麻

【别名】　胡麻、巨胜、乌麻、乌麻子、油味、巨胜子等。

【来源】　脂麻科植物脂麻 Sesamum indicum L. 的干燥成熟种子。

【资源概况】　我国南北各地栽培仅此 1 种。种子有黑白两种,黑者称黑芝麻,通常为药用者,白者称为白芝麻。

【产地、生境与分布】　芝麻原产印度,我国汉时引入,古称胡麻(今日本仍称之),但现在通称脂麻,即芝麻。我国除西藏高原外,各地区均有栽培。

【采收加工】　秋季果实成熟时采割植株,晒干,打下种子,除去杂质,再晒干。

【鉴别方法】

1. 性状鉴别　本品呈扁卵圆形,长约 3 mm,宽约 2 mm。表面黑色,平滑或有网状皱纹。尖端有棕色点状种脐。种皮薄,子叶 2,白色,富油性。气微,味甘,有油香气。

2. 显微鉴别　粉末灰褐色或棕黑色。种皮表皮细胞成片,胞腔含黑色色素,表面观呈多角形,内含球状结晶体;断面观呈栅状,外壁和上半部侧壁菲薄,大多破碎,下半部侧壁和内壁增厚。草酸钙结晶常见,球状或半球形结晶散在或存在于种皮表皮细胞中,直径 14～38 μm;柱晶散在或存在于颓废细胞中,长约 24 μm,直径 2～12 μm。

3.理化鉴别

(1)取本品 1 g,研碎,加石油醚(60～90 ℃)10 mL,浸泡 1 h,倾取上清液,置试管中,加含蔗糖 0.1 g 的盐酸 10 mL,振摇 30 s,酸层显粉红色,静置后,渐变为红色。

(2)取本品 0.5 g,捣碎,加无水乙醇 20 mL,超声处理 20 min,滤过,滤液蒸干。残渣加无水乙醇 1 mL 使溶解,静置,取上清液作为供试品溶液。另取黑芝麻对照药材 0.5 g,同法制成对照药材溶液。再取芝麻素对照品、β-谷甾醇对照品,加无水乙醇分别制成每 1 mL 含 1 mg 的溶液,作为对照品溶液。照薄层色谱法试验,吸取上述供试品溶液和对照药材溶液各 8 μL、对照品溶液各 4 μL,分别点于同一硅胶 G 薄层板上,以环己烷-乙醚-乙酸乙酯(20∶5.5∶2.5)为展开剂,展开,取出,晾干,喷以 10% 硫酸乙醇溶液,加热至斑点显色清晰。供试品色谱中,在与对照药材色谱和对照品色谱相应的位置上,显相同颜色的斑点。

【炮制】

1.黑芝麻:除去杂质,洗净,晒干。用时捣碎。

2.炒黑芝麻:取净黑芝麻,照清炒法炒至有爆声。用时捣碎。

【化学成分】 含油酸、亚油酸、棕榈酸、硬脂酸、芝麻素、芝麻林素、芝麻酚、维生素 E、植物甾醇、卵磷脂等成分。

【性味与归经】 甘,平。归肝、肾、大肠经。

【功能主治】 补肝肾,益精血,润肠燥。用于精血亏虚、头晕眼花、耳鸣耳聋、须发早白、病后脱发、肠燥便秘。

【用法用量】 内服:水煎汤,9～15 g;或入丸、散。外用:适量,煎水洗浴或捣敷患处。

【注意事项】

1.芝麻有黑芝麻和白芝麻两种,食用以白芝麻为好,补益药用则以黑芝麻为佳。

2.《本草从新》言“胡麻服之令人滑肠,精气不固者亦勿食”,故遗精、早泄者慎用。

3.大便溏薄者不宜食用。

【贮藏】 置通风干燥处,防蛀。

【骨科应用】

1.药物功效

(1)强筋骨:黑芝麻具有补肝肾、润五脏、益气力的作用。一方面,可以缓解肾虚,对肾脏有很好的养护作用,坚持吃黑芝麻还可以预防肾病。另一方面,黑芝麻补肝肾、强筋骨,对于肝肾不足引起的腰椎间盘突出症、骨性关节炎、骨质疏松症等疾病均具有一定的防治作用。

(2)促进骨骼发育:黑芝麻中的钙其实是比牛奶和鸡蛋还高很多的,小孩子经常吃黑芝麻,或者是黑芝麻糊,可以有效促进生长发育,想要长高的小孩子也可以多吃一些黑芝麻。

(3)润肠通便:黑芝麻富含油脂又味甘辛润,可以益精血,润肠通便,可以单独使用,也可与当归、肉苁蓉、黑大豆等补肝肾、养血生津的药物相互配伍,能较好地润肠通便。对老年性虚性便秘,及术后体虚或长期卧床引起的肠燥性便秘,均有明显疗效。

2. 食物功效　黑芝麻含有的多种人体必需氨基酸,在维生素 E 和维生素 B_1 的作用参与下,能加速人体的代谢功能;黑芝麻含有的铁和维生素 E 是预防贫血、活化脑细胞、消除血管胆固醇的重要成分;黑芝麻含有的脂肪大多为不饱和脂肪酸,有延年益寿的作用。

【药膳举例】

1. 木耳芝麻茶

材料:木耳 250 g,黑芝麻 150 g,白糖适量。

制作:将木耳炒至发黑稍微有些焦味,黑芝麻炒香,然后将两者混合均匀。

用法:每次 6 g,用开水冲泡,白糖调味,代茶饮,每次 100 mL。

功效:具有滋补肝肾、益智强身、清心安神的功效。适用于腰背痛、腿脚酸软、失眠等病人。

2. 黑芝麻桑椹糊

材料:黑芝麻 60 g,桑椹 60 g,大米 30 g,白糖 10 g。

制作:把大米、黑芝麻、桑椹分别洗干净,同放入石钵中捣烂,砂锅里放清水 3 碗,煮沸后放入白糖,再把捣烂的米浆缓缓调入,煮为糊状就可以。

用法用量:早晚各 1 次。

功效:具有补肝肾的功效。适用于肝肾不足引起的腰椎间盘突出症、骨性关节炎、骨质疏松症等疾病。

72. 黑胡椒

【别名】　昧履支、浮椒、玉椒。

【来源】　为胡椒科植物胡椒 *Piper nigrum* L. 的干燥近成熟果实。

【资源概况】　胡椒属植物全世界约有 2000 种,我国有 60 种及 4 变种。

【产地、生境与分布】　我国台湾、福建、广东、广西及云南等省区均有栽培。原产东南亚,现广泛种植于热带地区。

【采收加工】　秋末至次春果实呈暗绿色时采收,晒干。

【鉴别方法】

1. 性状鉴别　呈球形,直径 3.5 ~ 5.0 mm。表面黑褐色,具隆起网状皱纹,顶端有细小花柱残迹,基部有自果轴脱落的瘢痕。质硬,外果皮可剥离,内果皮灰白色或淡黄色。断面黄白色,粉性,中有小空隙。气芳香,味辛辣。

2. 显微鉴别　椒粉末暗灰色。外果皮石细胞类方形、长方形或形状不规则,直径 19 ~ 66 μm,壁较厚。内果皮石细胞表面观类多角形,直径 20 ~ 30 μm;侧面观方形,壁一面薄。种皮细胞棕色,多角形,壁连珠状增厚。油细胞较少,类圆形,直径 51 ~ 75 μm。淀粉粒细小,常聚集成团块。

3. 理化鉴别

(1)取本品粉末少量,加硫酸1滴,显红色,渐变红棕色,后转棕褐色。

(2)取本品粉末0.5 g,加无水乙醇5 mL,超声处理30 min,滤过,取滤液作为供试品溶液。另取胡椒碱对照品,置棕色量瓶中,加无水乙醇制成每1 mL含4 mg的溶液,作为对照品溶液。照薄层色谱法试验,吸取上述两种溶液各2 μL,分别点于同一硅胶G薄层板上,以甲苯-乙酸乙酯-丙酮(7∶2∶1)为展开剂,展开,取出,晾干,喷以10%硫酸乙醇溶液,加热至斑点显色清晰,分别置日光和紫外光灯(365 nm)下检视。供试品色谱中,在与对照品色谱相应的位置上,显相同颜色的斑点或荧光斑点。

【炮制】 除去杂质,晒干。用时捣碎。

【化学成分】 生物碱、挥发油、有机酸、香豆素、酚类化合物、类黄酮、皂角苷、甾醇等。

【性味与归经】 辛,热。归胃、大肠经。

【功能主治】 温中散寒,下气,消痰。用于胃寒呕吐、腹痛泄泻、食欲减退、癫痫痰多。

【用法用量】 内服:水煎汤,1~3 g;研粉吞服;或入丸、散。外用:适量,研末调敷患处,或置膏药内外贴。食用:调味剂。

【注意事项】

1. 胡椒分黑、白两种,黑者为未成熟果实,气味较淡;白者为成熟果实,种仁饱满,气味较浓,品质较好。

2. 孕妇慎用。

3. 阴虚火旺、痔疮病人不宜选用。

【贮藏】 密闭,置阴凉干燥处。

【骨科应用】

1. 药物功效

(1)止痛:胡椒辛热,入胃、大肠二经,辛以行散,热能驱寒,善于温中散寒,行气止痛,可治畏寒冷痛。另外,胡椒属于纯阳之物,散少阴沉寒,除上攻浮热,温通经脉,故可治牙痛。

(2)抗菌活性:黑胡椒味辛,黑胡椒油树脂中挥发油含量为15~35 mL/100 g,具有抗菌效力的胡椒碱含量在36%以上。现代药理作用研究发现胡椒提取物对大肠埃希菌、金黄色葡萄球菌、酵母菌均具有抑制作用。

(3)助消化:黑胡椒味辛辣,具有很好的散寒、温补脾肾的功效,对于脾胃虚寒所致的五更泄泻,具有辅助治疗作用。另外,胡椒中含有胡椒碱、胡椒脂碱、胡椒新碱,具有健脾胃的作用,少量食用可以增进食欲,过食则会刺激胃黏膜。

2. 食物功效 在黑胡椒中的主要成分除了胡椒碱,同时还含有一定的芳香油、粗蛋白、粗脂肪、可溶性氮等,能起到祛腥、助消化的功效,对肠胃是有好处的。同时黑胡椒中是有大量的维生素A、维生素B_2以及维生素C存在的,适合人食用。

【药膳举例】

1. 胡椒羊肉汤

材料：羊肉 150 g，胡椒 10 g，陈皮 6 g，生姜 15 g。

制作：先将羊肉洗净切块，起锅爆香，然后把胡椒、陈皮、生姜洗净，与羊肉一起放入锅内，加清水适量，武火煮沸后，文火煮 1~2 h，调味食用。

用法用量：食肉喝汤，每日 1 次。

功效：具有温中助阳、散寒止痛的功效。适用于脾胃虚寒的胃痛病人。

2. 椒茴煮猪尾

材料：胡椒 12 g，大茴香 10 g，猪尾 1 条，水适量。

制作：将胡椒、大茴香、猪尾（去毛洗净切段）放进水中，煮汤调味服。

用法用量：佐餐服用。

功效：具有祛腥、解油腻、助消化、健胃、行气的功效，有助于缓解痉挛、减轻疼痛。猪尾补腰力、益骨髓。适用于寒湿型腰肌劳损。

73. 蒲公英

【别名】 婆婆丁、蒙古蒲公英、黄花地丁、灯笼草、姑姑英。

【来源】 菊科植物蒲公英 *Taraxacum mongolicum* Hand. - Mazz.、碱地蒲公英 *Taraxacum borealisinense* Kitam. 或同属数种植物的干燥全草。

【资源概况】 蒲公英属植物全世界约有 2000 种。主要分布于北半球温带至亚热带地区少数分布于热带南美洲。我国有 70 种及 1 变种。现已有 20 余种供药用。

【产地、生境与分布】 产于黑龙江、吉林、辽宁、内蒙古、河北、山西、陕西、甘肃、青海、山东、江苏、安徽、浙江、福建北部、河南、湖北、湖南、广东北部、四川、贵州、云南和台湾等省区。广泛生于中、低海拔地区的山坡草地、船边、田野、河滩。

【采收加工】 春至秋季花初开时采挖，除去杂质，洗净，晒干。

【鉴别方法】

1. 性状鉴别 本品呈皱缩卷曲的团块。根呈圆锥状，多弯曲，长 3~7 cm；表面棕褐色，抽皱；根头部有棕褐色或黄白色的茸毛，有的已脱落。叶基生，多皱缩破碎，完整叶片呈倒披针形，绿褐色或暗灰绿色，先端尖或钝，边缘浅裂或羽状分裂，基部渐狭，下延呈柄状，下表面主脉明显。花茎 1 至数条，每条顶生头状花序，总苞片多层，内面一层较长，花冠黄褐色或淡黄白色。有的可见多数具白色冠毛的长椭圆形瘦果。气微，味微苦。

2. 显微鉴别 本品叶表面观：上下表皮细胞垂周壁波状弯曲，表面角质纹理明显或稀疏可见。上下表皮均有非腺毛，3~9 细胞，直径 17~34 μm，顶端细胞甚长，皱缩呈鞭状或脱落。下表皮气孔较多，不定式或不等式，副卫细胞 3~6 个，叶肉细胞含细小草酸钙结晶。叶脉旁可见乳汁管。根横切面：木栓细胞数列，棕色。韧皮部宽广，乳管群断续排列成数轮。形成层成环。木质部较小，射线不明显；导管较大，散列。

3. 理化鉴别 取本品粉末 1 g，加 80% 甲醇 10 mL，超声处理 20 min，滤过，取滤液作为供试品溶液。另取蒲公英对照药材 1 g,同法制成对照药材溶液。再取菊苣酸对照品,加 80%甲醇制成每 1 mL 含 0.2 mg 的溶液,作为对照品溶液。照薄层色谱法试验,吸取供试品溶液、对照药材溶液各 4 μL,对照品溶液 3 μL,分别点于同一硅胶 G 薄层板上,以三氯甲烷-乙酸乙酯-甲酸-水(6∶12∶5∶2)为展开剂,展开,取出,晾干,喷以 1%三氯化铝乙醇溶液,置紫外光灯(365 nm)下检视。供试品色谱中,在与对照药材色谱和对照品色谱相应的位置上,显相同颜色的荧光斑点。

【炮制】 除去杂质,洗净,切段,干燥。

【化学成分】 根及全草含蒲公英甾醇、胆碱等。花含蒲公英黄素、隐黄素等。

【性味与归经】 苦、甘,寒。归肝、胃经。

【功能主治】 清热解毒,消肿散结,利尿通淋。用于疔疮肿毒、乳痈、瘰疬、目赤、咽痛、肺痈、肠痈、湿热黄疸、热淋涩痛。

【用法用量】 内服:水煎汤,10～15 g。食用:幼苗可食。

【注意事项】

1.阳虚外寒、脾胃虚弱者忌用。

2.用量过大,可致缓泻。

【贮藏】 置通风干燥处,防潮,防蛀。

【骨科应用】

1.药物功效

(1)抗炎:蒲公英味苦、甘,性寒,具有清热解毒、消肿散结的功效,为解热凉血之要药。临床和清热解毒类药物相互配伍,应用于各种炎症。如骨性关节炎、骨髓炎、骨刺、骨质疏松等骨痹证。

(2)广谱抗菌:蒲公英对金黄色葡萄球菌、溶血性链球菌有较好的杀菌作用,其提取液在一定浓度下可抑制结核分枝杆菌、杀死钩端螺旋体,对多数皮肤真菌亦有抑制作用,可和其他清热解毒类药物配伍,防治骨伤科创面感染。

(3)免疫调节:现代药理实验研究表明,蒲公英有提高及改善小鼠免疫和非特异性免疫功能的作用,对于环磷酰胺所造成的小鼠免疫功能损害有明显的恢复和保护作用,其增强动物免疫功能是因其富含维生素及微量元素,有利于免疫细胞的增殖分化。

2.食物功效 蒲公英含蒲公英醇、胆碱、有机酸、菊糖、葡萄糖、维生素 C、维生素 D、胡萝卜素等多种营养素,同时含有丰富的微量元素,其中最重要的是含有大量的铁、钙等人体所需的矿物质。其钙的含量为番石榴的 2.2 倍、刺梨的 3.2 倍。铁的含量为刺梨的 4 倍、山楂的 3.5 倍。从食用营养的观点看,人体中最容易缺乏的无机元素为钙和铁。因此,蒲公英具有十分重要的营养价值。不仅能帮助预防缺铁引起的贫血症,而且它的大量钾成分还可以和钠一起共同调节体内的水盐平衡,并使心率正常。蒲公英还含有丰富的卵磷脂,可以预防肝硬化,增强肝和胆的功能。

【药膳举例】

1.蒲公英粥

材料:蒲公英 60 g,金银花 30 g,粳米 100 g。

制作:准备蒲公英 60 g,金银花 30 g,水煎取汁,加粳米 100 g 煮粥。

用法用量:日服 2 次,连服 3~5 d。

功效:具有清热解毒,消肿散结的功效。对于很多种炎症均可起到非常好的治疗作用。

2.枸杞鱼丸汤

材料:黑鱼(乌鳢)肉 150 g,蒲公英 50 g,枸杞子 15 g,鸡蛋清 1 个,料酒、葱姜汁各 15 g,精盐 3 g,味精 1.5 g,湿淀粉、芝麻油各 10 g,高汤 700 g。

制作:将枸杞子洗净。蒲公英洗净切段。鱼肉斩成茸放入容器内,加料酒、葱姜汁各 10 g,芝麻油 5 g,精盐 1 g,味精 0.5 g,鸡蛋清、湿淀粉、胡椒粉、高汤 25 g 搅匀上劲。锅内加高汤,鱼茸挤成丸子下入汤中。加入余下料酒、葱姜汁、精盐余至鱼丸浮起。撇净浮沫,下入枸杞子烧开。下入蒲公英再煮开,加入味精,淋入芝麻油,装碗即成。

用法用量:食肉喝汤。

功效:具有补肝肾,强筋骨、润肺、明目的功效。适用于更年期综合征属肾阴虚病人,症见头晕耳鸣、腰膝酸软、口干便结、五心烦热等。

74. 槐花

【别名】 金药树、护房树、豆槐、槐蕊。

【来源】 为豆科植物槐 *Sophora japonica* L. 的干燥花。

【资源概况】 槐属植物全世界有 70 余种,广泛分布于两半球的热带至温带地区。我国有 21 种,14 变种,2 变型,主要分布在西南、华南和华东地区,少数种分布到华北、西北和东北。

【产地、生境与分布】 原产我国,现南北各省区广泛栽培,华北和黄土高原地区大为多见。

【采收加工】 夏季花开放时采收,及时干燥,除去枝、梗及杂质。

【鉴别方法】

1.性状鉴别 皱缩而卷曲,花瓣多散落。完整者花萼钟状,黄绿色,先端 5 浅裂;花瓣 5,黄色或黄白色,1 片较大,近圆形,先端微凹,其余 4 片长圆形。雄蕊 10,其中 9 个基部连合,花丝细长。雌蕊圆柱形,弯曲。体轻。气微,味微苦。

2.显微鉴别 本品粉末黄绿色。花粉粒类球形或钝三角形,直径 14~19 μm。具 3 个萌发孔。萼片表皮表面观呈多角形;非腺毛 1~3 细胞,长 86~660 μm。气孔不定式,副卫细胞 4~8 个。草酸钙方晶较多。

3.理化鉴别 取本品粉末 0.2 g,加甲醇 5 mL,密塞,振摇 10 min,滤过,取滤液作为供试品溶液。另取芦丁对照品,加甲醇制成每 1 mL 含 4 mg 的溶液,作为对照品溶液。照薄层色谱法试验:吸取上述两种溶液各 10 μL,分别点于同一硅胶 G 薄层板上,以乙酸乙酯-甲酸-水(8∶1∶1)为展开剂,展开,取出,晾干,喷以三氯化铝试液。待乙醇挥干后,置紫外光灯(365 nm)下检视。供试品色谱中,在与对照品色谱相应的位置上,显相同颜色的荧光斑点。

【炮制】

1. 槐花:除去杂质及灰屑。

2. 炒槐花:取净槐花,照清炒法炒至表面深黄色。

3. 槐花炭:取净槐花,照炒炭法炒至表面焦褐色。

【化学成分】 含赤豆皂苷、大豆皂苷、槐花皂苷及黄酮类成分等。

【性味与归经】 味苦,性微寒。归肝、大肠经。

【功能主治】 凉血止血,清肝泻火。用于便血、痔血、血痢、崩漏、吐血、衄血、肝热目赤、头痛眩晕。

【用法用量】 内服:水煎汤,5～10 g。外用:适量。食用:泡茶饮用。

【注意事项】

1. 孕妇忌服。

2. 脾胃虚寒及阴虚发热而无实火者慎用。

【贮藏】 置干燥处,防潮,防蛀。

【骨科应用】

1. 药物功效 抗炎:槐花被历代医家视为"凉血要药",其性味苦,微寒,归肝、大肠经,具有清热泻火,凉血止血的作用,尤其适用于大肠血热所致的便血或痔疮出血。也常用来治各种疗疮肿毒等皮肤病。白云静等通过对患有银屑病关节炎病人的临床疗效和安全性观察,发现中药地榆槐花汤联合西药可治疗银屑病关节炎,改善炎症指标,有效治疗牛皮癣。改善关节处炎症反应有很好的效果,不良反应较小,值得进一步研究。黄敬群等研究大鼠急性痛风模型,槲皮素能够显著抑制模型大鼠的肿胀程度,降低炎症反应,减少炎症因子 IL-1β、COX-2 及 NO 水平;还可提高血中 SOD、GSH-PX 等指标含量,减少体内氧化程度,从而证实槲皮素有很强的抗炎作用。

2. 食物功效 古时灾荒歉收之年,老百姓就用槐花做饼充饥度荒,是大家的救命粮。直到现在,人们仍然用它包包子、烙槐花饼,制作各种地方风味、佳肴。除药用、食用外,槐花还可作染料。将槐花浸入水中,水会被染成鲜黄色,我们的祖先也把槐花作为黄色染料使用。

【药膳举例】

1. 两地槐花粥

材料:生地黄30 g,地骨皮30 g,槐花30 g,粳米30～60 g。

制作:将生地、地骨皮、槐花洗净煎水去渣取汁,与粳米共煮为粥。

用法用量:每日1次,可连服3～5 d。

功效:具有清热固经的功效。适用于月经过多,质地黏稠有块,腰腹胀痛、心烦口渴者。

2. 槐花饮

材料:陈槐花10 g,粳米30 g,红糖适量。

制作:先煮米取米汤,将槐花研面调入米汤中,加红糖适量调服。

用法用量:佐餐食用,每日1～2次。

功效:具有凉血止血、清肝降火的功效。适用于风热内扰引起的大便便血、目赤、痔血等病症。

75. 槐米

【别名】 金药树、护房树、豆槐、槐蕊。

【来源】 为豆科植物槐 *Sophora japonica* L. 的干燥花蕾。

【资源概况】 槐属植物全世界有 70 余种,广泛分布于两半球的热带至温带地区。我国有 21 种、14 变种及 2 变型,主要分布在西南、华南和华东地区,少数种分布到华北、西北和东北。

【产地、生境与分布】 原产中国,现南北各省区广泛栽培,华北和黄土高原地区大为多见。

【采收加工】 夏季花蕾形成时采收,及时干燥,除去枝、梗及杂质。

【鉴别方法】

1. 性状鉴别 呈卵型或卵圆形,长 2 ~ 6 mm,直径约 2 mm。花萼下有数条纵纹。萼的上方为黄白色未开放的花瓣。花梗细小。体轻,手捻即碎。气微,味微苦涩。

2. 显微鉴别 同槐花。

3. 理化鉴别 同槐花。

【炮制】 除去杂质及灰屑。

【化学成分】 含黄酮化合物,含有芦丁、槲皮素、异鼠李素、染料木素、槐花米甲素、山奈酚、异鼠李素-3-芸香糖苷、山奈酚-3-芸香糖苷等;三萜皂苷包括赤豆皂苷Ⅰ、赤豆皂苷Ⅱ、赤豆皂苷Ⅴ、大豆皂苷Ⅰ、大豆皂苷Ⅲ、槐花皂苷Ⅰ、槐花皂苷Ⅱ、槐花皂苷Ⅲ等。

【性味与归经】 味苦,性微寒。归肝、大肠经。

【功能主治】 同槐花。

【用法用量】 内服:水煎汤,5 ~ 10 g。外用:适量。食用:泡茶饮用。

【注意事项】 同槐花。

【贮藏】 置干燥处,防潮,防蛀。

【骨科应用】

同槐花。

【药膳举例】

1. 槐米煲牛脾

材料:槐花米 15 g,牛脾 250 g。

制作:将牛脾洗净切块,加入清水适量,不加盐,倒入锅中用文火煮至五分熟,放入槐米,至水沸腾后,文火煮至肉熟烂,即可。

用法用量:饮汤吃牛脾。

功效:具有祛湿热、凉血、止血、健脾消积的功效。适用于痔疮疼痛、痔疮出血等病有极佳的疗效。

2. 麻槐花酿猪肠

材料:黑芝麻、槐花各 25 g,绿豆 150 g,糯米 100 g,猪肥肠 1 段,调料适量。

制作:先将槐花水煎取汁;猪肠洗净,放入药汁中浸泡;绿豆、糯米发开,再与黑芝麻同余下的药汁拌匀纳入猪肠中,两端扎紧,上笼隔水蒸熟后切段。用酱油、花生油调服。

用法用量:佐餐食用,每日1次。

功效:具有凉血止血、润肠通便的功效。适用于骨伤科术后热结便秘、痔疮等。

76. 蜂蜜

【别名】 百花蜜、槐花蜜、荆条蜜、狼牙蜜、枣花蜜等。

【来源】 为蜜蜂科昆虫中华蜜蜂 *Apis cerana* Fabricius 或意大利蜂 *Apis mellifera* Linnaeus 所酿的蜜。春至秋季采收,滤过。

【资源概况】 中国大部分地区多有生产。

【产地、生境与分布】 蜜源植物种类分布极广,从植物种类来说东南、西南较为丰富,并且山区终年都有不同的花源在开花,以零星蜜源为主,但不高产;中部蜜源也相当的丰富,大多以农作物、果树、药材、野生植物等为主;东北、西北是我国的蜜库,植物开花时间集中、种类繁多,农作物类、林木类、牧草类、药材类、野生植物类等都极为丰富,尤其是西北,地域广大,流蜜量大且蜜度还高,可以说是我国名副其实最大最丰富的蜜库。

【采收加工】 春至秋季采收,滤过。

【鉴别方法】

性状鉴别:本品为半透明、带光泽、浓稠的液体,白色至淡黄色或橘黄色至黄褐色,放久或遇冷渐有白色颗粒状结晶析出。气芳香,味极甜。本品如有结晶析出,可置于不超过 60 ℃ 的水浴中,待结晶全部融化后,搅匀,冷却至 25 ℃,按相对密度测定法项下的韦氏比重秤法测定,相对密度应在 1.349 以上。

【化学成分】 除糖类、黄酮类、酚酸类物质外,还含有多种维生素、氨基酸、蛋白质、脂肪酸、酶类及多种人类必需的微量元素、同时含有一些挥发性物质。

【性味与归经】 甘、平。归肺、脾、大肠经。

【功能主治】 补中,润燥,止痛,解毒;外用生肌敛疮。用于脘腹虚痛、肺燥干咳、肠燥便秘、解乌头类药毒;外治疮疡不敛,水火烫伤。

【用法用量】 煎服或冲服,15~30 g,大剂量 30~60 g。外用适量,本品作为栓剂肛内给药,通便效果较口服更佳。

【注意事项】

1. 不适宜湿阻中焦的脘腹胀满、苔厚腻者及便溏泄泻者食用。

2. 未满1岁的婴儿不宜吃蜂蜜。

【贮藏】 置阴凉处。

【骨科应用】

1. 药物功效

(1)促进创面愈合:天然蜂蜜有清热解毒的功效,含有的多种有效成分具有消炎、消肿、止痛等功效,且具有广谱的抗菌活性。局部敷贴蜂蜜具有促进创面愈合的作用。一方面蜂蜜可以通过自身的黏滞性、高渗透性等理化性质及其活性成分实现消炎杀菌、组织再生等作用。另一方面,蜂蜜中含分子量为5.8 kD的蜂王浆蛋白apalbumin,能促进伤口附近的单核/巨噬细胞活化并释放细胞因子参与伤口的恢复。且蜂蜜pH为3.7左右时,能为纤维原细胞活性提供最佳环境。对于骨伤科的褥疮,组织创面愈合均具有一定的疗效。

（2）润肠通便:便秘是骨伤科疾病的常见并发症,多因术后气血虚弱或长期卧床而导致的肠燥性便秘。蜂蜜补中,润燥,单用或与其他药物联合使用有增加肠蠕动的作用,对于通便具有积极的治疗作用。

2. 食物功效　蜂蜜是一种天然食品,蜂蜜是由单糖类的葡萄糖和果糖构成,可以被人体直接吸收,而不需要酶的分解,对妇女、儿童特别是老人更具有良好保健作用,因而被称为"老人的牛奶"。其营养丰富,含有与人体血清浓度相近的多种无机盐和维生素、铁、钙、铜、锰、钾、磷等和有益人体健康的微量元素等,具有滋养、润燥、解毒、美白养颜、润肠通便之功效,对儿童青少年咳嗽治疗效果很好。

【药膳举例】

1. 鲜百合蜂蜜

材料:鲜百合50 g,蜂蜜1～2匙。

制作:百合放碗中,上屉蒸熟,待温时加蜂蜜搅拌。

用法用量:睡前服。

功效:具有润肠通便、润肺止咳、安神的功效。适宜于失眠病人食用。

2. 蜂蜜核桃肉

材料:蜂蜜1000 mL,核桃肉1000 g。

制作:核桃肉捣烂,调入蜂蜜,和匀。

用法用量:每次服食1匙,每日2次,温开水送服。

功效:具有润肠通便、补肾的功效。适宜于肾虚喘症兼有便秘者。

77. 榧子

【别名】　彼子（柀子）、榧实、罴子、玉山果、赤果、玉榧。

【来源】　为红豆杉科植物榧 *Torreya grandis* Fort. 的干燥成熟种子。

【资源概况】　榧树属植物全世界共有7种,北美产2种,日本1种,我国产4种,另引种栽培1种。

【产地、生境与分布】　产于江苏南部、浙江、福建北部、江西北部、安徽南部,西至湖南西南部及贵州松桃等地,生于海拔1400 m以下,温暖多雨,黄培、红培、黄褐土地区。

【采收加工】　秋季种子成熟时采收,除去肉质假种皮,洗净,晒干。

【鉴别方法】

1. 性状鉴别　本品呈卵圆形或长卵圆形,长2.0～3.5 cm,直径1.3～2.0 cm。表面灰黄色或淡黄棕色,有纵皱纹,一端钝圆,可见椭圆形的种脐,另一端稍尖。种皮质硬,厚约 1 mm。种仁表面皱缩,外胚乳灰褐色,膜质;内胚乳黄白色,肥大,富油性。气微,味微甜而涩。

2. 显微鉴别　种子横切面:种皮为 10 余列石细胞,外方 1 ~ 2 列呈栅状排列,细胞类长方形,长椭圆形,长 100 ~ 200 μm,宽约 35 μm,壁厚 15 ~ 20 μm,胞腔狭缝状;向内则细胞渐呈等径性,直径 40 ~ 110 μm,壁厚约 15 μm,胞腔较大,壁孔明显;内外石细胞均可见清晰的孔沟和层纹。外胚乳与内种皮完全分离,为数列棕色薄壁细胞,有时可见念珠状的细胞壁,外方不整齐,常破裂而呈圆腔状;内胚乳细胞类多角形,壁较厚,富油滴,并含少量淀粒。

3. 理化鉴别　取本品粉末 3 g,加甲醇 30 mL,超声处理 30 min,滤过,滤液蒸干。残渣加水 20 mL 使溶解,用三氯甲烷 30 mL 振摇提取,分取三氯甲烷液,蒸干。残渣加乙酸乙酯 2 mL 使溶解,作为供试品溶液。另取榧子对照药材 3 g,同法制成对照药材溶液。照薄层色谱法试验,吸取上述两种溶液各 2 μL,分别点于同一硅胶 G 薄层板上,以石油醚(60 ~ 90 ℃)-乙酸乙酯(8∶2)为展开剂,展开,取出,晾干,喷以 10% 硫酸乙醇溶液,在 105 ℃加热至斑点显色清晰,分别置日光和紫外光灯(365 nm)下检视。供试品色谱中,在与对照药材色谱相应的位置上,显相同颜色的斑点或荧光斑点。

【炮制】　去壳取仁。用时捣碎。

【化学成分】　种子含棕榈酸、硬脂酸、油酸、亚油酸等。

【性味与归经】　甘,平。归肺、胃、大肠经。

【功能主治】　杀虫消积,润肺止咳,润燥通便。用于钩虫病、蛔虫病、绦虫病、虫积腹痛、小儿疳积、肺燥咳嗽、大便秘结。

【用法用量】　内服:煎汤,9 ~ 15 g;连壳生用,打碎入煎;或 10 ~ 40 枚,炒熟去壳,取种仁嚼服或入丸、散剂。驱虫宜用较大剂量,顿服如治便秘、痔疮宜小量常服。

【注意事项】

1. 脾虚泄泻及肠滑大便不实者慎服。

2. 入煎服宜生用。

3. 不宜与绿豆同服,以免影响疗效。

【贮藏】　置阴凉干燥处,防蛀。

【骨科应用】

1. 药物功效

(1)润肠通便:榧子性甘,平。归胃、大肠经,具有润肠通便的功效,适用于多种虚性便秘。而香榧发挥润肠通便功效是因为其含有大量的脂肪油成分,所以不宜多食。《本草衍义》:"(食之)过多则滑肠。"

(2)改善肠胃功能:孟诜:"令人能食,消谷,助筋骨,行营卫,明目。"说明香榧可以增强食欲,消积化谷。香榧中所含脂肪油气味微香略甜,能帮助脂溶性维生素的吸收,改善胃肠道功能状态起到增进食欲,健脾益气,消积化谷的作用。

2. 食物功效　香榧富含多种营养成分,具有很好的营养价值。脂肪酸和维生素 E 含量较高,经常食用可润泽肌肤、延缓衰老。含有较多的维生素 A 等有益眼睛的成分,对眼睛干涩、易流泪、夜盲等症状有预防和缓解的功效。香榧中含有大量的脂肪油还含有一些芳香类物质,人们食用它以后能加快身体内维生素的分解,提高人体对维生素的吸收利用率。

【药膳举例】

1. 独脚金榧子鹌鹑瘦肉汤

材料:鹌鹑肉 300 g,猪瘦肉 120 g,独脚金 40 g,榧子 20 g,蜜枣 40 g,陈皮 10 g,盐 3 g。

制作:独脚金用水洗净,晾干。榧子去壳,取仁,去掉异味、霉烂者,用水洗净。蜜枣、陈皮和瘦猪肉用水洗净,将鹌鹑刮洗,去毛,去内脏,斩去脚爪,加水于瓦煲内煲至水滚。放入独脚金、榧子、蜜枣、陈皮、鹌鹑肉、瘦猪肉,候水滚起。用中火煲 3 h,以细盐调味,即可。

用法用量:食肉喝汤,佐餐食用。

功效:具有清热解毒、健脾开胃、益智补脑的功效。

2. 榧子牡蛎炖乌鸡

材料:榧子、茯苓、巴戟天各 15 g,莲子(去心)、枸杞子各 25 g,龙骨、补骨脂、代赭石、白矾各 10 g,芡实 30 g,琥珀、文蛤、莲花、牡蛎粉各 6 g,乌鸡 1 只,料酒 10 mL,姜、食盐各 5 g,葱 10 g,味精、胡椒粉各 3 g。

制作:以上药材洗净,装入纱布袋内,扎紧口;乌鸡宰杀后,去毛、内脏及爪;姜拍松,葱切段。将以上原料一起放入炖锅内,加入清水 3000 mL,置武火上烧沸,再用文火炖煮 50 min,加入食盐、味精、胡椒粉即可。

服用方法:佐餐食用。每日 1 次。

功效:具有补心益肾,固精止泄的功效。适用于心神不宁、肾阳虚亏所致的早泄,遗精,伴有头昏耳鸣,面色无华,心悸不宁,腰膝酸软,四肢乏力等。

78. 酸枣仁

【别名】　枣仁、酸枣核。

【来源】　为鼠李科植物酸枣 *Ziziphus jujuba* Mill. var. *spinosa*(Bunge)Hu ex H. F. Chou 的干燥成熟种子。

【资源概况】　枣属植物全世界约 100 种,我国有 12 种及 3 变种。

【产地、生境与分布】　产自辽宁、内蒙古、河北、山东、山西、河南、陕西、甘肃、宁夏、新疆、江苏、安徽等省区。常生于向阳、干燥山坡、丘陵、岗地或平原。

【采收加工】　秋末冬初采收成熟果实,除去果肉和核壳,收集种子,晒干。

【鉴别方法】

1. 性状鉴别　本品呈扁圆形或扁椭圆形,长 5 ~ 9 mm,宽 5 ~ 7 mm,厚约 3 mm。表面紫红色或紫褐色,平滑有光泽,有的有裂纹。有的两面均呈圆隆状突起;有的一面较平坦,中间有 1 条隆起的纵线纹;另一面稍突起。一端凹陷,可见线形种脐;另一端有细小突起的合点。种皮较脆,胚乳白色,子叶 2 片,浅黄色,富油性。气微,味淡。

2. **显微鉴别**　本品粉末棕红色。种皮栅状细胞棕红色,表面观多角形,直径约 15 μm,壁厚,木化,胞腔小;侧面观呈长条形,外壁增厚,侧壁上、中部甚厚,下部渐薄;底面观类多角形或圆多角形。种皮内表皮细胞棕黄色,表面观长方形或类方形,垂周壁连珠状增厚,木化。子叶表皮细胞含细小草酸钙簇晶和方晶。

3. 理化鉴别

(1)取本品粉末 1 g,加甲醇 30 mL,加热回流 1 h,滤过,滤液蒸干,残渣加甲醇 0.5 mL 使溶解,作为供试品溶液。另取酸枣仁皂苷 A 对照品、酸枣仁皂苷 B 对照品,加甲醇制成每 1 mL 各含 1 mg 的混合溶液,作为对照品溶液。照薄层色谱法试验,吸取上述两种溶液各 5 μL,分别点于同一硅胶 G 薄层板上,以水饱和的正丁醇为展开剂,展开,取出,晾干,喷以 1% 香草醛硫酸溶液,立即检视。供试品色谱中,在与对照品色谱相应的位置上,显相同颜色的斑点。

(2)取本品粉末 1 g,加石油醚(60 ~ 90 ℃)30 mL,加热回流 2 h,滤过,弃去石油醚液,药渣挥干,加甲醇 30 mL,加热回流 1 h。滤过,滤液蒸干,残渣加甲醇 2 mL 使溶解,作为供试品溶液。另取酸枣仁对照药材 1 g,同法制成对照药材溶液。再取斯皮诺素对照品,加甲醇制成每 1 mL 含 0.5 mg 的溶液,作为对照品溶液。照薄层色谱法试验,吸取上述 3 种溶液各 2 μL,分别点于同一硅胶 G 薄层板上,以水饱和的正丁醇为展开剂,展开,取出,晾干,喷以 1% 香草醛硫酸溶液,置紫外光灯(365 nm)下检视。供试品色谱中,在与对照药材色谱和对照品色谱相应的位置上,显相同的蓝色荧光斑点。

【炮制】

1. 酸枣仁:除去残留核壳。用时捣碎。

2. 炒酸枣仁:取净酸枣仁,照清炒法炒至鼓起,色微变深。用时捣碎。

【化学成分】　酸枣仁含生物碱、蘸枣仁环肽、黄酮类成分及 17 种氨基酸和多种金属元素等。

【性味与归经】　甘、酸,平。归肝、胆、心经。

【功能主治】　养心补肝,宁心安神,敛汗,生津。用于虚烦不眠、惊悸多梦、体虚多汗、津伤口渴。

【用法用量】　内服:煎汤,10 ~ 15 g;研末,每次 3 ~ 5 g;或入丸、散。

【注意事项】

1. 凡有实邪郁火及滑泻者慎服。

2. 本品有兴奋子宫的作用,故孕妇慎用。

【贮藏】　置阴凉干燥处,防蛀。

【骨科应用】

1. 药物功效

(1)改善睡眠:酸枣仁性平味甘、酸,甘缓补益,具有宁心安神的功效,适用于骨伤科病人心肝血虚、神失安养所致之失眠症。酸枣仁可以延长睡眠时间,对于多数失眠、入睡困难和睡眠易醒的人均具有较好的疗效,具有较明显的镇静催眠作用,是临床中常用的镇静催眠药物。另外,酸枣仁具有一定的抗焦虑的作用,其机制可能涉及中枢神经递质、神经调质、免疫细胞因子、下丘脑-垂体-肾上腺轴的整体调控,提高相关脑区的单胺类递质的含量,增强 GABA 受体 mRNA 表达及脑组织中 IL-β、GR 表达,保护焦虑症伴有的高皮质酮状态可能引起神经细胞损伤等。临床中可单用,也可与镇静药、麻醉药同用,有协同功效,同用时应减少剂量。

(2)促进骨骼生长:酸枣仁甘缓补益,具有宁心安神的功效,其主要成分酸枣仁皂苷和黄酮类化合物是其催眠的主要有效成分,酸枣仁提取物通过提高脑组织 5-HT1AR 含量而与 5-HT 结合,延长慢波睡眠时间,从而促进生长激素分泌,而促进骨骼生长,延缓骨骺闭合时间。

(3)润肠通便:酸枣仁多油多脂,有润肠通便之功,临床中对于骨伤科病人肠燥性便秘兼有失眠者较为适宜。但对脾虚不运、大便不实者不宜单用,如临床表现为食欲减退、腹胀、大便常溏薄、疲乏无力等症者当慎用。如临床必需,应配伍健脾消导药同用,且剂量不宜过大,以免导致酸收致胀、甘润致泻等不良反应。

2.食物功效　野酸枣仁的营养价值十分丰富,含有钾、钠、铁、锌、磷、硒等多种微量元素,更重要的是,新鲜的野酸枣仁中含有大量的维生素 C。野酸枣仁的维生素 C 含量每百克可达 1200 mg,比葡萄干高 95 倍,是沙棘的 36 倍,比猕猴桃还高 2 倍,被誉为"维生素 C 之王"。维生素 C 可以使人体内多余的胆固醇转变为胆汁酸,起到预防和治疗胆结石的作用;野酸枣仁中富含钙和铁,它们对防治骨质疏松和贫血有重要作用,对中老年人和青少年都有十分理想的食疗作用。酸枣仁中的酸枣仁皂苷 A 和酸枣仁皂苷 B 的含量也是非常高的,这些物质对于我们人体的健康非常重要。

【药膳举例】

1.酸枣仁粥

材料:酸枣仁 30 g,小米 100 g。

制作:将酸枣仁水煎取汁,加入小米煮粥。

用法用量:每晚睡前食用。

功效:酸枣仁养肝,宁心,安神,敛汗;小米清热解渴,健脾和胃,补益虚损、和胃安眠。此药膳健脾和胃,补益安神。适用于青少年骨骼的增长和发育时期。

2.浮小麦酸枣仁百合粥

材料:浮小麦 10 g,酸枣仁 15 g,百合 10 g,粳米 100 g。

制作:上述材料共同煮粥食用。

用法用量:每晚睡前食用。

功效:具有益气滋阴、养心安神的功效。适用于骨伤科病人失眠多梦、易躁易怒者。

79.鲜白茅根

【别名】　茅根、茹根、地管、地筋、兼杜、白花茅根、地书根、茅草根、坚草根、甜草根等。

【来源】　为禾本科植物白茅 *Imperata cylindrical* Beauv. var. *major*(Nees)C. E. Hubb. 的根茎。

【资源概况】 白茅属植物全世界有 10 种,分布于全世界的热带和亚热带。我国有 4 种。

【产地、生境与分布】 产于我国大部分地区,生于低山带平原河岸草地、沙质草甸、荒漠与海滨。

【采收加工】 春、秋二季采挖,洗净,除去须根和膜质叶鞘,捆成小把。

【鉴别方法】

1. 性状鉴别 本品呈长圆柱形,长 30 ~ 60 cm,直径 0.2 ~ 0.4 cm。表面黄白色或淡黄色,微有光泽,具纵皱纹,节明显,稍突起,节间长短不等,通常长 1.5 ~ 3.0 cm。体轻,质略脆,断面皮部白色,多有裂隙,放射状排列,中柱淡黄色,易与皮部剥离。气微,味微甜。

2. 显微鉴别 本品横切面:表皮细胞 1 列,类方形,形小,有的含硅质块。下皮纤维 1 ~ 3 列,壁厚,木化。皮层较宽广,有 10 余个叶迹维管束,有限外韧型,其旁常有裂隙;内皮层细胞内壁增厚,有的含硅质块。中柱内散有多数有限外韧型维管束,维管束鞘纤维环列,木化,外侧的维管束与纤维连接成环。中央常成空洞。粉末黄白色。表皮细胞平行排列,每纵行常由 1 个长细胞和 2 个短细胞相间排列,长细胞壁波状弯曲。内皮层细胞长方形,一侧壁增厚,层纹和壁孔明显,壁上有硅质块。下皮纤维壁厚,木化,常具横隔。

3. 理化鉴别 取本品粉末 1 g,加乙醚 20 mL,超声处理 10 min,滤过,滤液蒸干。残渣加乙醚 1 mL 使其溶解,作为供试品溶液。另取白茅根对照药材 1 g,同法制成对照药材溶液。照薄层色谱法试验,吸取上述两种溶液各 10 μL,分别点于同一硅胶 G 薄层板上,以二氯甲烷为展开剂,展开,取出,晾干,喷以 10% 硫酸乙醇溶液,在 105 ℃ 加热至斑点显色清晰。供试品色谱中,在与对照药材色谱相应的位置上,显相同颜色的斑点。

【炮制】 洗净,微润,切段,除去碎屑。

【化学成分】 含芦竹素、印白茅素、薏苡素、羊齿烯醇、西米杜鹃醇、异山柑子萜醇、豆甾醇、β-谷甾醇、菜油甾醇、葡萄糖及少量果糖、木糖、枸橼酸、草酸及苹果酸等。

【性味与归经】 甘、寒。归肺、胃、膀胱经。

【功能主治】 凉血止血,清热利尿。用于血热吐血、衄血、尿血、热病烦渴、湿热黄疸、浮肿尿少、热淋涩痛。

【用法用量】 内服:水煎汤,30 ~ 60 g。外用:适量,鲜品捣汁涂患处。食用:采白茅嫩芽,刹去外皮,取嫩心可直接食用。也可长期泡茶饮用。

【注意事项】 脾胃虚寒、腹泻便溏、溲多不渴者忌服。

【贮藏】 置干燥处。

【骨科应用】

1. 药物功效

(1)抗炎镇痛:白茅根清热凉血,能除瘀血、血痹、寒热。治疗当以邪热入营、煎灼津液,以致血行不畅或灼伤脉络、血溢脉外者及瘀血内结,日久化热者最为对症。适用于骨伤科疾病瘀血内结甚至化热者。如髋关节一过性滑膜炎、骨髓炎等。现代药理作用研究表明,白茅根能明显地抑制醋酸所致的小鼠腹腔毛细血管通透性增加,能有效地对抗酵母多糖 A 所致的大鼠足趾肿胀。

（2）止血:白茅根甘、寒,凉血止血。对于血热引起的出血症具有很好的疗效。现代药理作用研究表明,白茅根对凝血第二阶段(凝血酶生成)有促进作用,白茅根炒炭后对小鼠的止血、凝血时间较生品有显著缩短,且炭品的血浆复钙时间显著缩短,5-羟甲基糠醛也显著增加。茅根炭主要是通过影响大鼠的凝血系统和血小板聚集而达到增强止血作用的效果。

（3）免疫调节:白茅根味甘,具有一定的补益作用。现代药理作用研究表明,白茅根对小鼠腹腔巨噬细胞的吞噬功能有加强效应,提示可增强机体的非特异性免疫功能,使 Th 细胞的百分数明显增加,并能显著提高 IL-2 的水平。白茅根多糖能明显促进经 PHA 活化的 T 淋巴细胞 DNA 合成增加,使细胞从 G_1 期进入 S 期。

（4）抗菌:白茅根性微寒,具有清热解毒的功效。现代药理作用研究表明,白茅根煎剂、丙酮提取物均对金黄色葡萄球菌有一定的作用,50% 乙醇提取物对于产气肠杆菌,水煮提取物对于枯草芽孢杆菌具有较好的抑菌效果。

2. 食物功效　鲜白茅根肉质鲜嫩,而且含有大量的汁液,嚼食白茅根可以生津止渴;另外白茅根能补中益气,它含有大量的蔗糖、葡萄糖以及果糖,这些物质进入人体以后能快速转化成能量,被人体吸收和利用,能缓解疲劳,也能增强身体素质。

【药膳举例】

1. 鲜白茅根赤芍饮

材料:鲜白茅根 30 g,赤芍 10 g,浙贝母 10 g,杏仁 10 g,白英 25 g,龙葵 10 g,蛇莓 10 g,野荞麦根 10 g,七叶一枝花 10 g,灯笼草 15 g,白糖 20 g。

制作:以上药物洗干净,放入瓦锅内,加清水适量。瓦锅置武火上烧沸,再用文火煎煮 25 min,停火,过滤留汁液,在汁液内加入白糖搅匀,即成。

用法用量:每日 3 次,每次饮 150 g。

功效:具有清热凉血、活血化瘀的功效。适用于软组织损伤早期肿胀病人。

2. 白茅根竹蔗煲猪骨

材料:鲜白茅根 30 g,竹蔗 100 g,猪骨 100 g(1 人份)。

制作:白茅根洗净,浸泡;竹蔗洗净,切段;猪骨洗净,一起与生姜放进瓦煲内,加入清水 1200 mL(为 5 碗量),武火煲沸后,改为文火煲 2 h,加入适量食盐即可。

用法用量:食肉喝汤,佐餐食用。

功效:具有清热润肺、健肝养脾、生津解毒的功效。这款药膳不伤干燥,又不黏腻,清润鲜甜,并能清热消滞生津,是比较适合夏季保健的靓汤。

80. 鲜芦根

【别名】　苇、苇茎、芦尖、芦、苇根、芦头、甜梗子。

【来源】　为禾本科植物芦苇 *Phragmites communis* Trin. 的新鲜根茎。

【资源概况】 芦苇属植物全世界有 10 种,分布于大洋洲、非洲、亚洲。芦苇是唯一的世界种。我国有 3 种。

【产地、生境与分布】 产于全国各地。生于江河湖泽、池塘沟渠沿岸和低湿地。除森林生境不生长外,各种有水源的空旷地带,常以其迅速扩展的繁殖能力,形成连片的芦苇群落。

【采收加工】 全年均可采挖,除去芽、须根及膜状叶,鲜用。

【鉴别方法】

1. 性状鉴别 呈长圆柱形,有的略扁,长短不一,直径 1~2 cm。表面黄白色,有光泽,外皮疏松可剥离,节呈环状,有残根和芽痕。体轻,质韧,不易折断。切断面黄白色,中空,壁厚 1~2 mm,有小孔排列成环。气微,味甘。

2. 显微鉴别 本品粉末浅灰棕色。表皮细胞表面观有长细胞与两个短细胞(栓质细胞、硅质细胞)相间排列;长细胞长条形,壁厚并波状弯曲,纹孔细小;栓质细胞新月形,硅质细胞较栓质细胞小,扁圆形。纤维成束或单根散在,直径 6~33 μm,壁厚不均,有的一边厚一边薄,孔沟较密。石细胞多单个散在,形状不规则,有的作纤维状,有的具短分支,大小悬殊,直径 5~40 μm,壁厚薄不等。厚壁细胞类长方形或长圆形,壁较厚,孔沟和纹孔较密。

3. 理化鉴别 取本品粉末(鲜品干燥后粉碎)1 g,加三氯甲烷 10 mL,超声处理 20 min,滤过,滤液作为供试品溶液。另取芦根对照药材 1 g,同法制成对照药材溶液。照薄层色谱法试验:吸取上述两种溶液各 10 μL,分别点于同一硅胶 G 薄层板上,以石油醚(60~90 ℃)-甲酸乙酯(15∶5)为展开剂,展开,取出,晾干,喷以 10% 硫酸乙醇溶液,在 110 ℃加热至斑点显色清晰,置紫外光灯(365 nm)下检视。供试品色谱中,在与对照药材色谱相应的位置上,显相同颜色的荧光斑点。

【炮制】 除去杂质,洗净,切段。

【化学成分】 根茎多含大量的维生素 B_1、维生素 B_2、维生素 C 以及蛋白质、碳水化合物。此外含有天冬酰胺、多元酚如咖啡酸和龙胆酸等。

【性味与归经】 甘、寒。归肺、胃经。

【功能主治】 清热泻火,生津止渴,除烦,止呕,利尿。用于热病烦渴、肺热咳嗽、肺痈吐脓、胃热呕吐、热淋涩痛。

【用法用量】 内服:水煎汤,15~30 g;或捣汁用。食用:鲜用,或冲茶饮用。

【注意事项】

1. 脾胃虚寒、腹泻便溏慎用。

2. 本品甘寒而平和,故鲜品用量宜加倍,用至 100 g。

【贮藏】 埋于湿沙中。

【骨科应用】

1. 药物功效

(1)镇痛:鲜芦根性味甘、寒。具有清热解毒、养阴生津的功效,对于热淋涩痛具有一定的效果,临床中常常和清热药、祛风湿药相互配伍,用于类风湿性关节炎、骨性关节炎等症。

（2）改善胃肠功能：鲜芦根性味甘、寒，甘能益胃和中，寒能除热降火，热解胃和则津液疏通而渴止矣，又能清胃热而生津止呕，清热除烦；常常用于温病初期或者热病伤津而导致的发热、胃热呕吐、反胃等。

2. 食物功效　鲜芦根味甜，含有多种纤维素和木质素以及一些天然糖分，对人类身体有多种保健作用，平时治疗时可以把鲜芦根加清水煎制，煎好以后代茶饮用，一天可以饮用多次，能让牙龈出血的症状很快好转，且对烦闷的呕吐和反胃、不思饮食也有很好的治疗功效。另外鲜芦根还有一定的解毒作用，当人们食用河豚发现中毒时，食用鲜芦根就能快速解毒，让人们的中毒症状很快好转。

【药膳举例】

1. 芦根麦冬饮

材料：取鲜芦根 30 g（干品用 15 g），麦冬 15 g。

制作：鲜芦根、麦冬洗净，冲入沸水，加盖焖 10 min 即可饮用。

用法用量：代茶饮。每日 2～3 次。

功效：具有生津清热、养阴润燥的功效。适用于骨伤科术后病人口干、食欲减退、大便不畅等症，能降低手术后的并发症；对骨性关节炎、风湿性关节炎也有一定的疗效。

2. 芦根青皮粳米粥

材料：新鲜芦根 100 g，青皮 5 g，粳米 100 g，生姜 2 片。

制作：将鲜芦根洗净后，切成 1 cm 长的细段，与青皮同放入锅内，加适量冷水，浸泡 30 min 后，武火煮沸，改文火煎 20 min。捞出药渣，加入洗净的粳米，煮至粳米开花，粥汤黏锅。端锅前 5 min，放入生姜即可。

用法用量：每日分 2 次温服。

功效：具有泄热和胃、养阴止痛的功效。适用于骨伤科疾病兼有肝胃积热型者。

81. 蝮蛇

【别名】　土球子、土谷蛇、土布袋、土狗子蛇、草上飞、七寸子、土公蛇、土虺、灶土蛇、烂肚腹虺。

【来源】　有鳞目蝮蛇科蝮蛇 *Agkistrodon halys*（Pallas）的干燥全体。

【资源概况】　全世界还生存着的蛇类有 2750 余种，分别隶属于 11 科 417 属。中国的蛇类有 8 科 64 属 209 种，其中有 47 种是毒蛇，剧毒蛇有 10 余种。

【产地、生境与分布】　栖息于平原或较低的山区，常盘成圆盘状或扭曲成波状。捕食鼠、蛙、蜥蜴、小鸟、昆虫等。有剧毒。我国北部和中部均有分布。

【采收加工】　春、夏间捕捉。捕得后，剖腹除去内脏，烘干。亦可鲜用。

【鉴别方法】

1. 性状鉴别　本品呈圆盘状，盘径 6～8 cm，头居中，体背黑灰色，有的个体有圆形黑斑，背鳞起棱，多脱落。腹面可见剖除内及的沟槽，脱落的腹鳞长条形，半透明。尾部较短，长 6～8 cm。质坚韧，不易折断。气腥。骨骼特征：鼻骨前端较突出，躯干椎的棘突较低矮,基本不后倾,椎体不突尖端较平截,多数成长短不等的竖刀状,尾椎脉突侧面观亦成短竖刀状。

2. 显微鉴别　鳞片:呈长椭圆形,长径 3.2～3.5 mm,短径 1.2～1.3 mm,有背棱,端突 2 个,长径 178～196 μm,短径 107～221 μm。乳突长三角形、长条形或多角形。

【炮制】
1. 蝮蛇粉:将蝮蛇杀死,烘干或焙干,研成细粉。
2. 蝮蛇酒:活蝮蛇 1 条,放入 1000 mL 60°白酒中,并加人参 5 钱,封塞后置冷处,3 个月后用;或用 1 条蝮蛇的粉末,浸 500 mL 的白酒,1～3 个月后用。

【化学成分】　干燥蝮蛇含胆甾醇、牛磺酸及脂肪等,蝮蛇毒含卵磷脂酶及使中毒动物出血的毒质。

【性味与归经】　味甘,性温,有毒。归脾、肝经。

【功能主治】　祛风、通络、止痛、解毒。主风湿痹痛、麻风、瘰疬、疮疖、疥癣、痔疾、肿瘤。

【用法用量】　内服:浸酒,每条蝮蛇用 60°白酒 1000 mL 浸 3 个月,每次饮 5～10 mL,日饮 1～2 次;或烧存性后研成细粉,每次 0.5～1.5 g,日服 2 次。外用:适量,油浸、酒渍或烧存性后研末调敷。

【注意事项】　阴虚血亏者慎服,孕妇禁服。

【贮藏】　置干燥处,防蛀。

【骨科应用】
1. 药物功效
(1)祛风湿止痛:《本草纲目》记载"蝮蛇具有祛风,攻毒之效",可用于治疗风湿痹痛。其主要成分风湿蝮蛇抗栓酶常常与中药复方联合应用于类风湿性关节炎的治疗,多数具有祛风湿功效的中药药酒或者复方药中均含有该药物,如蝮蛇木瓜胶囊。
(2)止血:蝮蛇中含有的蝮蛇凝血酶具有较好的促进全血凝固和止血作用,可以减少手术切口单位面积的出血量,对于手术创面大和剥离组织较多的手术具有良好的止血作用。

2. 食物功效　蝮蛇肉中含有一种能增加脑细胞活力的营养物质——谷氨酸,以及能帮助人们消除疲劳的天冬氨酸。食蛇肉可以补充人体的必需营养素,常食可以增强体质,起到抗衰老的作用;蛇肉中所含有的钙、镁等元素,是以蛋白质融合形式存在的,因而更便于人体吸收利用,所以对预防心血管疾病和骨质疏松症是十分必要的。

【药膳举例】
1. 蝮蛇粳米粥
材料:蝮蛇肉 50 g,粳米 100 g,生姜 10 g,盐 5 g。
制作:蝮蛇肉洗净切丝,生姜洗净去皮切丝,粳米洗净。锅加水烧开,加入粳米,用小火煮熟至黏稠后加入蝮蛇肉、姜丝,煮至蝮蛇肉熟烂即可。
用法用量:每日分 2 次温服。
功效:具有祛风止痛的功效。适用于风湿性关节炎、骨性关节炎等。

2. 蝮蛇酒

材料:蝮蛇 1 条(约 10 g),羌活 20 g,独活 20 g,威灵仙 20 g,当归 10 g,川芎 10 g,白芍 10 g,桂枝 10 g,鸡血藤 20 g,白酒 2500 mL。

制作:将上药置容器内,加入白酒,密封,浸泡 3~5 d 后,即可服用。

用法用量:口服。每次服 30~60 mL,每日服 2~3 次。

功效:具有祛风胜湿、通络止痛的功效。适用于关节疼痛、颈腰椎病、四肢麻木疼痛等。

82. 薤白

【**别名**】 野蒜、小独蒜、团葱、菌子、野葱、薤白头、野白头等。

【**来源**】 为百合科植物小根蒜 *Allium macrostemon* Bge. 或薤 *Allium chinense* G. Don 的干燥鳞茎。

【**资源概况**】 葱属植物全世界约有 450 种,我国约有 120 种,各省区均产。该属植物现已供药用者有 13 种。

【**产地、生境与分布**】 除新疆、青海外,全国各省区均产。生于海拔 1500 m 以下的山坡、丘陵、山谷或草地上,极少数地区(云南和西藏)在海拔 3000 m 的山坡上也有。朝鲜和日本也有分布。

【**采收加工**】 夏、秋二季采挖,洗净,除去须根,蒸透或置沸水中烫透,晒干。

【**鉴别方法**】

1. 性状鉴别 小根蒜呈不规则卵圆形,高 0.5~1.5 cm,直径 0.5~1.8 cm。表面黄白色或淡黄棕色,皱缩,半透明,有类白色膜质鳞片包被,底部有突起的鳞茎盘。质硬,角质样。有蒜臭,味微辣。

薤呈略扁的长卵形,高 1~3 cm,直径 0.3~1.2 cm。表面淡黄棕色或棕褐色,具浅纵皱纹。质较软,断面可见鳞叶 2~3 层。嚼之黏牙。

2. 显微鉴别 小根蒜粉末黄白色。较老的鳞叶外表皮细胞,细胞壁稍连珠状增厚。鳞叶内表皮细胞呈类长方形,长 68~197 μm,宽 29~76 μm,细胞排列紧密。草酸钙柱晶多见,长 7~17~29 μm。气孔少见,多为不定式,副卫细胞 4 个。螺纹导管直径 12~17 μm。薤鳞叶外表皮细胞,细胞壁无明显增厚。鳞叶内表皮细胞较大,长 258~668 μm。

3. 理化鉴别 取本品粉末 4 g,加正己烷 20 mL,超声处理 20 min,滤过,滤液挥干,残渣加正己烷 1 mL 使溶解,作为供试品溶液。另取薤白对照药材 4 g,同法制成对照药材溶液。照薄层色谱法试验,吸取上述两种溶液各 10 μL,分别点于同一硅胶 G 薄层板上,以正己烷-乙酸乙酯(10:1)为展开剂,展开,取出,晾干,喷以 10% 硫酸乙醇溶液,在105 ℃加热至斑点显色清晰,置紫外光灯(365 nm)下检视。供试品色谱中,在与对照药材色谱相应的位置上,显相同颜色的荧光斑点。

【化学成分】 含薤白苷、挥发油等。

【性味与归经】 辛、苦、温。归心、肺、胃、大肠经。

【功能主治】 通阳散结,行气导滞。用于胸痹心痛、脘腹痞满胀痛、泻痢后重。

【用法用量】 内服:水煎汤,5～10 g。食用:嫩茎叶和鳞茎可食。炒食、做馅、做汤、腌制咸菜,也可做调料。

【注意事项】

1.《随息居饮食谱》:多食发热,忌与韭用。故发热病人不可多食。

2. 薤白为滑利之品,气虚无滞、胃弱纳呆、不耐蒜味者不宜用。

【贮藏】 置干燥处,防蛀。

【骨科应用】

1. 药物功效

(1)降脂降压:薤白性味辛温,能温阳散结,可用治高脂血症。薤白所含大蒜辣素的主要成分为硫化丙烯,有降脂作用,薤白含一种大蒜苷元可降血压,高血压胸闷者常食薤白有通阳气宽胸的效果。

(2)消炎杀菌:薤白煎剂能抑制志贺菌属及金黄色葡萄球菌。

(3)利水消肿:薤白入肾经,它能利水消肿,也能改善肾功能。

(4)清热解毒:《本草图经》:"凡用葱、薤,皆去青留白,云白冷而清热也,故断赤下方取雄白同黄柏煮服,言其性冷而解毒也。"

2. 食物功效 薤白是一种营养价值极高的野生蔬菜,它能为人体补充丰富维生素和矿物质,而且能让人体吸收一些挥发油和芳香类物质,能促进消化液分泌,提高肠胃消化功能,也能消炎杀菌,提高人体的抗病毒能力,经常食用薤白对增强人体素质有很大的好处。

【药膳举例】

1. 薤白煎鸡蛋

材料:薤白150 g,鸡蛋5 个,盐适量。

做法:将薤白洗净切细,鸡蛋磕入碗内放盐,用竹筷打起泡。把平底锅烧热,放入猪油,油热后倒入鸡蛋液,撒上薤白细末,将一面煎成焦黄即成。

用法用量:佐餐食用,每日1～2 次。

功效:具有辛香开胃、宽胸除痹的功效。适用于治疗胸痹心痛。

2. 薤白粥

材料:薤白50 g,粳米200 g,调料适量。

做法:将薤白、粳米洗干净后,入锅煮粥,煮熟后加油、盐食用。

用法用量:佐餐食用,每日分两次温服。

功效:具有宽胸通阳、行气止痛的功效。适宜于冠心病、胸闷不舒或心绞痛病病人食用,亦可用于治疗老年人慢性肠炎、菌痢等病症。

83. 薏苡仁

【别名】　米仁、苡米、六谷、川谷、菩提子、薏仁米、沟子米。

【来源】　为禾本科植物薏米 *Coix lacryma-jobi* L. var. *mayuen*(Roman.) Stapf 的干燥成熟种仁。

【资源概况】　薏苡仁品种分为栽培种与野生种两种,栽培种又分为糯性的 Mayuen 种与非糯性的 Major 种。

【产地、生境与分布】　多生于屋旁、荒野、河边、溪涧或阴湿山谷中。全国大部地区均有分布,一般多为栽培品,主产于福建、河北、辽宁。

【采收加工】　秋季果实成熟时采割植株,晒干,打下果实,再晒干,除去外壳、黄褐色种皮和杂质,收集种仁。

【鉴别方法】

1. 性状鉴别　本品呈宽卵形或长椭圆形,长 4~8 mm,宽 3~6 mm。表面乳白色,光滑,偶有残存的黄褐色种皮;一端钝圆,另一端较宽而微凹,有一淡棕色点状种脐;背面圆凸,腹面有 1 条较宽而深的纵沟。质坚实,断面白色,粉性。气微,味微甜。

2. 显微鉴别　本品粉末淡类白色。主为淀粉粒,单粒类圆形或多面形,直径 2~20 μm,脐点星状;复粒少见,一般由 2~3 分粒组成。

3. 理化鉴别　取本品粉末 1 g,加石油醚(60~90 ℃)30 mL,超声处理 30 min,滤过,取滤液,作为供试品溶液。另取薏苡仁油对照提取物,加石油醚(60~90 ℃)制成每 1 mL 含 2 mg 的溶液,作为对照提取物溶液。照薄层色谱法试验,吸取上述两种溶液各 2 μL,分别点于同一硅胶 G 薄层板上,以石油醚(60~90 ℃)–乙醚–冰醋酸(83∶17∶1)为展开剂,展开,取出,晾干,喷以 5% 香草醛硫酸溶液,在 105 ℃ 加热至斑点显色清晰。供试品色谱中,在与对照提取物色谱相应的位置上,显相同颜色的斑点。

【炮制】

1. 薏苡仁:除去杂质。

2. 麸炒薏苡仁:取净薏苡仁,照麸炒法炒至微黄色。

【化学成分】　种仁含蛋白质 16.2%,脂肪 4.65%,碳水化合物 79.17%,少量维生素 B_1。种子含氨基酸(为亮氨酸、赖氨酸、精氨酸、酪氨酸等)、薏苡素、薏苡酯、三萜化合物。

【性味与归经】　甘、淡,凉。归脾、胃、肺经。

【功能主治】　利水渗湿,健脾止泻,除痹,排脓,解毒散结。用于浮肿、脚气、小便不利、脾虚泄泻、湿痹拘挛、肺痈、肠痈、赘疣、癌肿。

【用法用量】　煎服:9~30 g。清利湿热宜生用,健脾止泻宜炒用。

【注意事项】

1. 体质虚寒、津液不足者及孕妇慎服。

2. 本品力缓,用量宜大。

3. 健脾则炒用,其余则生用。

4. 孕妇慎用。

【贮藏】 置通风干燥处,防蛀。

【骨科应用】

1. 药用功效

(1)抗炎镇痛:《神农本草经》云:"薏苡仁主筋急拘挛,不可屈伸,风湿痹……"薏苡仁具有利水渗湿,健脾除痹,清热排脓之功效。其含有丰富的抗炎的活性成分,临床常用薏苡仁与茯苓、桂枝等药材制成苓桂薏苡仁汤内服,配合治疗膝关节滑膜炎,类风湿性关节炎等,是治疗风湿痹痛的常用中药之一。

(2)抗骨质疏松:薏苡仁健脾祛湿,补脾而不滋腻,清热而不泻下,具有抑制骨质疏松作用。

2. 食物功效 薏苡仁具有丰富的营养价值,因含有多种维生素和矿物质,有促进新陈代谢和减少胃肠负担的作用,可作为病中或病后体弱患者的补益食品。经常食用薏苡仁,对慢性肠炎、消化不良等症也有效果。健康人常吃薏苡仁,能使身体轻捷,减少肿瘤发病概率;薏苡仁中含有一定的维生素 E,是一种美容食品,常食可以保持人体皮肤光泽细腻,消除粉刺、色斑,改善肤色。薏苡仁所含的蛋白质为禾科植物种子中最高,并且其碳水化合物、矿物质、维生素 B_1、维生素 B_2、维生素 E 等均有普通白米的数倍之多,所以能够有效地促进新陈代谢,治疗维生素、矿物质不足所引起的疾病,以及提供生命活动所需的能量,这种能量也就是中医所称的"气",故《神农本草经》所述的"轻身益气"道理即在此。

【药膳举例】

1. 白术薏苡仁汤

材料:白术、薏苡仁各 30 g,芡实 20 g。

制作:材料备好后放入锅中煎汤。

用法用量:每日 1 剂,坚持服用。

功效:具有健脾祛湿的功效。适用于腰肌劳损引起的腰部疼痛等症。

2. 猪肾薏苡仁粥

材料:猪肾 1 对,山药 100 g,薏苡仁 50 g,粳米 200 g,味精、食盐、香油、葱、姜末等调味品适量。

制作:将猪肾洗净后除去筋膜,切碎,将山药去皮切碎,将猪肾块与山药块、粳米、薏苡仁一起入锅,加适量的清水,用小火炖煮成粥,再加入调料即成。

用法用量:每日早中晚各服 1 次。

功效:具有补肾健脾的功效。适用于肝肾亏虚、肝肾不足引起的腰膝酸软、骨质疏松等。

84. 薄荷

【别名】　野薄荷、吴菝、蕃荷菜、南薄荷、金钱薄荷等。

【来源】　为唇形科植物薄荷 *Mentha haplocalyx* Briq. 的干燥地上部分。

【资源概况】　薄荷属植物全世界有 30 种，广泛分布于北半球温带地区；少数种生长在南半球和南非；我国栽培和野生种共有 12 种，其中野生种有 6 种。

【产地、生境与分布】　产于南北各地，生于水旁潮湿地，海拔可高达 3500 m 处。

【采收加工】　夏、秋二季茎叶茂盛或花开至三轮时，选晴天，分次采割，晒干或阴干。

【鉴别方法】

1. 性状鉴别　本品茎呈方柱形，有对生分枝，长 15 ~ 40 cm，直径 0.2 ~ 0.4 cm；表面紫棕色或淡绿色，棱角处具茸毛，节间长 2 ~ 5 cm；质脆，断面白色，髓部中空。叶对生，有短柄；叶片皱缩卷曲，完整者展平后呈宽披针形、长椭圆形或卵形，长 2 ~ 7 cm，宽 1 ~ 3 cm；上表面深绿色，下表面灰绿色，稀被茸毛，有凹点状腺鳞。轮伞花序腋生，花萼钟状，先端 5 齿裂，花冠淡紫色。揉搓后有特殊清凉香气，味辛凉。

2. 显微鉴别　本品叶表面观：腺鳞头部 8 个细胞，直径约至 90 μm，柄单细胞；小腺毛头部及柄部均为单细胞。非腺毛 1 ~ 8 个细胞，常弯曲，壁厚，微具疣突。下表皮气孔多见，直轴式。

3. 理化鉴别

（1）取本品叶的粉末少量，经微量升华得油状物，加硫酸 2 滴及香草醛结晶少量，初显黄色至橙黄色，再加水 1 滴，即变紫红色。

（2）取本品粗粉 1 g，加无水乙醇 10 mL，超声处理 20 min，滤过，取滤液作为供试品溶液。另取薄荷对照药材 1 g，同法制成对照药材溶液。再取薄荷脑对照品，加无水乙醇制成每 1 mL 含 2 mg 的溶液，作为对照品溶液。照薄层色谱法（通则 0502）试验，吸取上述 3 种溶液各 5 ~ 10 μL，分别点于同一硅胶 G 薄层板上，以甲苯－乙酸乙酯（9∶1）为展开剂，展开，取出，晾干，喷以 2% 对二甲氨基苯甲醛的 40% 硫酸乙醇溶液，在 80 ℃加热至斑点显色清晰，置紫外光灯（365 nm）下检视。供试品色谱中，在与对照药材色谱和对照品色谱相应位置上，显相同颜色的斑点。

【炮制】　除去老茎和杂质，略喷清水，稍润，切短段，及时低温干燥。

【化学成分】　含挥发油、薄荷脑等。

【性味与归经】　辛，凉。归肺、肝经。

【功能主治】　疏散风热，清利头目，利咽，透疹，疏肝行气。用于风热感冒、风温初起、头痛、目赤、喉痹、口疮、风疹、麻疹、胸胁胀闷。

【用法用量】　内服：水煎汤，3 ~ 6 g，不可久煎，宜作后下；或入丸、散。外用：适量，煎水洗或捣汁涂敷患处。食用：薄荷主要食用部位为茎和叶，也可榨汁服；还可作为调味剂或香料、配酒、冲茶等。

【注意事项】

1. 本品不宜久煎,以免挥发油散失。

2. 阴虚发热、血虚眩晕者慎服。

3. 表虚自汗者禁服。

4. 不宜多服久服。

【贮藏】 置阴凉干燥处。

【骨科应用】

1. 药物功效

(1)止痛:薄荷中主要成分薄荷醇具有抗炎、镇痛的作用,薄荷提取物259 mg/kg腹腔注射,对于大鼠角叉菜胶性足肿胀的抑制率为60%～100%;薄荷提取物1 g/kg皮下注射,对小鼠醋酸扭体反应的抑制率为30%～60%。

(2)抗菌:薄荷水煎剂对于金黄色葡萄球菌、表皮葡萄球菌、变形杆菌、铜绿假单胞菌、大肠埃希菌、枯草杆菌具有较强的抗菌作用。

(3)促进透皮吸收:薄荷脑可以引起皮肤超微结构的改变,能显著地促进对乙酰氨基酚透皮吸收作用,另外,薄荷醇浓度在25%时,能显著地促进对乙酰氨基酚透皮吸收作用,其助渗作用在给药后2 h有显著增加,其作用强度随时间推移而继续增加。

(4)兴奋中枢:内服少量薄荷或者薄荷油可通过兴奋中枢神经,使皮肤毛细血管扩张,促进汗腺分泌,增加散热,有发汗解热作用。

2. 食物功效 薄荷闻起来清爽沁鼻,具有提神醒脑、缓解疲劳的作用。薄荷叶用作茶饮之,可以起到促进新陈代谢、缓解压力、清热解乏、增进食欲、帮助消化的作用。薄荷作为辛凉类解表药,具有消风散热的作用,运动后喝上薄荷水,还能帮助身体加速新陈代谢,排出废料和毒素。

【药膳举例】

1. 薄荷粥

材料:鲜薄荷30 g或干品15 g,清水1 L,粳米150 g。

制作:鲜薄荷30 g或干品15 g,清水1 L,用中火煎成约0.5 L,冷却后捞出薄荷留汁。用150 g粳米煮粥,待粥将成时,加入薄荷汤及少许冰糖,煮沸即可。

用法用量:早晚分两次服用。

功效:具有清新怡神、疏风散热、增进食欲、帮助消化的功效。适用于脾胃功能不佳、吃不下饭的人们。

2. 薄荷黄花炒猪腰

材料:薄荷叶(鲜品)30 g,黄花(鲜品)30 g,猪腰子250 g,料酒10 g,淀粉25 g,白糖5 g,酱油5 g,姜5 g,葱10 g,盐3 g,鸡精2 g,莴苣头50 g,素油35 g。

制作:将薄荷叶去杂质,洗净,切成细丝;黄花洗净顺切两半;猪腰子破开,除去白色腺腺,切成腰花,用淀粉、白糖、盐、鸡精、酱油抓匀;莴苣头去皮,洗净切3 cm见方的块;姜切片,葱切段。将炒锅置武火上烧热,加入素油,烧六成热时,下入姜、葱爆香,随即下入腰花、料酒炒变色,加入盐、鸡精、薄荷叶、莴苣炒熟即成。

用法用量:佐餐食用,每日1～2次。

功效:具有疏风、补肾、解毒的功效。适用于头痛、目赤、腰痛、肾虚等症。

85. 橘皮

【别名】　陈皮,贵老,黄橘皮,红皮,陈橘皮,桔皮,陈桔皮,广陈皮,新会皮,广皮,会皮,橘子皮。

【来源】　为芸香科植物橘 *Citrus reticulata* Blanco 及其栽培变种的干燥成熟果皮。

【资源概况】　柑橘属植物全世界有 20 种。我国引进栽培 15 种。

【产地、生境与分布】　橘属常绿小乔木或灌木,栽培于丘陵、低山地带、江河湖泊沿岸或平原。分布于长江以南各地区,广东福建、四川重庆、浙江、江西、湖南等地。其中以广东新会、四会、广州近郊产者质佳,以四川、重庆等地产量大。

【采收加工】　采摘成熟果实,剥取果皮,晒干或低温干燥。

【鉴别方法】

1.性状鉴别　完整的果皮常剖成 4 瓣,每瓣多呈椭圆形,在果柄处连在一起。有时破碎分离,或呈不规则形的碎片状。片厚 1 ~ 2 mm,通常向内卷曲:外表面鲜橙红色、黄棕色至棕褐色,有无数细小而凹入的油室;内表面淡黄白色,海绵状,并有短线状的维管束(橘络)痕,果蒂处较密。质柔软,干燥后质脆,易折断,断面不平。气芳香,味苦。以皮薄、片大、色红、油润、香气浓者为佳。

2. 显微鉴别　本品粉末黄白色至黄棕色。中果皮薄壁组织众多,细胞形状不规则,壁不均匀增厚,有的作连珠状。果皮表皮细胞表面观多角形、类方形或长方形,垂周壁增厚,气孔类圆形,直径 18 ~ 26 μm,副卫细胞不清晰;侧面观外被角质层,靠外方的径向壁增厚。草酸钙方晶成片存在于中果皮薄壁细胞中,呈多面形、菱形或双锥形,直径 3 ~ 34 μm,长 5 ~ 53 μm。有的一个细胞内含有由两个多面体构成的平行双晶或 3 ~ 5 个方晶。橙皮苷结晶大多存在于薄壁细胞中,黄色或无色,呈圆形或无定形团块,有的可见放射状条纹。螺纹、孔纹和网纹导管及管胞较小。

3. 理化鉴别　取本品粉末 0.3 g,加甲醇 10 mL,加热回流 20 min,滤过,取滤液 5 mL,浓缩至约 1 mL,作为供试品溶液。另取橙皮苷对照品,加甲醇制成饱和溶液,作为对照品溶液。照薄层色谱法试验,吸取上述两种溶液各 2 μL,分别点于同一用 0.5% 氢氧化钠溶液制备的硅胶 G 薄层板上,以醋酸乙酯-甲醇-水(100∶17∶13)为展开剂,展开约 3 cm,取出,晾干,再以甲苯-醋酸乙酯-甲酸-水(20∶10∶1∶1)的上层溶液为展开剂,展至约 8 cm,取出,晾干,喷以三氯化铝试液,置紫外光灯(365 nm)下检视。供试品色谱中,在与对照品色谱相应的位置上,显相同颜色的荧光斑点。

【炮制】　去除杂质,喷淋水,润透,切丝,干燥。

【化学成分】　含挥发油,油中主要成分为 D-柠檬烯、β-月桂烯及 β-蒎烯等,另含黄酮类成分橙皮苷、新橙皮苷、柑橘素。

【性味与归经】　苦、辛,温。归肺、脾经。

【功能主治】　理气健脾,燥湿化痰。用于脘腹胀满、食少吐泻、咳嗽痰多。

【用法用量】 煎服:3~10 g。

【注意事项】

1.本品燥湿助热,舌赤少津,内有实热者慎用。

2.阴虚燥咳者及吐血者不宜选用。

【贮藏】 置阴凉干燥处,防霉,防蛀。

【骨科应用】

1.药物功效

(1)健脾胃:陈皮性味辛、苦、温。具有健脾和胃、理气化痰、降逆止呕的功效,陈皮所含有的挥发油成分对消化系统有温和的刺激作用,能促进消化液的分泌。通常应用于骨伤科病人脾胃气滞、食欲减退等症。

(2)止痛:陈皮性味辛、苦。疏肝理气,化瘀消症,清代《本草崇原》载有"橘核主治肾瘅腰痛,膀胱气痛",在含橘皮的复方中,治疗包括腰痛、诸瘿、脚痹、伤寒头痛等诸痛。其主要成分橙皮苷具有显著的抗炎、止痛功效。

(3)抗菌:橘皮中主要成分橙皮苷对于常见的污染菌具有广谱抑菌作用,可以应用于骨科病人术后口腔的护理,能够有效地减少病人咽部细菌繁殖,保持口腔清洁湿润,预防口腔感染。同时,陈皮水气味和顺,能有效地祛除口腔异味,保持口腔清新,改善口腔卫生状况,增加病人的舒适程度,促进食欲,有利于病人康复。

(4)通便:陈皮对肠道平滑肌具有双向调节作用,既能抑制胃肠运动,又能兴奋胃肠运动。陈皮乙酸乙酯萃取物可以增加肠道平滑肌收缩,促进肠推进,从而起到通便的功效。

2.食物功效 陈皮的苦味物质是以柠檬苷和苦味素为代表的"类柠檬苦素"。这种类柠檬苦素味平和,易溶解于水,有助于食物的消化。陈皮用于烹制菜肴时,其苦味与其他味道相互调和,可形成独具一格的风味。橘皮含有的挥发油对胃肠道有温和刺激作用,可促进消化液的分泌,排除肠管内积气,增加食欲。橘皮中含有高浓度的维生素 C 和维生素 A,它们能增强免疫系统的功能,让食用者远离普通感冒、流感和咳嗽的侵袭。另外,它还能作为一种天然的口气清新剂,能够改善口腔健康。

【药膳举例】

1.豆蔻陈皮鲫鱼羹

材料:鲫鱼 4 条,草豆蔻 10 g,陈皮 6 g,生姜 4 片,胡椒粉 6 g。

制作:鲫鱼去鳞、鳃、内脏,洗净。草豆蔻研末后放入鲫鱼肚内,陈皮浸软,生姜洗净,一起放入锅内,加清水适量,武火煮沸后,文火煲 2 h,加胡椒粉调味食用。

用法用量:食肉喝汤。

功效:具有补脾开胃、温中行气的功效。适用于脾胃虚寒、食欲减退、饮食不化、胃脘时痛、嗳气腹胀、口淡流涎、大便溏薄者。此汤对治胃寒反胃、腹痛诸证以及日常调整脾胃、增进食欲效果颇佳。

2.参芪红枣陈皮羊肉汤

材料:羊肉 100 g,黄芪 10 g,党参 10 g,红枣 10 枚,陈皮 6 g。

做法:将羊肉洗净、斩块,黄芪、党参、红枣(去核)、陈皮(去白)分别用清水洗净。把以上备用料一起放入砂煲内,加清水适量,武火煮沸后,改用文火煲 2 h,调味供用。

用法用量:食肉喝汤。

功效:具有补气升阳、延缓衰老的功效。适用于老年甲状腺功能减退属元气不足者。症见全身无力、精神不振、气短懒言、自汗、皮肤湿冷、畏寒喜暖等。

86. 覆盆子

【别名】　覆盆、乌藨子、小托盘、山泡、笋藨子、托盘。

【来源】　为蔷薇科植物华东覆盆子 *Rubus chingii* Hu 的干燥果实。

【资源概况】　悬钩子属植物全世界约有 700 种,我国有 194 种。

【产地、生境与分布】　产自江苏、安徽、浙江、江西、福建、广西。生于低海拔至中海拔地区,在山坡、路边阳处或阴处灌木丛中常见。

【采收加工】　夏初果实由绿变绿黄时采收,除去梗、叶,置沸水中略烫或略蒸,取出,干燥。

【鉴别方法】

1. 性状鉴别　本品为聚合果,由多数小核果聚合而成,呈圆锥形或扁圆锥形,高 0.6 ~ 1.3 cm,直径 0.5 ~ 1.2 cm。表面黄绿色或淡棕色,顶端钝圆,基部中心凹入。宿萼棕褐色,下有果梗痕。小果易剥落,每个小果呈半月形,背面密被灰白色茸毛,两侧有明显的网纹,腹部有突起的棱线。体轻,质硬。气微,味微酸涩。

2. 显微鉴别　本品粉末棕黄色。非腺毛单细胞,长 60 ~ 450 μm,直径 12 ~ 20 μm,壁甚厚,木化,大多数具双螺纹,有的体部易脱落,足部残留而埋于表皮层,表面观圆多角形或长圆形,直径约至 23 μm,胞腔分枝,似石细胞状。草酸钙簇晶较多见,直径 18 ~ 50 μm。果皮纤维黄色,上下层纵横或斜向交错排列。

3. 理化鉴别　取本品粉末约 1 g,精密称定,置具塞锥形瓶中,精密加入 70% 甲醇 50 mL,称定重量。加热回流提取 1 h,放冷,再称定重量。用 70% 甲醇补足减少的重量,摇匀,滤过,精密量取续滤液 25 mL,蒸干。残渣加水 20 mL 使溶解,用石油醚(30 ~ 60 ℃)振摇提取 3 次,每次 20 mL,弃去石油醚液,再加水饱和正丁醇振摇提取 3 次,每次 20 mL,合并正丁醇液,蒸干,残渣加甲醇适量使溶解,转移至 5 mL 量瓶中,加甲醇至刻度,摇匀,滤过,取续滤液,作为供试品溶液。取椴树苷对照品,加甲醇制成每 1 mL 含 0.1 mg 的溶液,作为对照品溶液。照薄层色谱法试验,吸取供试品溶液 5 μL 和上述对照品溶液2 μL,分别点于同一硅胶 G 薄层板上,以乙酸乙酯-甲醇-水-甲酸(90:4:4:0.5)为展开剂,展开,取出,晾干,喷以三氯化铝试液,在 105 ℃ 加热 5 min,置紫外光灯(365 nm)下检视。供试品色谱中,在与对照品色谱相应的位置上,显相同颜色的荧光斑点。

【化学成分】　含有机酸、糖类及少量维生素等。

【性味与归经】　甘、酸,温。归肝、肾、膀胱经。

【功能主治】 益肾固精缩尿,养肝明目。用于遗精滑精、遗尿尿频、阳痿早泄、目暗昏花。

【用法用量】 内服:水煎汤,6~12 g;或入丸、散,亦可浸酒或熬膏。食用:可做水果。

【注意事项】

1.阴虚火旺者不宜选用。

2.肾虚有火、小便短涩者慎服。

3.膀胱湿热遗精者不宜选用。

【贮藏】 置干燥处。

【骨科应用】

1.药物功效 抗骨质疏松:覆盆子味酸、甘,性温,具有补肝肾、益精血的功效。可以治疗许多因肝肾不足而引起的疾病。《太平圣惠方》中的补肝柏子仁丸(柏子仁、黄芪、覆盆子、五味子等)治疗肝虚寒引起的面色青黄、胸胁胀满、筋脉不利以及背膊酸疼;补肾肾沥汤方(牛膝、人参、五味子、熟干地黄、覆盆子等)用来治疗肾气虚所致的腰胯脚膝无力、四肢酸疼、手足逆冷、小腹急痛等。现代研究表明,覆盆子中的覆盆子素 A 和覆盆子素 B 能抑制破骨细胞活性以及骨吸收,山柰酚和槲皮素则能刺激成骨细胞的活性,从而发挥抗骨质疏松的作用。

2.食物功效 覆盆子果实含有相当丰富的维生素 A、维生素 C、钙、钾、镁等营养元素以及大量纤维,可以满足多器官对营养的需要。另外,覆盆子能有效缓解心绞痛等心血管疾病。用覆盆子叶制成的茶还有调经养颜以及收敛止血的效果。平时多补充覆盆子,对男性有很好的壮阳作用。

【药膳举例】

1.党参覆盆子红枣粥

材料:党参 10 g,覆盆子 10 g,大枣 20 枚,粳米 100 g,白糖适量。

制作:将党参、覆盆子放入锅内,加适量清水煎煮,去渣取汁;粳米淘洗干净。将药汁与大枣、粳米煮粥,粥熟加入白糖调味即成。

用法用量:早晚分两次服用。

功效:具有补气养血的作用。可用于骨伤科病人气血虚弱者。

2.覆盆白果煲猪肚

材料:猪肚 150 g,覆盆子 10 g,鲜白果 100 g,花椒、盐适量。

制作:猪肚洗净后切小块,覆盆子、白果洗净沥干,白果炒熟去壳;将覆盆子、猪肚、白果一起放入砂锅里,倒入约 500 mL 的清水,旺火煮沸,文火煲至猪肚烂熟,然后加盐调味即可。

用法用量:佐餐食用。

功效:具有滋补肝肾的作用,适用于肝肾不足引起的腰膝酸软等症。

87. 霍香

【别名】 排香草、猫巴蒿、八蒿、土藿香、猫把、青茎薄荷、大叶薄荷、绿荷荷等。

【来源】 为唇形科植物广藿香 *Pogostemon cablin*（Blanco）Benth. 的干燥地上部分。

【资源概况】 藿香属植物全世界有 9 种，产于东亚及北美，我国仅有 1 种，各地多有栽培。

【产地、生境与分布】 全国各省区多有栽培，俄罗所、朝鲜、日本及北美也有分布。

【采收加工】 枝叶茂盛时采割，日晒夜闷，反复至干。

【鉴别方法】

1. 性状鉴别 本品茎略呈方柱形，多分枝，枝条稍曲折，长 30 ~ 60 cm，直径 0.2 ~ 0.7 cm；表面被柔毛；质脆，易折断，断面中部有髓；老茎类圆柱形，直径 1.0 ~ 1.2 cm，被灰褐色栓皮。叶对生，皱缩成团，展平后叶片呈卵形或椭圆形，长 4 ~ 9 cm，宽 3 ~ 7 cm；两面均被灰白色绒毛；先端短尖或钝圆，基部楔形或钝圆，边缘具大小不规则的钝齿；叶柄细，长 2 ~ 5 cm，被柔毛。气香特异，味微苦。

2. 显微鉴别 本品叶片粉末淡棕色。叶表皮细胞呈不规则形，气孔直轴式。非腺毛 1 ~ 6 细胞，平直或先端弯曲，长约 590 μm，壁具疣状突起，有的胞腔含黄棕色物。腺鳞头部 8 细胞，直径 37 ~ 70 μm；柄单细胞，极短。间隙腺毛存在于叶肉组织的细胞间隙中，头部单细胞，呈不规则囊状，直径 13 ~ 50 μm，长约 113 μm；柄短，单细胞。小腺毛头部 2 细胞；柄 1 ~ 3 细胞，甚短。草酸钙针晶细小，散在于叶肉细胞中，长约 27 μm。

3. 理化鉴别 取本品粗粉适量，照挥发油测定法测定，分取挥发油 0.5 mL，加乙酸乙酯稀释至 5 mL 作为供试品溶液。另取百秋李醇对照品，加乙酸乙酯制成每 1 mL 含 2 mg 的溶液，作为对照品溶液。照薄层色谱法试验，吸取上述两种溶液各 1 ~ 2 μL，分别点于同一硅胶 G 薄层板上，以石油醚（30 ~ 60 ℃）–乙酸乙酯–冰醋酸（95∶5∶0.2）为展开剂，展开，取出，晾干，喷以 5% 三氯化铁乙醇溶液。供试品色谱中显一黄色斑点；加热至斑点显色清晰，供试品色谱中，在与对照品色谱相应的位置上，显相同的紫蓝色斑点。

【炮制】 除去残根和杂质，先抖下叶，筛净另放；茎洗净，润透，切段，晒干，再与叶混匀。

【化学成分】 含挥发油。

【性味与归经】 辛，微温。归脾、胃、肺经。

【功能主治】 芳香化浊，和中止呕，发表解暑。用于湿浊中阻、脘痞呕吐、暑湿表证、湿温初起、发热倦怠、胸闷不舒、寒湿闭暑、腹痛吐泻、鼻渊头痛。

【用法用量】 内服：水煎汤，3 ~ 10 g；或入丸、散。外用：适量，煎水洗或研末擦患处；食用：本种早春初夏果嫩叶芽，用沸水焯后炒食；或泡茶饮用。

【注意事项】 阴虚火旺、胃弱欲呕及胃热作呕、中焦火盛热松、温病热病、阳明胃家邪实作呕作胀者慎用。

【贮藏】 置阴凉干燥处，防潮。

【骨科应用】

1. 药物功效

（1）消炎抗菌：广藿香酮具有良好的抗菌活性。广藿香鲜汁浓度≥75%时，虽抗菌范围不广，但能抑制金黄色葡萄球菌、白色葡萄球菌及枯草杆菌的生长。

（2）健胃和胃：藿香所含挥发油能促进胃液分泌，增强消化力，对胃肠有解痉止痛作用，对小肠蠕动有双向调节作用，可辟秽化湿，和中开胃，止呕，止痢。

2. 食物功效　藿香富含铁，铁元素可以促进发育；增加对疾病的抵抗力；调节组织呼吸，防止疲劳；构成血红素，预防和治疗因缺铁而引起的贫血，使皮肤恢复良好的血色。富含的钙是骨骼发育的基本原料，直接影响身高；调节激素的分泌；控制炎症和浮肿；维持酸碱平衡等。富含的碳水化合物，是维持大脑功能必需的能源；调节脂肪代谢；提供膳食纤维；增强肠道功能；富含维生素A，维生素A具有明目，辅助治疗多种眼疾，增强免疫力，清除自由基，促进生长发育，保护胃、呼吸道黏膜的功能。

【药膳举例】

1. 白术藿香粥

材料：白术10 g，藿香10 g，大米100 g，白糖适量。

制作：把白术、藿香择净，放到锅内，加水适量。浸泡5～10 min，水煎取其汁，加入大米熬粥，粥熟时放白糖，再煮1～2沸即成。

用法用量：每日1剂，连服3～5 d。

功效：具有健脾化湿的功效。适用于骨伤病人脾胃湿阻、胸脘痞闷、少食作呕、神疲体倦等。

2. 藿香粥

材料：藿香10 g，大米100 g，白糖适量。

制作：先把藿香择净，放到锅内，加水适量。浸泡5～10 min，煎取其汁，加入大米熬粥，粥熟时放白糖，再煮1～2沸即成。

用法用量：早晚分两次服用，连服3～5 d。

功效：具有芳香化湿、和中止呕的功效。适用于脘腹胀满等暑湿证。

88. 人参

【别名】　人街、鬼盖、黄参、玉精、血参、土精、地精、孩儿参、棒锤等。

【来源】　为五加科植物人参 *Panax ginseng* C. A. Mey. 的干燥根和根茎。

【资源概况】　人参属植物全世界约有10种，该属植物主产于亚洲东部及北美。其中仅有西洋参1种分布于北美地区，其他全部分布在东亚，尤其是我国西南地区。我国共有8种，均是特产药用植物，也仅有人参1种，主产于我国东北亚地带。

【产地、生境与分布】　主产于辽宁、黑龙江，朝鲜、俄罗斯远东地区亦产。但公认的主产区是辽宁东部、吉林东半部和黑龙江东部，生于海拔数百米的落叶阔叶林或针叶阔叶混交林下。现吉林、辽宁栽培量甚多,河北、山西亦有引种栽培。为了保护野生人参,现提供人们医疗保健需求的国家法定品种仅是栽培人参(远东、西伯利亚地区、朝鲜也有分布),朝鲜和日本也多栽培。

【采收加工】　多于秋季采挖,洗净经晒干或烘干。

【鉴别方法】

1. 性状鉴别　主根呈纺锤形或圆柱形,长 3 ~ 15 cm,直径 1 ~ 2 cm。表面灰黄色,上部或全体有疏浅断续的粗横纹及明显的纵皱,下部有支根 2 ~ 3 条,并着生多数细长的须根,须根上常有不明显的细小疣状突出。根茎(芦头)长 1 ~ 4 cm,直径 0.3 ~ 1.5 cm,多拘挛而弯曲,具不定根(艼)和稀疏的凹窝状茎痕(芦碗)。质较硬,断面淡黄白色,显粉性,形成层环纹棕黄色,皮部有黄棕色的点状树脂道及放射状裂隙。香气特异,味微苦、甘。或主根多与根茎近等长或较短,呈圆柱形、菱角形或人字形,长 1 ~ 6 cm。表面灰黄色,具纵皱纹,上部或中下部有环纹。支根多为 2 ~ 3 条,须根少而细长,清晰不乱,有较明显的疣状突起。根茎细长,少数粗短,中上部具稀疏或密集而深陷的茎痕。不定根较细,多下垂。

2. 显微鉴别　本品横切面:木栓层为数列细胞。栓内层窄。韧皮部外侧有裂隙,内侧薄壁细胞排列较紧密,有树脂道散在,内含黄色分泌物。形成层成环。木质部射线宽广,导管单个散在或数个相聚,断续排列成放射状,导管旁偶有非木化的纤维。薄壁细胞含草酸钙簇晶。

粉末淡黄白色。树脂道碎片易见,含黄色块状分泌物。草酸钙簇晶直径 20 ~ 68 μm,棱角锐尖。木栓细胞表面观类方形或多角形,壁细波状弯曲。网纹导管和梯纹导管直径 10 ~ 56 μm。淀粉粒甚多,单粒类球形、半圆形或不规则多角形,直径 4 ~ 20 μm,脐点点状或裂缝状;复粒由 2 ~ 6 分粒组成。

3. 理化鉴别　取本品粉末 1 g,加三氯甲烷 40 mL,加热回流 1 h,弃去三氯甲烷液,药渣挥干溶剂。加水 0.5 mL 搅拌湿润,加水饱和正丁醇 10 mL,超声处理 30 min,吸取上清液加 3 倍量氨试液,摇匀,放置分层。取上层液蒸干,残渣加甲醇 1 mL 使溶解,作为供试品溶液。另取人参对照药材 1 g,同法制成对照药材溶液。再取人参皂苷 Rb₁ 对照品、人参皂苷 Re 对照品、人参皂苷 Rf 对照品及人参皂苷 Rg₁ 对照品,加甲醇制成每 1 mL 各含 2 mg 的混合溶液,作为对照品溶液。照薄层色谱法试验,吸取上述溶液各 1 ~ 2 μL,分别点于同一硅胶 G 薄层板上,以三氯甲烷-乙酸乙酯-甲醇-水(15∶40∶22∶10)10 ℃以下放置的下层溶液为展开剂,展开,取出,晾干,喷以 10% 硫酸乙醇溶液。在 105 ℃加热至斑点显色清晰,分别置日光和紫外光灯(365 nm)下检视。供试品色谱中,在与对照药材色谱和对照品色谱相应位置上,分别显相同颜色的斑点或荧光斑点。

【炮制】　润透,切薄片,干燥,或用时粉碎、捣碎。

【化学成分】　含有人参皂苷、挥发油、人参酸(软脂酸、硬脂酸、油酸、亚油酸等混合物)、植物甾醇和胆碱、黄酮成分、各种氨基酸、肽类、葡萄糖、麦芽糖、蔗糖、果胶、维生素、微量元素等。

【性味与归经】　甘、微苦,微温。归脾、肺、心、肾经。

【功能主治】　大补元气,复脉固脱,补脾益肺,生津养血,安神益智。用于体虚欲脱、肢冷脉微、脾虚食少、肺虚喘咳、津伤口渴、内热消渴、气血亏虚、久病虚羸、惊悸失眠、阳痿宫冷。

【用法用量】 内服:另煎兑入汤剂服,用量3~9g;野山参若研粉吞服,一次2g,一日2次。食用:除传统食用煲汤外,可制成保健饮料、滋补药酒、高级食品等。

【注意事项】 实热证者忌用人参;少年儿童不宜用人参滋补;高血压者忌用红参;忌过量久服;不可与某些西药同用;睡前不可超量服用;不可随意滥用;忌饮浓茶;忌与葡萄、萝卜同吃;不宜与藜芦、五灵脂同用。

【贮藏】 置阴凉干燥处,密闭保存,防蛀。

【骨科应用】

1.药物功效

(1)防治骨质疏松:人参补脾益肺,生津养血,可以滋补强身、扶正固本、轻身延年。其主要成分人参皂苷、人参叶皂苷均具有抗骨丢失的作用,可以作为雌激素的代用品用于临床各种骨质疏松的预防和治疗。

(2)抗疲劳:人参大补元气、复脉固脱,应用于骨伤科术后病人出现疲劳综合征者,具有抗疲劳的作用。现代有研究发现,一定时间内,术后疲劳综合征大鼠骨骼肌存在着能量代谢不足,补充人参皂苷 Rb_1 能增强骨骼肌的能量代谢。

(3)镇痛抗炎:《伤寒论》载有人参具有"温补、滋润、强壮、强精"之作用,可补益气血脏腑,是传统补虚要药。现代医家在临床用药中,将人参和多种中药相互配伍组成复方,作为治疗骨性关节炎的中药补益成分。现代研究发现,人参皂苷 Rg_1 可促进体外培养的软骨细胞增殖及相应表型的表达,能够对抗白介素-1,减少其对软骨细胞的直接损害,恢复过氧化物酶活性,具有良好的镇痛抗炎活性。

2.食物功效 人参多糖是一种免疫增强剂,可以增强人体免疫功能;人参主要成分人参皂苷具有抗氧化作用,能够预防人体衰老;还可以促进蛋白质、RNA、DNA 的合成,促进造血系统功能,调节胆固醇代谢等作用;另外,人参能扩张皮肤毛细血管,促进皮肤血液循环,增加皮肤营养,调节皮肤的水油平衡,防止皮肤脱水、硬化、起皱,长期坚持使用含人参的产品,能增强皮肤弹性。

【药膳举例】

1.人参百合莲子汤

材料:人参3g,去心干莲子30g,百合20g,鸡汤500mL,料酒5mL,精盐3g,白糖5g。

制作:把莲子、百合用温水洗净,放入大碗内,加入人参、鸡汤500mL,置蒸锅中蒸90min。烧开剩余鸡汤,加入料酒,精盐、白糖调味,冲入有百合、莲子的碗内即可。

用法用量:吃莲子、百合,喝汤。每日1剂。

功效:具有健脾安神、补益气血的功效。适用于心烦失眠、干咳痰少、口干咽干、食少乏力者。

2.人参气血滋补汤

材料:人参3g,乌骨鸡1只,鸭肉250g,鸡血藤15g,仙鹤草12g,狗脊、夜交藤各10g,菟丝子、旱莲草、女贞子、桑寄生各8g,合欢皮、熟地黄、白术、生地黄、续断各5g,花椒 2 g,胡椒粉 1 g,葱 3 段,姜 5 片,精盐 3 g。

制作:先将以上 14 味中药水煎取浓汁,滤去药渣备用;鸡、鸭肉用沸水汆后切成块,备用。将砂锅置于中火上,锅内放入鸡骨,加入鲜汤烧开,下入鸡、鸭肉块和药汁,加入姜、花椒,鸡、鸭肉熟烂后,加精盐、胡椒粉调味即成。

用法用量:食肉,饮汤。

功效:具有气血双补、强筋壮骨、养心安神的功效。适于气血双亏的头晕目眩、失眠健忘、精神疲倦、腰腿酸软、四肢乏力等症。

89. 山银花

【别名】　山花、南银花、山金银花、土忍冬、土银花等。

【来源】　为忍冬科植物灰毡毛忍冬 *Lonicera macranthoides* Hand. –Mazz.、红腺忍冬 *Lonicera hypoglauca* Miq、华南忍冬 *Lonicera confuse* DC. 或黄褐毛忍冬 *Lonicera fulvotomentosa* Hsu et S. C. Cheng 的干燥花蕾或带初开的花。

【资源概况】　忍冬属植物全世界有 200 多种,广泛分布于北美洲、亚洲、欧洲和非洲北部的温带或亚热带地区,我国有 98 种,全国各地均有分布。

【产地、生境与分布】　产于安徽南部,浙江,江西,福建,台湾北部和中部,湖北西南部,湖南中部、西部至南部,广东(南部除外),广西,四川东部和东南部,贵州北部、东南部至西南部及云南西北部至南部。日本也有分布。生于灌丛或疏林中,海拔 200 ~ 700 m(西南部可达 1500 m)。

【采收加工】　夏初花开放前采收,干燥。

【鉴别方法】

1. 性状鉴别　灰毡毛忍冬呈棒状而稍弯曲,长 3.0 ~ 4.5 cm,上部直径约 2 mm,下部直径约 1 mm。表面黄色或黄绿色。总花梗集结成簇,开放者花冠裂片不及全长之半。质稍硬,手捏之稍有弹性。气清香,味微苦甘。

红腺忍冬长 2.5 ~ 4.5 cm,直径 0.8 ~ 2.0 mm。表面黄白色至黄棕色,无毛或疏被毛,萼筒无毛,先端 5 裂,裂片长三角形,被毛,开放者花冠下唇反转,花柱无毛。

华南忍冬长 16 ~ 3.5 cm,直径 0.5 ~ 2.0 mm。萼筒和花冠密被灰白色毛。

黄褐毛忍冬长 1.0 ~ 3.4 cm,直径 1.5 ~ 2.0 mm。花冠表面淡黄棕色或黄棕色,密被黄色茸毛。

2. 显微鉴别　本品表面制片:灰毡毛忍冬腺毛较少,头部大多圆盘形,顶端平坦或微凹,侧面观 5 ~ 16 细胞,直径 37 ~ 228 μm;柄部 2 ~ 5 细胞,与头部相接处常为 2 ~ 3 细胞并列,长 32 ~ 240 μm,直径 15 ~ 51 μm。厚壁非腺毛较多,单细胞,似角状,多数甚短,长 21 ~ 240 μm,表面微具疣状突起,有的可见螺纹,呈短角状者体部胞腔不明显;基部稍扩大,似三角状。草酸钙簇晶,偶见。花粉粒,直径 54 ~ 82 μm。

红腺忍冬腺毛极多,头部盾形而大,顶面观 8 ~ 40 细胞,侧面观 7 ~ 10 细胞;柄部 1 ~ 4 细胞,极短,长 5 ~ 56 μm。厚壁非腺毛长短悬殊,长 38 ~ 1408 μm,表面具细密疣状突起,有的胞腔内含草酸钙结晶。

华南忍冬腺毛较多,头部倒圆锥形或盘形,侧面观 20 ~ 60 ~ 100 细胞;柄部 2 ~ 4 细胞,长 50 ~ 176 mm。厚壁非腺毛,单细胞,长 32 ~ 623 μm,表面有微细疣状突起,有的具螺纹,边缘有波状角质隆起。

黄褐毛忍冬腺毛有两种类型:一种较长大,头部倒圆锥形或倒卵形,侧面观 12 ~ 25 细胞,柄部微弯曲,3 ~ 5 细胞,长 88 ~ 470 μm;另一种较短小,头部顶面观 4 ~ 10 细胞,柄部 2 ~ 5 细胞,长 24 ~ 130 μm。厚壁非腺毛平直或稍弯曲,长 33 ~ 2000 μm,表面疣状突起较稀,有的具菲薄横隔。

3. 理化鉴别　取本品粉末 0.2 g,加甲醇 5 mL,放置 12 h,滤过,取滤液作为供试品溶液。另取绿原酸对照品,加甲醇制成每 1 mL 含 1 mg 的溶液,作为对照品溶液。照薄层色谱法试验,吸取供试品溶液 10 ~ 20 μL、对照品溶液 10 μL,分别点于同一硅胶 H 薄层板上,以乙酸丁酯-甲酸-水(7 : 2.5 : 25)的上层溶液为展开剂,展开,取出,晾干,置紫外光灯(365 nm)下检视。供试品色谱中,在与对照品色谱相应的位置上,显相同颜色的荧光斑点。

【化学成分】　含有机酸类、苷类、黄酮类、萜类、挥发油类。

【性味与归经】　甘,寒。归肺、心、胃经。

【功能主治】　清热解毒,疏散风热。用于痈肿疔疮、喉痹、丹毒、热毒血痢、风热感冒、温病发热。

【用法用量】　内服:煎汤,6 ~ 15 g;或入丸、散。外用:研末调敷。食用:泡茶饮用。

【注意事项】　脾胃虚寒、慢性肿疡和溃疡者慎用。

【贮藏】　置阴凉干燥处,防潮,防蛀。

【骨科应用】

1. 药物功效

(1)镇痛:山银花能祛风除湿也能活血止痛,它对人类的风湿关节痛有明显治疗作用。治疗时可以取西银花藤和桑枝以及络石藤各 30 g 配伍使用,祛风止痛的效果特别好。

(2)抗炎:山银花性寒,具有清热解毒的功效,可以解血分热毒,对于损伤早期关节红肿热痛具有很好的消肿止痛效果。在临床中常常与蒲公英、紫花地丁、牛蒡子和薄荷相互配伍。现代药理作用表明,山银花能够促进肾上腺皮质激素的释放,对炎症有明显的抑制作用。

2. 食物功效　山银花的味道幽香,闻着心旷神怡,少量饮用可清理肠胃。还可以促进淋巴细胞转化,增强白细胞的吞噬功能,从而提高机体的免疫功能。另外,对各种细菌及流感病毒都具有明显的抑制作用,从而有预防流行性疾病的可能。

【药膳举例】

1. 山银花莲子羹

材料:山银花 25 g,莲子 50 g,白糖适量。

制作:将山银花洗净;莲子用温水浸泡后,去皮、心,洗净。莲子放入砂锅内,加水用武火烧沸,再转用文火煮至烂熟,放入洗净的山银花,煮 5 min 后加白糖调匀即成。

用法用量：早晚餐食用。

功效：具有清热解毒、健脾止泻的功效。适用于骨伤科病人脾虚泄泻者。

2. 山银花肉片汤

材料：山银花 20 g，猪瘦肉 250 g，料酒 10 mL，姜 10 g，盐 3 g，味精 3 g，植物油 15 mL，小白菜 100 g。

制作：将猪瘦肉洗净，切薄片；金银花、小白菜洗净；姜切片。将炒锅置武火上烧热，加入植物油，烧至六成热，加入姜爆锅，下小白菜，加料酒，翻炒一下，加水适量，烧沸，下入猪肉、山银花，煮熟后加盐、味精即成。

用法用量：中餐或晚餐食用。

功效：具有补虚损、清热解毒的功效。适用于肠伤寒康复期食用。

90. 芫荽

【别名】　香菜、胡荽子、芫荽、香荽、胡菜、园荽、蒝荽、莞荽、莚荽菜等。

【来源】　为伞形科芫荽属植物芫荽 *Coriandrum sativum* L. 的带根全草、果实。

【资源概况】　芫荽属植物全世界仅有 2 种，我国仅产 1 种，各地多有栽培。

【产地、生境与分布】　原产于欧洲地中海地区，我国由汉时（公元前 1 世纪）张骞从西域带回，现我国东北、河北、山东、安徽、江苏、浙江、江西、湖南、广东、广西、陕西、四川、贵州、云南、西藏等省区均有栽培。

【采收加工】　全草：全年均可采收。洗净，晒干。种子：8—9 月份果熟时采收，晒干，备用。

【鉴别方法】

1. 性状鉴别　多卷缩成团，茎、叶枯绿，干燥茎直径约 1 mm，叶多脱落或破碎，完整叶一至二回羽状分裂。根呈须状或长圆锥形，表面类白色。具浓烈的特殊香气，味淡微涩。果实为 2 小分果合生的双悬果，呈圆球形，直径 3~5 mm。淡黄棕色至土黄棕色，顶端可见极短的柱头残迹，多分裂为二，周围有残存的花萼 5 枚。表面较粗糙，有不甚明显的波状棱线 10 条与明显的纵直棱线 12 条相间排列。基部钝圆，有时可见小果柄或果柄痕。小分果背面隆起，腹面中央下凹，具 3 条纵行的棱线，中央较直，两侧呈弧形弯曲，有时可见悬果柄。果实稍坚硬。气吞，用手揉碎，散发出特殊而浓烈的香气，味微辣。

2. 显微鉴别　果实：外果皮为 1 列细胞，壁厚。中果皮的外层为数列薄壁细胞；中层为厚壁木化纤维，纵横交错排列，外侧数列纵向排列，横切面观呈多角形，内侧几列横向排列，横切面成条形；内层为 2 列具有壁孔的木化细胞。内果皮为 1 列镶嵌细胞。种皮为 1 列扁平薄壁细胞，内含暗棕色物质，合生面的内果皮和种皮之间有种脊维管束，胚乳半月形，细胞内含糊粉粒和草酸钙簇晶，胚位于胚乳中间，薄壁细胞中充满糊粉粒。

【炮制】　除去杂质，晒干。

【化学成分】　全草含维生素 C、胡萝卜素以及正葵醛、壬醛等。种子含挥发油、脂肪、糖类、含氮物质等。

【性味与归经】 辛,温。归肺、脾、肝经。

【功能主治】 发汗透疹,消食下气,醒脾和中。主治麻疹初期、透出不畅及食物积滞、胃口不开、脱肛等病症。种子:散寒理气,发痘疮,消食积。用治食积不消、痘疹不透。外用:煎汤含漱,治牙痛,又熏洗治痔疮、脱肛。

【用法用量】 内服:常用量 5 ~ 10 g。外用:适量,煎汤含漱或熏洗。食用:嫩叶可直接食用,或熬粥,做提味之品。

【注意事项】 麻疹已透,或虽未透出而热毒壅滞,非风寒外束者忌服。《千金食治》:"下可久食,令人多忘。"《食疗本草》:"久冷人食之脚弱,又不得与斜蒿同食。食之令人汗臭难瘥。不得久食,此是熏菜,损人精神。"《本草纲目》:"凡服一切补药及药中有白术、牡丹者,不可食此。"

【贮藏】 置阴凉干燥处,防蛀。

【骨科应用】

1. 药物功效

(1)补虚:李时珍在《本草》纲目中说香菜可"消五谷,补虚,治五脏"。因此,香菜可以改善骨伤科患者术后体虚的症状。

(2)健脾和胃:香菜消食下气,醒脾和中,其挥发油成分,可以增进胃肠蠕动功能,改善部分骨科患者因长期卧床而导致的胃肠功能减弱的状况。

(3)祛风湿:香菜辛温香窜,内通心脾、小肠,外达腠理四肢,散风寒及祛除一切不正之气。与其他药物配伍使用,具有祛风湿、散风寒的作用。

2. 食物功效

(1)显著的发汗清热透疹的功效:因香菜富含挥发油成分,其特殊香味能刺激汗腺分泌,促使机体发汗,透疹。

(2)和胃调中:香菜辛香升散,能促进胃肠蠕动,具有开胃醒脾的作用。

(3)富含维生素 C,一般人食用 7 ~ 10 g 香菜叶就能满足人体对维生素 C 的需求量。

【药膳举例】

1. 香菜萝卜汤

材料:香菜 50 g,胡萝卜 75 g,猪油 35 g,葱、姜末各 3 g,清汤 750 g,盐 5 g,料酒 10 g,味精 3 g,胡椒粉少许,香油 5 g。

制作:将香菜择洗干净,切成段备用;胡萝卜去皮,洗净后切成丝,用冷水浸泡后捞出沥水。汤锅置火上,放入猪油烧热,用葱姜末炝锅后加清汤烧沸,放入胡萝卜丝和盐、料酒烧熟,再加上香菜段、味精、胡椒粉烧开,装入汤碗淋入香油即可。

用法用量:佐餐食用,每日 1 次。

功效:具有芳香健胃、增进食欲的功效。适用于骨伤科术后胃肠脾胃功能减弱、胃肠胀满者。

2. 透骨草煮香菜

材料:香菜 300 g,透骨草 20 g,姜 5 g,大葱 10 g,盐 3 g,鸡精 3 g,胡椒粉 3 g,鸡油 30 g。

制作:将透骨草洗净并切碎后放入锅内,加入 100 mL 清水,用武火烧沸,再用文火煮

25 min 后滤渣取汁,香菜去黄叶、老梗后洗净,并切成 3 cm 长的段,姜切成片,葱切成段,将煎煮好的透骨草药汁、香菜段、姜片、葱段及鸡精置于炖杯内,加入 500 mL 清水煮沸后,再加入鸡油及胡椒粉略煮,即成。

用法用量:佐餐食用,每日 1 次。

功效:具有祛风湿、降压的功效。适用于风湿疼痛、高血压、眩晕头痛、面红目赤、血淋、痛肿等症病人食用。

91. 玫瑰花

【别名】　徘徊花、笔头花、湖花、刺玫花。

【来源】　为蔷薇科植物玫瑰 *Rosa rugosa Thunb.* 的干燥花蕾。

【资源概况】　蔷薇属(*Rosa*)植物全世界约有 200 种,分布于亚、欧、北美、北非各大洲寒温带至亚热带地区。我国产 82 种,分布于南北各省或地区。多为花卉观赏树种,有些入药或为香料植物。

【产地、生境与分布】　原产我国华北,国内各地均有栽培。我国吉林省珲春市有野生群落分布。

【采收加工】　春末夏初花将开放时分批采摘,及时低温干燥。

【鉴别方法】

1. 性状鉴别　本品略呈半球形或不规则团状,直径 0.7 ～ 1.5 cm。残留花梗上被细柔毛,花托半球形,与花萼基部合生;萼片 5 片,披针形,黄绿色或棕绿色,被有细柔毛;花瓣多皱缩,展平后宽卵形,呈覆瓦状排列,紫红色,有的黄棕色;雄蕊多数,黄褐色;花柱多数,柱头在花托口集成头状,略突出,短于雄蕊。体轻,质脆。气芳香浓郁,味微苦涩。

2. 显微鉴别　本品萼片表面观:非腺毛较密,单细胞,多弯曲,长 136 ～ 680 μm,壁厚,木化。腺毛头部多细胞,扁球形,直径 64 ～ 180 μm,柄部多细胞,多列性,长 50 ～ 340 μm,基部有时可见单细胞分枝。草酸钙簇晶直径 9 ～ 25 μm。

【化学成分】　花含挥发油、槲皮素、矢车菊双苷、玫瑰鞣质等。

【性味与归经】　甘、微苦,温。归肝、脾经。

【功能主治】　行气解郁,和血,止痛。用于肝胃气痛、食少呕恶、月经不调、跌扑伤痛。

【用法与用量】　内服:煎汤,3 ～ 6 g;浸酒或泡茶饮。

【注意事项】　阴虚火旺慎服。

【贮藏】　密闭,置阴凉干燥处。

【骨科应用】

1. 药物功效

(1)活血化瘀:玫瑰花具有清热凉血、活血散瘀的功效,对于跌打损伤后期的瘀血肿痛具有非常好的活血功效,也可通过外敷来促进瘀血消散。对于瘀血后期局部肿胀、疼痛,甚至伴有局部皮温略高或者局部红、肿、热、痛,可以将玫瑰花打碎敷于患处,达到活血的功效。古代相关论述:《药性考》,行血破积,损伤瘀痛;《本草纲目拾遗》,和血行血,理气,治风痹、噤口痢、乳痈、肿毒初起、肝胃气痛。

(2)改善微循环:玫瑰花总提取物局部应用可增加微动脉的血流速度,加快微循环障碍的恢复。

2. 食物功效　玫瑰花含有丰富的维生素 A、维生素 C、B 族维生素、维生素 E、维生素 K,以及单宁酸,不仅能够改善内分泌失调,对消除疲劳和伤口愈合也有不错的帮助,是女性的美容佳品。调气血,调理女性生理问题,促进血液循环,美容,调经,利尿,缓和肠胃神经,防皱纹,防冻伤,养颜美容。身体疲劳酸痛时,取些来按摩也相当合适。

【药膳举例】

1. 玫瑰花粥

材料:玫瑰花 5 朵,粳米 100 g,樱桃 10 枚,白糖适量。

制作:将未全开的玫瑰花采下,轻轻撕下花瓣,用清水淘洗干净。粳米淘洗后加水煮成稀粥,加入玫瑰花、樱桃、白糖,稍煮片刻即可。

用法用量:酌量食用。

功效:具有利气行血、散瘀止痛的功效。适用于新久风痹、轻度扭伤。

2. 玫瑰茉莉冰糖粥

材料:玫瑰花 20 g,茉莉花 30 g,冰糖 30 g,粳米 100 g。

制作:将玫瑰花和茉莉花稍微清洗一下,粳米洗净浸泡半小时,放入玫瑰花和茉莉花,留一些玫瑰花瓣。将材料倒入锅中,加 1000 mL 水,大火煮沸,小火煮稠,关火,加入冰糖,融化搅拌均匀后撒上玫瑰花瓣即可。

用法用量:酌情食用。

功效:具有解毒消肿、活血散瘀、行气解郁的功效。适用于软组织损伤等。

92. 松花粉

【别名】　松花。

【来源】　为松科植物马尾松 *Pinus massoniana* Lamb.、油松 *Pinus tabulieformis* Carr. 或同属数种植物的干燥花粉。

【资源概况】　松属植物 11 种,分布于欧洲、亚洲、北美洲、非洲北部。《中国植物志》记载了我国松科松属植物原产 22 种及 16 变种,引种栽培 14 种,其中油松、马尾松、云南松、赤松、红松、华山松、白皮松等原产于我国。

【产地、生境与分布】　分布几遍全国,辽东半岛、山东、江苏、浙江、福建和台湾等地有栽培。

【采收加工】　春季花刚开时,采摘花穗,晒干,收集花粉,除去杂质。

【鉴别方法】

1. 性状鉴别　本品为淡黄色的细粉。体轻,易飞扬,手捻有滑润感。气微,味淡。

2. 显微鉴别　本品粉末淡黄色。花粉粒椭圆形,长 45～55 μm,直径 29～40 μm,表面光滑,两侧各有一膨大的气囊,气囊有明显的网状纹理,网眼多角形。

【化学成分】 主要含黄酮、纤维素、多糖、激素、胆碱、酶和辅酶等,成分种类达200余种。黄酮类和甾醇类成分一般都为活性成分,黄酮类化合物主要为黄酮和黄酮醇类,松花粉中含有丰富的甾醇类成分。

【性味与归经】 甘,温。归肝、脾经。

【功能主治】 收敛止血,燥湿敛疮。用于外伤出血、湿疹、黄水疮、皮肤糜烂、脓水淋漓。

【用法用量】 内服:煎汤 3～6 g;浸酒或调服。外用:适量,撒敷患处。

【注意事项】 婴幼儿不宜食用;花粉过敏者禁用。

【贮藏】 置干燥处,防潮。

【骨科应用】

1. 药物功效 《本草纲目》:润心肺,益气,除风止血。祛风益气、收敛止血,燥湿敛疮。主治外伤出血,湿疹,黄水疮,皮肤糜烂,浓水淋漓。未破壁的松花粉有很强的吸水性,可燥湿收敛止血,外用可祛风止痛、爽身消炎,对皮肤无刺激、无过敏等副作用;对外伤出血、皮肤糜烂、湿疹、黄水疮、脓水淋漓、尿布性皮炎等有很好的治疗作用。松花粉防治老年人皮肤瘙痒疗效显著,也可防治骨科术后长期卧床引起的褥疮。

2. 食物功效 松花粉含有的大量抗氧化物质,如黄酮、甾醇、维生素 E、胡萝卜素及微量元素硒,能够使超氧化歧化酶(SOD)活性增强,增强清除自由基能力,抑制组织胞化,具有抗氧化作用,能够提高抗氧化能力,增强免疫功能,促进外伤愈合。

【药膳举例】

1. 松花酒

材料:松花粉 100 g,白酒 1 kg。

制作:将松花粉用绢布袋装好,扎紧封口,浸于酒中,密封浸泡 10 d(也可浸泡时间长一些),经常摇动,启封去袋,即可。

用法用量:每次饭后服用 10～15 mL,可常年服用。

功效:具有养血祛风、益气平肝、延年的功效。

2. 松花饼

材料:松花粉 6 g,面粉 100 g,蜂蜜适量。

制作:松花粉和蜂蜜做成馅,和面粉擀皮,将松花蜜馅放入,包好做成饼状,上笼蒸熟即可。

用法用量:酌情食用。

功效:具有祛风益气的功效。

93. 粉葛

【别名】 甘葛藤。

【来源】 为豆科植物甘葛藤 *Pueraria thomsonii* Benth. 的干燥根。

【资源概况】　葛属植物全世界20种,我国共有葛属植物11种(9种及2变种)。

【产地、生境与分布】　主要分布于温带和亚热带地区,海拔在100～2000 m,喜生长于森林边缘或河溪边的灌木丛中,是阳生植物,常成片生长于向阳坡面上。我国分布于长江以南及珠江流域各省、自治区;主产于广西、广东等地,四川、云南地区亦产。栽培或野生于山野灌木丛和疏林中。

【采收加工】　秋、冬二季采挖,除去外皮,稍干,截段或再纵切两半或斜切成厚片,干燥。

【鉴别方法】

1. 性状鉴别　本品呈圆柱形、类纺锤形或半圆柱形,长12～15 cm,直径4～8 cm;有的为纵切或斜切的厚片,大小不一。表面黄白色或淡棕色,未去外皮的呈灰棕色。体重,质硬,富粉性。横切面可见由纤维形成的浅棕色同心性环纹,纵切面可见由纤维形成的数条纵纹。气微,味微甜。

2. 显微鉴别　本品粉末黄白色。淀粉粒甚多,单粒少见,圆球形,直径8～15 μm,脐点隐约可见;复粒多,由2～20多个分粒组成。纤维多成束,壁厚,木化,周围细胞大多含草酸钙方晶,形成晶纤维,含晶细胞壁木化增厚。石细胞少见,类圆形或多角形,直径25～43 μm。具缘纹孔导管较大,纹孔排列极为紧密。

3. 理化鉴别　取本品粉末0.8 g,加甲醇10 mL,放置2 h,滤过,滤液蒸干。残渣加甲醇0.5 mL使其溶解,作为供试品溶液。另取葛根素对照品,加甲醇制成每1 mL含1 mg的溶液,作为对照品溶液。照薄层色谱法试验,吸取上述两种溶液各10 μL,分别点于同一硅胶G薄层板上,使成条状,以二氯甲烷–甲醇–水(7：2.5：0.25)为展开剂,展开,取出,晾干,置紫外光灯(365 nm)下检视。供试品色谱中,在与对照品色谱相应的位置上,显相同颜色的荧光斑点。

【炮制】　除去杂质,洗净,润透,切厚片或切块,干燥。

【化学成分】　主要含异黄酮类物质如大豆苷、大豆苷元、葛根素等;葛根苷类,包括葛根苷A、葛根苷B、葛根苷C等;三萜皂苷类及生物碱类,包括葛根醇、葛根藤素及异黄酮苷和淀粉。

【性味与归经】　甘、辛,凉。归脾、胃经。

【功能主治】　解肌退热,生津止渴,透疹,升阳止泻,通经活络,解酒毒。用于外感发热头痛、项背强痛、口渴、消渴、麻疹不透、热痢、泄泻、眩晕头痛、中风偏瘫、胸痹心痛、酒毒伤中。

【用法用量】　内服:煎汤,10～15 g。

【注意事项】　胃寒及表虚汗多者慎用。

【贮藏】　置通风干燥处,防蛀。

【骨科应用】

1. 药物功效　活血通络止痛:粉葛清扬升散、气味俱薄,味辛可走而发散,善于疏解经气的壅滞,以缓解外邪郁阻、经气不利所致的颈背强痛。粉葛善于鼓舞脾胃清阳之气上升,促进水谷精微物质输布,使津液上升以滋养局部筋脉,以缓解筋脉失于濡润所致的颈背酸痛、僵硬。现代药理表明粉葛具有改善血液流变学、改善血流动力学、改善微循环等作用。粉葛含有多种有效成分,各成分之间药理作用有所不同,葛根素能有效地抑制血小板聚集功能,粉葛能明显升高红细胞膜脂流动性,降低微黏度,改善微循环,具有良好的活血化瘀作用。

2.食物功效　葛根有"千年人参"之美誉。早在汉代张仲景的《伤寒论》中就有"葛根汤"这一著名方剂,至今仍是重要的解表方。经常吃葛根粉能调节人体功能,改善体质,提高机体抗病能力;葛根粉中含有大量的大豆苷,它可以有效地分解体内多余的酒精;葛根里面含有的雌激素很丰富,所以女性朋友在服用了葛根粉之后,可以给身体补充雌激素。

【药膳举例】

1.粉葛五豆龙骨汤

材料:鲜粉葛1000 g,绿豆、赤小豆、黄豆、白眉豆、黑豆各30 g,猪脊骨500 g,鸡脚6只,墨鱼干50 g。

制作:先将猪脊骨洗净,斩大块,连同洗净的鸡脚一起放进沸水中稍焯,捞出冲洗干净血沫;粉葛洗净(别去皮),切厚块。然后,连同洗净的其他食材一起置于砂锅内,加入清水3000 mL、白酒少许,用武火煮沸后改用文火熬2 h,精盐调味,即可。

用法用量:酌量食用。

功效:具有健脾益肾、清热利湿、生津止渴、活血解毒、通经活络等功效。

2.粉葛炖金鸡

材料:粉葛50 g,小公鸡1只。

制作:将粉葛加水700 mL,煎至500 mL,滤过取汁。小公鸡1只宰杀后去毛、内脏,切块,放锅内用适量油稍炒。兑入粉葛药汁、姜丝黄酒,文火焖烂,调入味精、细盐。

用法用量:佐餐食用。

功效:具有活血解肌、补血壮筋的功效。适用于跌打损伤、落枕、颈项病。

94. 布渣叶

【别名】　破布叶、薜宝叶、瓜布木叶。

【来源】　为椴树科植物破布叶 *Microcos paniculata* L. 的干燥叶。

【资源概况】　破布叶属(*Microcos*)全世界约60种,分布于非洲至印度、马来西亚及中南半岛等地。我国有3种,产于南部及西南部。

【产地、生境与分布】　产于广东、广西、云南。生于山谷、平地、斜坡灌丛中。中南半岛、印度及印度尼西亚有分布。

【采收加工】　夏、秋二季采收,除去枝梗和杂质,阴干或晒干。

【鉴别方法】

1.性状鉴别　本品多皱缩或破碎。完整叶展平后呈卵状长圆形或卵状矩圆形,长8～18 cm,宽4～8 cm。表面黄绿色、绿褐色或黄棕色。先端渐尖,基部钝圆,稍偏斜,边缘具细齿。基出脉3条,侧脉羽状,小脉网状。具短柄,叶脉及叶柄被柔毛。纸质,易破碎。气微,味淡,微酸涩。

2. 显微鉴别　本品粉末淡黄绿色。表皮细胞类多角形或类圆形。气孔不定式。非腺毛2种:一种是星状毛,分枝多数,每分枝有数个分隔;另一种是非腺毛单细胞。纤维细长,成束,壁稍厚,纹孔较清晰。草酸钙方晶多见;草酸钙簇晶直径5～20 μm。

3. 理化鉴别　取本品粉末1 g,加水50 mL,加热回流2 h,滤过,滤液浓缩至30 mL,用乙酸乙酯提取2次(30 mL,25 mL),合并乙酸乙酯液,回收溶剂至干。残渣加无水乙醇1 mL使其溶解,作为供试品溶液。另取布渣叶对照药材1 g,同法制成对照药材溶液。照薄层色谱法试验,吸取上述两种溶液各2 μL,分别点于同一硅胶G薄层板上,以二氯甲烷-丁酮-甲酸-水(10:1:0.1:0.1)为展开剂,展开,取出,晾干,置紫外光灯(365 nm)下检视。供试品色谱中,在与对照药材色谱相应的位置上,显相同颜色的荧光斑点。

【化学成分】　主要含有黄酮、生物碱、三萜、挥发油等化合物。

【性味与归经】　微酸,凉。归脾、胃经。

【功能主治】　消食化滞,清热利湿。用于饮食积滞、感冒发热、湿热黄疸。

【用法用量】　内服:煎汤,15～30 g。

【注意事项】　脾胃虚寒者慎服;孕妇不能食用;经期宜少食。

【贮藏】　置干燥处。

【骨科应用】

1. 药物功效

(1)治疗膝骨性关节炎:膝骨性关节炎的发病机制主要为肝肾不足、筋骨不荣,治疗思想应"注重整体、筋骨并重",以补益肝肾、强筋健骨为治则。膝骨性关节炎病人往往有关节沉重和发热感,且不少伴口干口苦,舌红苔黄腻,纳差、便溏等湿热阻于中焦之症,中焦湿阻则运化不利,所以纳差、便溏;湿性黏滞,湿热阻于膝关节则有关节发热、沉重感,布渣叶清利湿热,配以陈皮、麦芽、砂仁,能够化食消滞、健脾祛湿,具有去火抽薪之妙,淡渗利湿,微寒以清热,可以有效调整人体内环境。

(2)抗炎、镇痛:研究表明,布渣叶全草中含有黄酮类、生物碱、三萜类、甾体、有机酸、氨基酸等成分。布渣叶水提物对炎症早期的毛细血管扩张、通透性亢进、渗出和浮肿等表现有抑制作用,表现出明显抗急性炎症作用,同时,布渣叶水提物能够显著提高痛阈值,有良好的镇痛作用。

2. 食物功效　布渣叶含有异鼠李黄素和槲皮黄素等多种成分,是制作凉茶的重要原料,它能清热解毒预防感冒与中暑;另外,对人类的肠胃还有明显调理作用,它不单能促进肠胃中消化液分泌,而且能加快肠胃蠕动,消除肠胃中的炎症与病毒,能让肠胃消化功能处于稳定状态。布渣叶中含有的一些活性成分,还能提高人体内蛋白酶的活性,能加快食物中蛋白质的分解,经常食用可以提高人体对蛋白质的利用率。

【药膳举例】

1. 布渣叶夏枯草雪梨汤

材料:布渣叶25 g,夏枯草25 g,木瓜750 g,雪梨4个,瘦肉400 g,蜜枣4个,盐适量,清水8杯。

制作:洗净布渣叶、夏枯草和蜜枣、雪梨洗净后切件;木瓜去皮、去核,洗净切件;瘦肉洗净,氽水后再冲洗干净,将清水放入瓦煲内,放入全部材料煲约 2 h 后,下盐调味即可。

用法用量:酌量食用。

功效:具有清肝去热的功效。适用于骨性关节炎。

2. 布渣叶茶

材料:布渣叶 10 g,绿茶适量。

制作:将布渣叶和绿茶同热水瓶内,冲入开水 1000 g。

用法用量:当茶饮用,每日饮数次。

功效:具有消滞除积、和胃降逆的功效。适用于脘腹胀满、脾胃消化功能不佳者。

95. 夏枯草

【别名】　夕句、乃东、燕面、麦夏枯、铁色草、棒柱头花、灯笼头、椰头草、棒槌草、锣锤草、牛牯草、广谷草、棒头柱、六月干、夏枯头。

【来源】　为唇形科植物夏枯草 *Prunella vul garis* L. 的干燥果穗。

【资源概况】　夏枯草属植物全球有 15 种,广泛分布于欧亚的温带地区、非洲西北部及北美洲等地。中国产 4 种及 3 变种,即夏枯草及其 2 个变种和 1 种引种栽培。

【产地、生境与分布】　主产于江苏、浙江、安徽、河南等地。全国各地均产。

【采收加工】　夏季果穗呈棕红色时采收,除去杂质,晒干。

【鉴别方法】

1. 性状鉴别　本品呈圆柱形,略扁,长 1.5 ~ 8.0 cm,直径 0.8 ~ 1.5 cm;淡棕色至棕红色。全穗由数轮至十数轮宿萼与苞片组成,每轮有对生苞片 2 片,呈扇形,先端尖尾状,脉纹明显,外表面有白毛。每一苞片内有花 3 朵,花冠多已脱落,宿萼二唇形,内有小坚果 4 枚,卵圆形,棕色,尖端有白色突起。体轻。气微,味淡。

2. 显微鉴别　本品粉末呈灰棕色。非腺毛单细胞多见,呈三角形;多细胞者有时可见中间几个细胞镒缩,表面具细小疣状突起。腺毛有两种:一种是单细胞头,双细胞柄;另一种是双细胞头,单细胞柄,后者有的胞腔内充满黄色分泌物。腺鳞顶面观头部类圆形,4 个细胞,直径 39 ~ 60 μm,有的内含黄色分泌物。宿存萼异形细胞表面观,垂周壁深波状弯曲,直径 19 ~ 63 μm,胞腔内有时含淡黄色或黄棕色物。

3. 理化鉴别　取本品粉末 2.5 g,加 70%乙醇 30 mL,超声处理 30 min,滤过,滤液蒸干。残渣加乙醇 5 mL 使其溶解,作为供试品溶液。另取迷迭香酸对照品,加乙醇制成每 1 mL 含 0.1 mg 的溶液,作为对照品溶液。照薄层色谱法试验,吸取供试品溶液 2 μL、对照品溶液 5 μL,分别点于同一硅胶 G 薄层板上,以环己烷-乙酸乙酯-异丙醇-甲酸(15∶3∶3.5∶0.5)为展开剂,展开,取出,晾干,置紫外光灯(365 nm)下检视。供试品色谱中,在与对照品色谱相应的位置上,显相同颜色的荧光斑点。

【化学成分】　本品含三萜皂苷、芸香苷、金丝桃苷等苷类物质及熊果酸、咖啡酸、游离齐墩果酸等有机酸;花穗中含飞燕草素、矢车菊素的花色苷、d-樟脑、d-小茴香酮等。

【性味与归经】 辛、苦,寒。归肝、胆经。

【功能主治】 清肝泻火,明目,散结消肿。用于目赤肿痛、目珠夜痛、头痛眩晕、瘰疬、瘿瘤、乳痈、乳癖、乳房胀痛。

【用法与用量】 内服:煎汤,9～15 g。

【注意事项】

1. 不宜与螺内酯、氨苯蝶啶等保钾排钠药合用,易致高钾血症。

2. 夏枯草富含钾离子,不宜与钾盐配用,以避免出现血钾过高的危险。

【贮藏】 置干燥处。

【骨科应用】

1. 药物功效

(1)抗炎、抗菌:夏枯草对早期炎症反应有显著的抑制作用,其抗炎效应与肾上腺皮质中糖皮质激素合成、分泌的加强有密切关系。夏枯草水煎剂有广谱抗菌活性,有轻微抗淋球菌作用,对耐甲氧西林金黄色葡萄球菌敏感,对大肠埃希菌、金黄色葡萄球菌、枯草杆菌、青霉素和黑曲霉均有明显抑菌作用。夏枯草敷在伤处可起到消毒、促进伤口复原的功效。

(2)改善血液流变学指标:夏枯草能明显延长寒凝气滞急性血瘀病人的凝血酶原时间、缩短血浆优球蛋白溶解时间,对血液流变学部分指标有改善作用。

2. 食物功效 中医在治疗高血压的时候喜欢加夏枯草来提升降压效果,对于一些高血压的病人日常用夏枯草来泡茶喝能得到很有效的帮助。另外,其经常被人们拿来入汤食用,能起到很好的润肺祛湿的效果,特别是将夏枯草和猪肉一起炖煮,不仅营养价值高,还有中草药的清香,一些比较容易上火的人可以常吃夏枯草。

【药膳举例】

1. 夏枯草海带鸽肉汤

材料:白鸽 1 只,夏枯草 15 g,海带 30 g。

制作:将夏枯草洗净;海带浸泡后洗净切丝;白鸽去毛、内脏、脚爪,洗净,斩块。把夏枯草放入锅内,加清水适量,武火煮沸后,文火煮 30 min,去渣;把海带、白鸽放入夏枯草水内,煮 1 h,调味即可。

用法用量:随量饮用。

功效:具有解毒散结、调养肝肾的功效。适用于肿瘤热痛或不痛,或咳嗽痰稠,口苦咽干等症。

2. 青蒿枯草大蒜汤

材料:大蒜 3 头,青蒿、夏枯草各 30 g。

制作:共用水煎。

用法用量:饮服。每日 1～2 次。

功效:具有清热解毒、健脾理气的功效。适用于关节结核。

96. 当归

【别名】 干归、马尾当归、秦归、马尾归、云归、西当归、岷当归。

【来源】 为伞形科植物当归 *Angelica sinensis*（Oliv.）Diels 的干燥根。

【资源概况】 伞形科当归属是一个湿热带属，主要分布于北温带（中国、朝鲜、韩国、日本）和新西兰，全球大约有 90 种植物。

【产地、生境与分布】 主产于甘肃省东南部的岷县（秦州），产量多，质量好。陕西、四川、云南、湖北等省也有栽培。

【采收加工】 秋末采挖，除去须根和泥沙，待水分稍蒸发后，捆成小把，上棚，用烟火慢慢熏干。

【鉴别方法】

1. 性状鉴别 本品略呈圆柱形，下部有支根 3～5 条或更多，长 15～25 cm。表面浅棕色至棕褐色，具纵皱纹和横长皮孔样突起。根头（归头）直径 1.5～4.0 cm，具环纹，上端圆钝，或具数个明显突出的根茎痕，有紫色或黄绿色的茎和叶鞘的残基；主根（归身）表面凹凸不平；支根（归尾）直径 0.3～1.0 cm，上粗下细，多扭曲，有少数须根痕。质柔韧，断面黄白色或淡黄棕色，皮部厚，有裂隙和多数棕色点状分泌腔。木部色较淡，形成层环黄棕色。有浓郁的香气，味甘、辛、微苦。柴性大、干枯无油或断面呈绿褐色者不可供药用。

2. 显微鉴别 本品横切面：木栓层为数列细胞。栓内层窄，有少数油室。韧皮部宽广，多裂隙，油室和油管类圆形，直径 25～160 μm，外侧较大，向内渐小，周围分泌细胞 6～9 个。形成层成环。木质部射线宽 3～5 列细胞；导管单个散在或 2～3 个相聚，呈放射状排列；薄壁细胞含淀粉粒。

粉末淡黄棕色。韧皮薄壁细胞纺锤形，壁略厚，表面有极微细的斜向交错纹理，有时可见菲薄的横隔。梯纹导管和网纹导管多见，直径约至 80 μm。有时可见油室碎片。

3. 理化鉴别

（1）取本品粉末 0.5 g，加乙醚 20 mL，超声处理 10 min，滤过，滤液蒸干，残渣加乙醇 1 mL 使溶解，作为供试品溶液。另取当归对照药材 0.5 g，同法制成对照药材溶液。照薄层色谱法试验，吸取上述两种溶液各 10 μL，分别点于同一硅胶 G 薄层板上，以正己烷-乙酸乙酯（4∶1）为展开剂，展开，取出，晾干，置紫外光灯（365 nm）下检视。供试品色谱中，在与对照药材色谱相应的位置上，显相同颜色的荧光斑点。

（2）取本品粉末 3 g，加 1% 碳酸氢钠溶液 50 mL，超声处理 10 min，离心，取上清液用稀盐酸调节 pH 至 2～3，用乙醚振摇提取 2 次，每次 20 mL，合并乙醚液，挥干。残渣加甲醇 1 mL 使溶解，作为供试品溶液。另取阿魏酸对照品、藁本内酯对照品，加甲醇制成每 1 mL 各含 1 mg 的溶液，作为对照品溶液。照薄层色谱法试验，吸取上述 3 种溶液各 10 μL，分别点于同一硅胶 G 薄层板上，以环己烷-二氯甲烷-乙酸乙酯-甲酸（4∶1∶1∶0.1）为展开剂，展开，取出，晾干，置紫外光灯（365 nm）下检视。供试品色谱中，在与对照品色谱相应的位置上,显相同颜色的荧光斑点。

【炮制】

1. 当归:除去杂质,洗净,润透,切薄片,晒干或低温干燥。

2. 酒当归:取净当归片,照酒炙法炒干。

【化学成分】　当归中含 β-蒎烯、α-蒎烯、莰烯等中性油成分。含对-甲基苯甲醇、5-甲氧基-2,3-二甲苯酚等酸性油成分、有机酸、糖类、维生素、氨基酸等。

【性味与归经】　甘、辛,温。归肝、心、脾经。

【功能主治】　补血活血,调经止痛,润肠通便。用于血虚萎黄、眩晕心悸、月经不调、经闭痛经、虚寒腹痛、风湿痹痛、跌扑损伤、痈疽疮疡、肠燥便秘。酒当归活血通经,用于经闭痛经,风湿痹痛,跌打损伤。

【用法与用量】　内服:水煎汤,6～12 g。

【注意事项】　热盛出血病人禁服;湿盛中满及大便溏泄者慎服。

【贮藏】　置阴凉干燥处,防潮,防蛀。

【骨科应用】

1. 药物功效　活血消肿止痛:当归是临床常用药,俗有"十方九归"之称,在我国第一部本草学著作《神农本草经》中被列为既能祛邪又可补虚的中品。《景岳全书·本草正》曰:"当归,其味甘而重,故专能补血;其气轻而辛,故又能行血。补中有动,行中有补,诚血中之气药,亦血中之圣药也。"祖国医学认为,当归为血家之圣药,具有补血活血、调经止痛、润燥滑肠、生肌健骨的功用。临床用于治疗骨质疏松、跌打损伤、类风湿性关节炎、骨性关节炎、化脓性关节炎、颈椎病等骨科疾病,用于治疗跌打损伤瘀血作痛:与乳香、没药、桃仁、红花等同用,如复原活血汤(《医学发明》)、活络效灵丹(《医学衷中参西录》)。治疮疡初起肿胀疼痛:与金银花、赤芍、天花粉等解毒消痈药同用,以活血消肿止痛,如仙方活命饮(《妇女良方》)。治风寒痹痛、肢体麻木:宜活血、散寒、止痛,常与羌活、防风、黄芪等同用,如蠲痹汤(《百一选方》)。当归拈痛汤作为金元时期所创的千古名方,现代广泛运用于各种关节痛、痛风、周围血管疾病等。

2. 食物功效　当归主要含蔗糖、多种氨基酸、挥发油以及正丁烯、内酯、烟酸、阿魏酸和半萜类化合物,还含有维生素 A、维生素 E、挥发油、精氨酸及多种矿物质,营养丰富,具有很好的滋补效果,主要以辅疗形式添加到粥或汤中,可以起到调节机体免疫功能,预防疾病、抗癌、抑菌、抗动脉硬化等作用。

【药膳举例】

1. 参归鸡

材料:乌雌鸡 1 只,人参 15 g(也可选党参 60 g 代替人参),当归 15 g。

制作:将雌鸡去毛及内脏,洗净入砂锅,加水适量,煮熟去骨,入当归、人参再煮,即可食用,或入食盐调味。

用法用量:空腹酌量食用。

功效:温中补虚,益气生血。适用于骨伤科术后气血虚弱者。

2. 归芪鸡汤

材料:嫩母鸡 1 只,当归 20 g,黄芪 100 g,精盐、味精、黄酒各适量。

制作:将当归、黄芪洗净,加水煎煮,取其煎液备用。另将母鸡开膛洗净,切成小块,放入砂锅中,加入归芪药液,加适量黄酒、精盐及适量清水,小火炖煮,炖烂即可。

用法用量:佐餐食用。

功效:具有活血祛寒、通经活络的功效。适用于骨折病人。

97. 山奈

【别名】　三奈子、沙姜、三赖、山辣等。

【来源】　为姜科植物山奈 *Kaempferia galangal* L. 的干燥根茎。

【资源概况】　山奈属(*Kaempferia*)植物全世界有 70 种,分布于亚洲热带地区及非洲。我国有 4 种及 1 变种,产于西南部及南部。

【产地、生境与分布】　产于我国台湾、广东、广西、云南等省区。

【采收加工】　冬季采挖,洗净,除去须根,切片,晒干。

【鉴别方法】

1. 性状鉴别　本品多为圆形或近圆形的横切片,直径 1 ~ 2 cm,厚 0.3 ~ 0.5 cm。外皮浅褐色或黄褐色,皱缩,有的有根痕或残存须根;切面类白色,粉性,常鼓凸。质脆,易折断。气香特异,味辛辣。

2. 显微鉴别　本品粉末类黄白色。淀粉粒众多,主为单粒,圆形、椭圆形或类三角形,多数扁平,直径 5 ~ 30 μm,脐点、层纹均不明显。油细胞类圆形或椭圆形,直径 40 ~ 130 μm,壁较薄,胞腔内含浅黄绿色或浅紫红色油滴。螺纹导管直径 18 ~ 37 μm。色素块不规则形,黄色或黄棕色。

3. 理化鉴别　取本品粉末 0.25 g,加甲醇 5 mL,超声处理 10 min,滤过,取滤液作为供试品溶液。另取对甲氧基肉桂酸乙酯对照品,加甲醇制成每 1 mL 含 5 mg 的溶液,作为对照品溶液。照薄层色谱法试验,吸取上述两种溶液各 2 μL,分别点于同一硅胶 GF$_{254}$ 薄层板上,以正己烷-乙酸乙酯(18∶1)为展开剂,展开,取出,晾干,置紫外光灯(254 nm)下检视。供试品色谱中,在与对照品色谱相应的位置上,显相同颜色的斑点。

【化学成分】　根茎含挥发油,其主要成分是对甲氧基桂皮酸乙酯、龙脑、樟烯等。黄酮类成分:山奈酚、山奈素等。此外,还含维生素等。

【性味与归经】　辛,温。归胃经。

【功能主治】　行气温中,消食,止痛。用于胸膈胀满、脘腹冷痛、饮食不消。

【用法与用量】　内服:煎汤,6 ~ 9 g。

【注意事项】　阴虚血亏及胃有郁火者禁服。

【贮藏】　置阴凉干燥处。

【骨科应用】

1. 药物功效

(1)消肿止痛:山奈具有温中除湿、止痛的功效,《岭南采药录》:"治跌打伤,又能消肿。治骨哽,以之和赤芍、威灵仙等分,水煎服。"现代研究表明具有抗菌、抗癌、抗炎作用,用于治疗风湿性关节炎等。

（2）健脾消食：山柰有温中散寒、开胃消食、理气止痛的功效,适宜胃寒之人心腹冷痛、肠鸣腹泻者,纳谷不香、不思饮食或停食不化之人食用。

2. 食物功效　山柰芳香化湿,可起到散寒去湿及辟秽的作用;还可以作为各种菜肴的调味料,改善食欲及脾胃虚寒的现象。

【药膳举例】

1. 山柰炒光鸡

材料:光鸡(去毛净制的鸡)1 只,山柰 3~4 粒。

制作:将退光毛的鸡洗干净,剁块。用盐和料酒腌 20 min。山柰去皮剁碎,葱切成葱花。入热油锅,把鸡爆炒至变色。将鸡推到锅边,炒香山柰和葱白。将鸡和山柰炒匀,再放糖炒匀,盖上锅盖焖至鸡肉熟透。最后撒上剩余的葱花炒匀即可。

用法用量:酌量食用。

功效:具有温中除湿、行气消食功效。适用于脘腹冷痛、饮食不消等。

2. 电饭煲山柰鸡

材料:鸡 1 只,山柰、白糖、盐、胡椒粉、花生油适量。

制作:鲜山柰去皮后切碎成茸;加入白糖、盐各两茶匙,胡椒粉、花生油适量;鸡洗净血水,抹干备用;将拌好的山柰料抹遍鸡身内外,余下的料全部放入鸡肚子内后放置 30 min;放电饭煲内按下煮饭制式,跳制后 3 min 将鸡身转过一边再按下制式,反复 3 次即可。

用法用量:酌量食用。

功效:具有行气温中、消食、止痛功效。适用于胸膈胀满、脘腹冷痛、饮食不消等。

98. 西红花

【别名】　藏红花、番红花、泊夫蓝、番栀子蕊、撒馥兰、撒法郎。

【来源】　为鸢尾科植物番红花 *Crocus sativus* L. 的干燥柱头。

【资源概况】　番红花属植物全世界 75 种,主要分布于欧洲、地中海、中亚等地。我国野生的 1 种,常见栽培的 1 种。

【产地、生境与分布】　我国浙江、江西、江苏、北京、上海有少量栽培。

【采收加工】　10—11 月下旬,晴天早晨日出时采花,再摘取柱头,随即晒干,或在 55~60 ℃下烘干,除去杂质,备用。

【鉴别方法】

1. 性状鉴别　本品呈线形,三分枝,长约 3 cm。暗红色,上部较宽而略扁平,顶端边缘显不整齐的齿状,内侧有一短裂隙,下端有时残留一小段黄色花柱。体轻,质松软,无油润光泽,干燥后质脆易断。气特异,微有刺激性,味微苦。

2. 显微鉴别　本品粉末橙红色。表皮细胞表面观长条形,壁薄,微弯曲,有的外壁凸出呈乳头状或绒毛状,表面隐约可见纤细纹理。柱头顶端表皮细胞绒毛状,直径 26~

56 μm,表面有稀疏纹理。草酸钙结晶聚集于薄壁细胞中,呈颗粒状、圆簇状、梭形或类方形,直径 2~14 μm。

3. 其他鉴别方法

(1)取本品浸水中,可见橙黄色呈直线下降,并逐渐扩散,水被染成黄色,无沉淀。柱头呈喇叭状,有短缝;在短时间内,用针拨之不破碎。

(2)取本品少量,置白瓷板上,加硫酸 1 滴,酸液显蓝色经紫色缓缓变为红褐色或棕色。

(3)取吸光度项下的溶液,照紫外-可见分光光度法,在 458 nm 的波长处测定吸光度,458 nm 与 432 nm 波长处的吸光度的比值应为 0.85~0.90。

4. 理化鉴别　取本品粉末 20 mg,加甲醇 1 mL,超声处理 10 min,放置使澄清,取上清液作为供试品溶液。另取西红花对照药材 20 mg,同法制成对照药材溶液。照薄层色谱法试验,吸取上述两种溶液各 3~5 μL,分别点于同一硅胶 G 薄层板上,以乙酸乙酯-甲醇-水(100∶16.5∶13.5)为展开剂,展开,取出,晾干,分别置日光和紫外光灯(365 nm)下检视。供试品色谱中,在与对照药材色谱相应的位置上,显相同颜色的斑点或荧光斑点(避光操作)。

【化学成分】　柱头含西红花苷、西红花苦苷、西红花酸和西红花醛等。

【性味与归经】　甘,平。归心、肝经。

【功能主治】　活血化瘀,凉血解毒,解郁安神。用于经闭症瘕、产后瘀阻、温毒发斑、忧郁痞闷、惊悸发狂。

【用法用量】　内服:煎汤,1~3 g,或沸水泡服。

【注意事项】《浙江药用植物志》:“月经过多及孕妇忌用。”

【贮藏】　置通风阴凉干燥处,避光,密闭。

【骨科应用】

1. 药物功效　消肿止痛:西红花具有活血化瘀、散郁开结、凉血解毒、活血通络、散瘀止痛的功效。南药《中草药学》:“治血滞月经不调,产后恶露不行,跌打损伤,瘀血作痛。”《浙江药用植物志》:“活血祛瘀,凉血解毒。主治症瘕,创伤疼痛,血热斑疹。”西红花是一种常用活血化瘀药,可治疗诸多循环障碍疾病,如褥疮、溃疡、难愈合性伤口、关节炎等疾病。

2. 食物功效　西红花含胡萝卜素类化合物,其中主要为西红花苷、西红花酸二甲酯,西红花苦苷及挥发油,油中主要为西红花醛等。适用于各种人群。可促进巨噬细胞功能,消除体内“垃圾”,增强细胞免疫力,提高人体抵抗力;含有多种苷的成分,可明显增加冠状动脉的血流量,调节血液循环、凉血解毒、养颜化瘀、抗疲劳、抗衰老。

【药膳举例】

1. 西红花炖牛肉

材料:牛肉 500 g,土豆 500 g,胡萝卜 30 g,西红花 10 g,调料适量。

制作:将牛肉切成小块放入锅中,加水、酱油、花椒、盐、姜、葱等,盖锅再煮至牛肉约五分熟后,加入胡萝卜、土豆煮到起泡后,将西红花加入,小火焖煮约 2 h,直到红萝卜和牛肉都熟烂即可上菜。

用法用量:酌量食用。

功效:具有活血、消除疲劳、强壮身体的功效。适用于疲劳过度、产后血瘀血虚、跌打损伤等症。

2. 西红花酒

材料:西红花 200 g,低度酒 1000 mL,红糖适量。

制作:红花洗净,晒干表面水分,与红糖同装入洁净的纱布袋内,封好袋口,放入酒坛中,加盖密封,浸泡 7 d 即可饮用。

用法用量:每日 1~2 次,每次饮服 20~30 mL。

功效:具有养血养肤、活血通经的功效。适用于妇女血虚、血瘀等症。

99. 草果

【别名】 草果仁、草果子、老蔻。

【来源】 为姜科植物草果 *Amomum tsao-ko* Crevost et Lemaire 的干燥成熟果实。

【资源概况】 豆蔻属(*Amomum*)植物全世界约有 150 种,我国有 24 种及 2 变种。

【产地、生境与分布】 产于福建、广东、云南、广西、贵州、西藏等省区,生长于热带、亚热带湿热荫蔽的阔叶林中。以金平苗族瑶族自治县(被称为"青果之乡")出产最多。栽培或野生于疏林下,海拔 1100~1800 m 处。

【采收加工】 秋季果实成熟时采收,除去杂质,晒干或低温干燥。

【鉴别方法】

1. 性状鉴别 本品呈长椭圆形,具三钝棱,长 2~4 cm,直径 1.0~2.5 cm。表面灰棕色至红棕色,具纵沟及棱线,顶端有圆形突起的柱基,基部有果梗或果梗痕。果皮质坚韧,易纵向撕裂。剥去外皮,中间有黄棕色隔膜,将种子团分成 3 瓣,每瓣有种子,多为 8~11 粒。种子呈圆锥状多面体,直径约 5 mm;表面红棕色,外被灰白色膜质的假种皮,种脊为一条纵沟,尖端有凹状的种脐;质硬,胚乳灰白色。有特异香气,味辛、微苦。

2. 显微鉴别 本品种子横切面:假种皮薄壁细胞含淀粉粒。种皮表皮细胞棕色,长方形,壁较厚;下皮细胞 1 列,含黄色物;油细胞层为 1 列油细胞,类方形或长方形,切向 42~162 μm,径向 48~68 μm,含黄色油滴;色素层为数列棕色细胞,皱缩。内种皮为 1 列栅状厚壁细胞,棕红色,内壁与侧壁极厚,胞腔小,内含硅质块。外胚乳细胞含淀粉粒和少数细小草酸钙簇晶及方晶。内胚乳细胞含糊粉粒和淀粉粒。

3. 理化鉴别 照挥发油测定法提取挥发油,加乙醇制成每 1 mL 含 50 μL 的溶液,作为供试品溶液。另取桉油精对照品,加乙醇制成每 1 mL 含 20 μL 的溶液,作为对照溶液。照薄层色谱法试验,吸取上述两种溶液各 1 μL,分别点于同一硅胶 G 薄层板上,以正己烷-乙酸乙酯(17:3)为展开剂,展开,取出,晾干,喷以 5% 香草醛硫酸溶液,在 105 ℃加热至斑点显色清晰。供试品色谱中,在与对照品色谱相应的位置上,显相同的蓝色斑点。

【炮制】 草果仁:取草果,照清炒法炒至焦黄色并微鼓起,去壳,取仁。用时捣碎。

【化学成分】　果实含挥发油;另含微量元素锌、铜、铁、锰、钴。

【性味与归经】　辛,温。归脾、胃经。

【功能主治】　燥湿温中,截疟除痰。用于寒湿内阻、脘腹胀痛、痞满呕吐、疟疾寒热,瘟疫发热。

【用法用量】　内服:煎汤,3～6 g。可作为调料使用。

【注意事项】

1. 阴虚血少、津液不足、无寒湿者忌服。

2. 阴虚血燥者忌服。

3. 本品忌铁。

4. 凡疟不由于瘴气;心痛胃脘痛由于火而不由于寒;湿热瘀滞,暑气外侵而成滞下赤白,里急后重,及泄泻暴注口渴,湿热侵脾,因作胀满,或小水不利,咸属暑气湿热,皆不当用。

5. 不宜一次性大量食用,以免出现身体上火的情况。

【贮藏】　置阴凉干燥处。

【骨科应用】

1. 药物功效　草果具有温中燥湿、调节胃肠功能,降脂减肥、降血糖、抗氧化、抗肿瘤、抗菌防霉、抗炎镇痛、抗过敏等作用,草果挥发油对金黄色葡萄球菌、耐甲氧西林金黄色葡萄球菌、表皮球菌、白念珠菌、枯草芽孢杆菌、白色葡萄球菌、大肠埃希菌等具有一定的作用。

2. 食物功效　草果作为一种重要的药食两用植物,既可作为中草药材,也可作为调味香料用于菜肴烹饪。可燥湿温中、辟秽截疟,可用于脘腹冷痛、恶心呕吐、泄泻下痢、食积不消、瘟疫、瘴疟等,还能解酒毒、去口臭。

【药膳举例】

1. 羊肉胡萝卜汤

材料:羊肉(瘦)280 g,草果3 g,豌豆50 g,香菜10 g,山药100 g,胡萝卜150 g,葱白10 g,姜4 g,黄酒10 g,胡椒1 g,盐4 g,醋15 g。

制作:将精羊肉洗净,去筋膜,切成小块。豌豆洗净,胡萝卜切除根、叶及尾尖,洗净,切成细丝;山药去皮刮净,切成小薄片。香菜摘去根和老叶,洗净;生姜洗净切片;葱洗净,切段;草果仁装入小纱布袋口内扎口。将羊肉块用沸水焯一下,以去血水和异味,放入锅内。锅内加胡萝卜丝、山药片、葱白、姜片、黄酒、草果仁布袋、胡椒粉,适量清水,用旺火煮沸,撇去浮沫。转用小火炖至羊肉酥烂,捞去葱、姜、草果仁布袋,加入豌豆煮沸。再加盐、香菜、醋,调味即可食用。

用法用量:酌量食用。

功效:具有清热、解毒、利湿、散瘀等功效。适用于肾亏阳痿、腹部冷痛、体虚怕冷、腰膝酸软、面黄肌瘦、气血两亏、病后或产后身体虚亏等。

2. 木瓜羊肉汤

材料:木瓜、羊肉各1000 g,草果3 g,豌豆300 g,粳米50 g,白糖200 g,食盐、味精、胡椒各适量。

制作:将粳米、草果、豌豆淘洗干净;木瓜取汁待用。将羊肉洗净切块,放入铝锅内,加入粳米、草果、豌豆、木瓜汁,再加水适量,先在武火上烧沸,后改用文火炖之,至豌豆烂熟,放入白糖、食盐、味精、胡椒即成。

用法用量:食肉及豆等,饮汤。

功效:具有健脾除湿的功效。适用于脾湿下注之腿足肿痛、麻木不仁等症。

100. 姜黄

【别名】 宝鼎香、黄姜、毛姜黄、黄丝郁金。

【来源】 为姜科植物姜黄 *Curcuma Longa* L. 的干燥根茎。

【资源概况】 姜黄属植物全世界有 50 种左右,主产地为东南亚;澳大利亚北部亦有分布。我国有 4 种,产东南部至西南部。

【产地、生境与分布】 主产于我国台湾、福建、广东、广西、云南等省区,栽培,喜生于向阳处。东亚及东南亚广泛栽培。

【采收加工】 冬季茎叶枯萎时采挖,洗净,煮或蒸至透心,晒干,除去须根。

【鉴别方法】

1. 性状鉴别 本品呈不规则卵圆形、圆柱形或纺锤形,常弯曲,有的具短叉状分枝,长 2~5 cm,直径 1~3 cm。表面深黄色,粗糙,有皱缩纹理和明显环节,并有圆形分枝痕及须根痕。质坚实,不易折断,断面呈棕黄色至金黄色,角质样,有蜡样光泽,内皮层环纹明显,维管束呈点状散在。气香特异,味苦、辛。

2. 显微鉴别 本品横切面:表皮细胞扁平,壁薄。皮层宽广,有叶迹维管束;外侧近表皮处有 6~8 列木栓细胞,扁平;内皮层细胞凯氏点明显。中柱鞘为 1~2 列薄壁细胞;维管束外韧型,散列,近中柱鞘处较多,向内渐减少。薄壁细胞含油滴、淀粉粒及红棕色色素。

3. 理化鉴别 取本品粉末 0.2 g,加无水乙醇 20 mL,振摇,放置 30 min,滤过,滤液蒸干。残渣加无水乙醇 2 mL 使其溶解,作为供试品溶液。另取姜黄对照药材 0.2 g,同法制成对照药材溶液。再取姜黄素对照品,加无水乙醇制成每 1 mL 含 0.5 mg 的溶液,作为对照品溶液。照薄层色谱法试验,吸取上述 3 种溶液各 4 μL,分别点于同一硅胶 G 薄层板上,以三氯甲烷-甲醇-甲酸(96:4:0.7)为展开剂,展开,取出,晾干,分别置日光和紫外光灯(365 nm)下检视。供试品色谱中,在与对照药材色谱和对照品色谱相应的位置上,分别显相同颜色的斑点或荧光斑点。

【炮制】 除去杂质,略泡,洗净,润透,切厚片,干燥。

【化学成分】 根茎含姜黄素类化合物,如姜黄素、双去甲氧基姜黄素、去甲氧基姜黄素等;酸性多糖,如姜黄多糖等;挥发油,如姜黄酮、姜黄烯等。

【性味与归经】 辛、苦,温。归脾、肝经。

【功能主治】 破血行气,通经止痛。用于胸胁刺痛、胸痹心痛、痛经经闭、症瘕、风湿肩臂疼痛、跌扑肿痛。

【用法与用量】　内服:煎汤,3~10 g。外用适量。

【注意事项】

1.血虚无气滞血瘀者慎服。

2.妇女经期忌用,孕妇忌用。

3.阴虚火旺者慎用。

【贮藏】　置阴凉干燥处。

【骨科应用】

1.药物功效

(1)活血止痛:本品辛散温通,苦泄,既入血分又入气分,能活血行气而止痛,可用于气滞血瘀痛证。

(2)散寒除湿止痛:本品辛散苦燥温通,外散风寒湿邪,内行气血,通经止痛,可用于风湿痹痛。

2.食物功效　姜黄是一味香料,在做菜的时候,加入适量的姜黄,能够使做出的食物更加诱人,可以增强人的食欲,不仅吃起来美味,还富有营养。姜黄中含有丰富的姜黄醇、姜黄素以及大量的挥发油物质,它们具有净化血液的作用,可以降低血管中的甘油三酯和胆固醇含量,增加血管的通透性,促进人体血液循环,所以姜黄对血栓、动脉硬化等心血管疾病起到预防的作用。姜黄中含有很多的姜黄素和挥发油物质,它们具有不错的消炎效果,能够对体内的多种细菌具有抑制作用,对多种细菌性疾病起到预防作用。

【药膳举例】

1.姜黄汤

材料:防风5 g,独活5 g,桂枝3 g,芍药3 g,樱皮3 g,姜黄3 g,甘草1 g。

制作:水煎服。

用法用量:每日两次。

功效:具有行气止痛的功效。适用于气滞血瘀所致的诸头项痛、引肩背者。

2.姜黄木瓜豆芽汤

材料:姜黄10 g,木瓜10 g,黄豆芽250 g,油适量,盐5 g。

制作:将姜黄、木瓜洗净备用。准备1个砂锅,将其洗净后,把准备好的姜黄和木瓜放入砂锅内,煎汁去渣。在汤中放入黄豆芽、猪肉同煮汤,熟后再加食盐。

用法用量:佐餐食用。

功效:具有破血行气、清热化湿、宣痹止痛的功效,适用于关节灼热、皮肤红肿局部肿胀变形、屈伸不利之风湿痛。

101. 荜茇

【别名】　荜拨、荜拨梨、阿梨诃他、椹圣、蛤蒌、鼠尾。

【来源】　为胡椒科植物荜茇 *Piper longum* L. 的干燥近成熟或成熟果穗。

【资源概况】　荜茇是胡椒科胡椒属中一种药用价值极高的多年生草本植物。胡椒属植物数量总共有两千多种,在世界上分布很广。我国共有胡椒属61种,其中有30多种胡椒属植物生长在云南省。荜茇原产于热带,国外主要产于菲律宾、印度尼西亚及越南等地。

【产地、生境与分布】 产于广东、云南等地。越南、印度尼西亚、菲律宾等地亦有分布,分布于云南东南至西南部,福建、广东和广西有栽培。

【采收加工】 果穗由绿变黑时采收,除去杂质,晒干。

【鉴别方法】

1. 性状鉴别 本品呈圆柱形,稍弯曲,由多数小浆果集合而成,长1.5~3.5 cm,直径0.3~0.5 cm。表面黑褐色或棕色,有斜向排列整齐的小突起,基部有果穗梗残存或脱落。质硬而脆,易折断,断面不整齐,颗粒状。小浆果球形,直径约0.1 cm。有特异香气,味辛辣。

2. 显微鉴别 本品粉末灰褐色。石细胞类圆形、长卵形或多角形,直径25~61 μm,长至170 μm,壁较厚,有的层纹明显。油细胞类圆形,直径25~66 μm。内果皮细胞表面观呈长多角形,垂周壁不规则连珠状增厚,常与棕色种皮细胞连结。种皮细胞红棕色,表面观呈长多角形。淀粉粒细小,常聚集成团块。

3. 理化鉴别

(1)取本品粉末少量,加硫酸1滴,显鲜红色,渐变红棕色,后转棕褐色。

(2)取本品粉末0.8 g,加无水乙醇5 mL,超声处理30 min,滤过,取滤液作为供试品溶液。另取胡椒碱对照品,置棕色量瓶中,加无水乙醇制成每1 mL含4 mg的溶液,作为对照品溶液。照薄层色谱法试验,吸取上述两种溶液各2 μL,分别点于同一硅胶G薄层板上,以甲苯-乙酸乙酯-丙酮(7:2:1)为展开剂,展开,取出,晾干,置紫外光灯(365 nm)下检视。供试品色谱中,在与对照品色谱相应的位置上,显相同的蓝色荧光斑点;喷以10%硫酸乙醇溶液,加热至斑点显色清晰,在与对照品色谱相应的位置上,显相同的褐黄色斑点。

【炮制】 除去杂质。用时捣碎。

【化学成分】 果实含胡椒碱,棕榈酸,四氢胡椒酸,挥发油等。

【性味与归经】 辛,热。归胃、大肠经。

【功能主治】 温中散寒,下气止痛。用于脘腹冷痛、呕吐、泄泻、寒凝气滞、胸痹心痛、头痛、牙痛。

【用法用量】 内服:水煎汤,1~3 g。外用:适量,研末塞龋齿孔中。

【注意事项】

1. 荜茇多服走泄真气,令人肠虚下重。

2. 荜茇辛热耗散,能动脾肺之火,多用令人目昏,食料尤不宜之。

3. 荜茇味大辛,须同(人)参、(白)术、(当)归、地(黄)诸甘温剂用之尤效。

4. 荜茇多用,令人上气。

5. 荜茇易与同科植物假蒟的干燥成熟果穗相混淆。荜茇味辛,性热,具有温中散寒、止痛的功效,用于治疗脘腹冷痛、呕吐、腹泻、牙痛等;假蒟味微辛,性温,具有温中暖胃,祛风行气,化湿消肿,消滞化痰的功效,用于治疗腹胀腹痛、肠炎腹泻、食欲减退、肾炎浮肿、风湿痛、牙痛等。两者的性味不同,而且从显微鉴别、理化鉴别、薄层鉴别、液相鉴别等,也可以看出明显区别,不可混用。

【贮藏】 置阴凉干燥处,防蛀。

【骨科应用】

1. 药物功效 荜茇具有温中散寒、下气止痛的功效,临床用于治疗脘腹冷痛、食欲减退、消化不良、肾寒、呕吐、泄泻等症,可促消化、调理肠胃、止痛、通气,外用治疗牙痛、偏头痛等。研究发现,荜茇主要含有挥发油、氨基酸、生物碱及酰胺类等,这些成分具有抗炎、抗菌、调节体内代谢等作用。能够降低血清中总胆固醇含量等调节血脂,荜茇酰胺能够抑制肿瘤细胞增殖具有抗肿瘤作用,通过影响血清干扰素、抑制炎症介质的异常分泌起到抗炎作用,作为一种传统的民族药材,具有丰富的药用价值。

2. 食物功效 荜茇果实含胡椒碱、棕榈酸、四氢胡椒酸、1-十一碳烯基-3,4-甲撑二氧苯、哌啶、挥发油(不含 N,也不含酚性、醛性及酮性物质)。荜茇还含 N-异丁基癸二烯(反-2,反-4)酰胺、芝麻素。它能加快人体内寒毒代谢并能防止人体因寒毒过重而出现的身体不适;还能预防脾胃不和,防止恶心呕吐和反胃吐酸等不良症状的出现,另外能消除肠道中的致病细菌及炎症。

【药膳举例】

1. 荜茇粥

材料:荜茇、桂心、胡椒各 1 g,粳米 50 g,盐适量。

制作:前 3 味药分别研末。如常法煮米做粥,将熟时入荜茇、桂心、胡椒末等调匀,可入盐少许。

用法用量:宜晨起空腹食用。

功效:具有温胃散寒、下气止痛的功效。适用于脾胃虚弱所致的食欲减退、四肢不温等。

2. 荜茇头蹄

材料:荜茇 30 g,羊头 1 个,羊蹄 4 个,干姜 30 g,胡椒 10 g,葱白 50 g,盐、豆豉各适量。

制作:羊头、羊蹄去毛洗净,置锅内,加水适量,炖至五成熟时,入荜茇、干姜、葱白、豆豉、胡椒、盐,小火炖至熟烂。

用法用量:食肉饮汤,佐餐分顿食。

功效:具有温补脾胃的功效。适用于久病体弱、脾胃虚寒等。

102. 党参

【别名】 上党人参、黄参、狮头参、中灵草。

【来源】 为桔梗科植物党参 *Codonopsis pilosula* (Franch.) Nannf.、素花党参 *Codonopsis pilosula* Nannf. var. *modesta* (Nannf.) L. T. Shen 或川党参 *Codonopsis tangshen* Oliv. 的干燥根。

【资源概况】 党参属植物全世界有 40 种,分布于亚洲中部和东部,我国有 39 种。大多数可供药用。

【产地、生境与分布】 产于吉林、辽宁、黑龙江。长白山是东党参主产区之一,野生栽培均有。朝鲜半岛、蒙古、俄罗斯也有分布。

【采收加工】 秋季采挖,洗净,晒干。

【鉴别方法】

1. 性状鉴别 党参呈长圆柱形,稍弯曲,长 10～35 cm,直径 0.4～2.0 cm。表面灰黄色、黄棕色至灰棕色,根头部有多数疣状突起的茎痕及芽,每个茎痕的顶端呈凹下的圆点状;根头下有致密的环状横纹,向下渐稀疏,有的达全长的一半,栽培品环状横纹少或无;全体有纵皱纹和散在的横长皮孔样突起,支根断落处常有黑褐色胶状物。质稍柔软或稍硬而略带韧性,断面稍平坦,有裂隙或放射状纹理,皮部淡棕黄色至黄棕色,木部淡黄色至黄色。有特殊香气,味微甜。

素花党参(西党参)长 10～35 cm,直径 0.5～2.5 cm。表面黄白色至灰黄色,根头下致密的环状横纹常达全长的一半以上。断面裂隙较多,皮部灰白色至淡棕色。

川党参长 10～45 cm,直径 0.5～2.0 cm。表面灰黄色至黄棕色,有明显不规则的纵沟。质较软而结实,断面裂隙较少,皮部黄白色。

2. 显微鉴别 木栓细胞数列至十数列,外侧有石细胞,单个或成群。栓内层窄。韧皮部宽广,外侧常现裂隙,散有淡黄色乳管群,并常与筛管群交互排列。形成层成环。木质部导管单个散在或数个相聚,呈放射状排列。薄壁细胞含菊糖。

3. 理化鉴别 取本品粉末 1 g,加甲醇 25 mL,超声处理 30 min,滤过,滤液蒸干。残渣加水 15 mL 使溶解,通过 D101 型大孔吸附树脂柱(内径为 1.5 cm,柱高为 10 cm),用水 50 mL 洗脱,弃去水液,再用 50% 乙醇 50 mL 洗脱,收集洗脱液,蒸干。残渣加甲醇 1 mL 使溶解,为供试品溶液。另取党参炔苷对照品,加甲醇制成每 1 mL 含 1 mg 的溶液,作为对照品溶液。照薄层色谱法试验,吸取供试品溶液 2～4 μL、对照品溶液 2 μL,分别点于同一高效硅胶 G 薄层板上,以正丁醇-冰醋酸-水(7:1:0.5)为展开剂,展开,取出,晾干,喷以 10% 硫酸乙醇溶液,在 100 ℃加热至斑点显色清晰,分别置日光和紫外光灯(365 nm)下检视。供试品色谱中,在与对照品色谱相应的位置上,显相同颜色的斑点或荧光斑点。

【炮制】

1. 党参片:除去杂质,洗净,润透,切厚片,干燥。

2. 米炒党参:取党参片,照炒法用米拌炒至表面深黄色,取出,筛去米,放凉。每 100 kg 党参片,用米 20 kg。

【化学成分】 党参主要成分有甾醇类,如 α-菠菜醇、豆甾醇等。糖苷类,如菊糖、果糖(Fructose)、丁香苷等。生物碱及含氮成分、如胆碱、党参酸等。此外,还含有挥发性成分、三萜类及其他成分等。

【性味与归经】 甘,平。归脾、肺经。

【功能主治】 健脾益肺,养血生津。用于脾肺气虚,食少倦怠,咳嗽虚喘,气血不足,面色萎黄,心悸气短,津伤口渴,内热消渴。

【用法用量】　内服:煎汤,每次 9～30 g;或熬膏、入丸、散剂。食用:煲汤、泡酒或代茶饮。

【注意事项】

1.气滞、肝火盛者禁用。

2.邪盛而正不虚者不宜用。

3.党参不可与鱼虾、黄豆制品等一起食用。

4.不宜与藜芦同用。

【贮藏】　置通风干燥处,防蛀。

【骨科应用】

1.药物功效

(1)健脾胃:党参性味甘平,主要是入脾、肾经,能健脾和胃,促进脾胃运化、营养吸收,从而使红细胞、血红蛋白增加;另研究表明党参的提取物还能提高人体血液的超氧化物歧化酶的活性,增强清除自由基的能力,对人体有一定的抗疲劳、延缓衰老的作用,临床中可配合白术、茯苓、甘草、陈皮来增强脾胃功能;常用于骨质疏松、术后或长期卧床引起的四肢困倦、短气乏力、食欲减退、大便溏软等症。

(2)补气养血:党参具有益气补血的功效,可配合白术、茯苓、甘草、当归、熟地黄、白芍、川芎,以达气血双补的作用。骨伤后期病人外伤筋骨,内伤气血以及长期卧床出现各种气血亏损、筋骨萎弱症,应用气血双补为主的八珍汤可以起到良好的治疗效果。

2.食物功效　党参营养丰富,一般人群均可食用。尤其适宜体质虚弱,气血不足,面色萎黄,以及病后产后体虚者。对神经系统有兴奋作用,能增强机体抵抗力;能扩张周围血管而降低血压,又可抑制肾上腺素的升压作用;有调节胃肠运动,抗溃疡,抑制胃酸分泌,降低胃蛋白酶活性等作用,防止胃溃疡。

【药膳举例】

1.党参鹿肉汤

材料:党参、杜仲各 10 g,鹿肉 300 g,生姜 5 片,大葱 2 段,调料适量。

制作:党参、杜仲用纱布包好,与鹿肉片、生姜、大葱共煮至鹿肉熟烂,调味即可。

用法用量:随量食肉喝汤,可连服 10 d。

功效:具有补肝肾、强筋骨、健脾益气的功效。适用于脾肾不足型腰椎间盘突出症,证见筋骨萎弱者。

2.参苓粥

材料:党参 20 g,茯苓 20 g,粳米 100 g,生姜少许。

制作:党参、生姜切为薄片,把茯苓捣碎,浸泡半小时。煎取药汁,后再煎取汁,将一、二煎药汁合并,同粳米煮粥。

用法用量:分早晚 2 次服食。

功效:具有益气补虚、健脾养胃的功效。适用于骨折、跌打损伤等引起的脾胃虚弱、气血不足,以及气虚体弱、脾胃不足、倦怠无力、面白、饮食减少、食欲减退的病人。

103. 肉苁蓉

【别名】 大云、疆芸、寸芸、苁蓉、查干告亚。

【来源】 为列当科植物肉苁蓉 *Cistanche deserticola* Y. C. Ma 或管花肉苁蓉 *Cistanche tubulosa*（Schenk）Wight 的干燥带鳞叶的肉质茎。

【资源概况】 肉苁蓉属植物全世界有 20 种，分布于北半球中纬度区域的地中海沿岸、中东地区、中亚、南亚北部。我国有 6 种。

【产地、生境与分布】 生于沙丘荒漠中。主要寄生于藜科植物梭梭 *Haloxylon ammodendron*（C. A. Mey.）Bge. 的根上。分布于内蒙古、陕西、甘肃、青海、宁夏及新疆。

【采收加工】 春季苗刚出土时或秋季冻土之前采挖，除去茎尖。切段，晒干。

【鉴别方法】

1. 性状鉴别 肉苁蓉呈扁圆柱形，稍弯曲，长 3～15 cm，直径 2～8 cm。表面棕褐色或灰棕色，密被覆瓦状排列的肉质鳞叶，通常鳞叶先端已断。体重，质硬，微有柔性，不易折断，断面棕褐色，有淡棕色点状维管束，排列成波状环纹。气微，味甜、微苦。

管花肉苁蓉呈类纺锤形、扁纺锤形或扁柱形，稍弯曲，长 5～25 cm，直径 2.5～9.0 cm。表面棕褐色至黑褐色。断面颗粒状，灰棕色至灰褐色，散生点状维管束。

2. 显微鉴别 表皮细胞 1 列，扁平多边形，长 24～48 μm，宽 24～40 μm。排列紧密，外被薄角质层。皮层由数十列排列紧密的薄壁细胞组成，薄壁细胞类圆形、椭圆形、多角形或不规则形，内含淀粉粒，接近维管束周围的薄壁细胞具有孔纹。皮层中有叶迹维管束散在。中柱维管束为无限外韧型，常 16～22 个排列成较规则的深波状或锯齿状圆环。韧皮部由多角形排列紧密的薄壁细胞组成，形成层不甚明显。木质部导管多角形，螺纹导管或网状导管，长 16～18 μm，壁厚 4～6 μm。具斜单状穿孔板。具斜单状穿孔板。木质部外侧有纤维，非木化，射线明显，髓部呈多角形。皮层及髓部细胞内淀粉粒。

3. 理化鉴别 取本品粉末 1 g，加甲醇 20 mL，超声处理 15 min，滤过，滤液浓缩至近干。残渣加甲醇 2 mL 使其溶解，作为供试品溶液。另取松果菊苷对照品、毛蕊花糖苷对照品，加甲醇分别制成每 1 mL 含 1 mg 的溶液，作为对照品溶液。照薄层色谱法试验，吸取上述 3 种溶液各 2 μL，分别点于同一聚酰胺薄层板上，以甲醇-醋酸-水（2:1:7）为展开剂，展开，取出，晾干，置紫外光灯（365 nm）下检视。供试品色谱中，在与对照品色谱相应的位置上，显相同颜色的荧光斑点。

【炮制】

1. 肉苁蓉片：除去杂质，洗净，润透，切厚片，干燥。

2. 酒苁蓉：取净肉苁蓉片，照酒炖或酒蒸法炖或蒸至酒吸尽。

【化学成分】 主要为苯乙醇苷类、多糖、环烯醚萜类、D-甘露醇、β-谷甾醇、烃类、生物碱、黄酮类、氨基酸和无机微量元素等。

【性味与归经】 甘、咸，温。归肾、大肠经。

【功能主治】　补肾阳,益精血,润肠通便。用于肾阳不足,精血亏虚,阳痿不孕,腰膝酸软,筋骨无力,肠燥便秘。

【用法用量】　内服:酒炖或酒蒸,熬制成酒苁蓉来入药,水煎汤,每次 6～10 g。食用:泡茶、煮粥、煲汤、炖肉以及泡酒。

【注意事项】

1. 由于肉苁蓉温阳作用比较强,阴虚火旺及大便泄泻者忌服。

2. 肉苁蓉是不能用铁器、铜器等泡水泡酒的,因为这类金属物品会吸收肉苁蓉的营养成分,使肉苁蓉失去它本身的营养价值。

【贮藏】　置通风干燥处,防蛀。

【骨科应用】

1. 药物功效

(1)抗骨质疏松:肉苁蓉味甘、咸,性温,归肾经。具有补肾阳、益精血的功效。可双向调节骨形成和骨吸收,改善血清碱性磷酸酶、钙、磷代谢,提高骨密度,能够有效抗骨质疏松;肉苁蓉水提物还具有促进骨质疏松性骨折愈合的作用。

(2)润肠通便:肉苁蓉具有益精血、润肠通便的作用,适用于虚性便秘,且便秘兼有腰酸、肾阳不足、遗尿遗精的症状者。如:苁蓉通便方在骨伤科术后便秘中应用广泛,疗效确切。

2. 食物功效　肉苁蓉营养价值极高,主要营养成分是氨基酸、维生素、矿物质、肉苁蓉苷等,素有"沙漠黄金"之称。可以增强人体的免疫力,调节内分泌,促进新陈代谢。一般人群都可食用,特别适用于一些男性性功能减退、女性月经不调、不孕、腰膝酸痛、高血压、便秘人群。

【药膳举例】

1. 枸杞肉苁蓉粥

材料:枸杞子 30 g,肉苁蓉 30 g,粳米 100 g,羊肾 1 只,盐、油、味精、料酒、葱、姜各适量。

制作:羊肾切成两半去掉膜皮,切成片漂洗净后,切成小块,用盐、料酒、味精拌匀后腌片刻备用;肉苁蓉洗净切丝,置于锅内,煎煮取汁;枸杞子洗净;粳米淘洗干净。锅烧热放入油,至八成热,放入羊肾块煸炒,放入葱、姜末炒出香味,烹入料酒、盐后炒透,出锅备用。再将粳米入锅内加水、枸杞烧沸,转文火至米成稀粥,加入羊肾、肉苁蓉汁,拌匀后即可。

用法用量:早晚饮用,7 d 为 1 个疗程。

功效:具有生精益血、壮阳补肾的功效。适用于老年人体弱骨折。大便泄泻者忌服。

2. 苁蓉羊肉粥

材料:羊肉 500 g,肉苁蓉 30 g,粳米 100 g。

制作:将肉苁蓉洗净,水煮煎汁去渣;羊肉洗净,切碎;粳米洗净,共煮粥。待粥成时加食盐、姜丝、葱粒调味。

用法:佐餐食用。

功效:具有补肾阳、益精血、润肠道的功效。适用骨折后期、筋骨痿弱、腰膝冷痛骨痂生长缓慢者。

104. 铁皮石斛

【别名】 铁吊兰、铁皮兰、黑节草。

【来源】 为兰科植物铁皮石斛 *Dendrobium officinale* Kimura et Migo 的干燥茎。

【资源概况】 石斛属植物全世界约有 1500 种,我国现在共有 76 种。

【产地、生境与分布】 生于海拔达 1600 m 的山地半阴湿的岩石上。分布于安徽、浙江、福建、广西和云南等地。现已通过人工组培育苗,大田栽培获得成功,近年在浙江、云南等地已形成较大种植规模。

【采收加工】 11 月至次年 3 月采收,除去杂质,剪去部分须根,边加热边扭成螺旋形或弹簧状,烘干;或切成段,干燥或低温烘干,前者习称"铁皮枫斗"(耳环石斛);后者习称"铁皮石斛"。

【鉴别方法】

1. 性状鉴别 铁皮枫斗呈螺旋形或弹簧状,通常为 2~6 个旋纹,茎拉直后长 3.5~8.0 cm,直径 0.2~0.4 cm。表面黄绿色或略带金黄色,有细纵皱纹,节明显,节上有时可见残留的灰白色叶鞘;一端可见茎基部留下的短须根。质坚实,易折断,断面平坦,灰白色至灰绿色,略角质状。气微,味淡,嚼之有黏性。铁皮石斛呈圆柱形的段,长短不等。

2. 显微鉴别 表皮细胞 1 列,扁平,外壁及侧壁稍增厚、微木化,外被黄色角质层,有的外层可见无色的薄壁细胞组成的叶鞘层。基本薄壁组织细胞多角形,大小相似,其间散在多数维管束,略排成 4~5 圈,维管束外韧型,外围排列有厚壁的纤维束,有的外侧小型薄壁细胞中含有硅质块。含草酸钙针晶束的黏液细胞多见于近表皮处。

3. 理化鉴别 取本品粉末 1 g,加三氯甲烷-甲醇(9:1)混合溶液 15 mL,超声处理 20 min,滤过,滤液作为供试品溶液。另取铁皮石斛对照药材 1 g,同法制成对照药材溶液,照薄层色谱法试验,吸取上述两种溶液各 2~5 μL,分别点于同一硅胶 G 薄层板上,以甲苯-甲酸乙酯-甲酸(6:3:1)为展开剂,展开,取出,烘干,喷以 10% 硫酸乙醇溶液,在 95 ℃ 加热 3 min,置紫外光灯(365 nm)下检视。供试品色谱中,在与对照药材色谱相应的位置上,显相同颜色的荧光斑点。

【化学成分】 茎含有的物质:多糖;石斛碱、石铜碱、石斛胺等生物碱;菲类化合物如鼓槌菲和毛兰素;谷氨酸、天冬氨酸、甘氨酸、亮氨酸等多种氨基酸;铁、锌、锰、铜等微量元素。

【性味与归经】 甘,微寒。归胃、肾经。

【功能主治】 益胃生津,滋阴清热。用于热病津伤、口干烦渴、胃阴不足、食少干呕、病后虚热不退、阴虚火旺、骨蒸劳热、目暗不明、筋骨痿软。

【用法用量】 内服:煎汤,每次 6~12 g。食用:代茶饮或作为煲汤料、保健品。

【注意事项】

1. 虚而无火,或是实热证、舌苔厚腻、腹胀者忌食。

2. 温热病不宜早用,如感冒初期。

3. 湿温未化燥者忌食。

4. 胃寒者禁服。

【贮藏】　置通风干燥处,防潮。

【骨科应用】

1. 药物功效　强筋健骨:人进入中年以后,阴津开始衰弱,筋骨功能逐渐减退,铁皮石斛能够滋养阴液、润滑关节,从而达到强筋健骨、流利关节、增强抗风湿的效果。现代药理研究表明,铁皮石斛能提高应激能力,具有良好的抗疲劳、耐缺氧的作用。

2. 食物功效　铁皮石斛富含多糖、黏液质及几十种微量元素,素有"千金草""神仙草"之称。含有多糖类物质,具有增强免疫功能的作用;含有的黏液质,对人体皮肤有滋润营养作用;含有多种微量元素,与人体的健康长寿有着密切的关系。其对人体的抗衰老作用比一般的药物更广泛、更全面,还可以增强胰岛素活性,降低血糖水平;对脾胃病中常见的致病菌幽门螺杆菌有较好的抑制作用,有助于治疗萎缩性胃炎、浅表性胃炎、十二指肠溃疡等幽门螺杆菌阳性的病症,还能够促进胃液的分泌,增强胃的排空能力,帮助消化。

【药膳举例】

1. 独活石斛酒

材料:独活40 g,炮姜20 g,铁皮石斛、牛膝、丹参、草薢、制附子、赤茯苓、秦艽、山茱萸各30 g。防风、肉桂、白术、川芎、当归、人参、甘菊花各20 g,薏苡仁、生地黄各40 g,酒2.5 kg。

制作:将上药捣碎,用酒浸于净器中,7 d后开取去渣备用。

用法用量:每次饭前随量温饮。

功效:具有祛风除湿、散寒止痛、益气强筋、通络活血的功效。适用于增生性关节炎及感受风湿、腰膝酸痛等。

2. 石斛酒

材料:铁皮石斛(去根)300 g,牛膝250 g,杜仲(削去粗皮)、丹参各120 g,生地黄(切,曝令水气干)500 g。

制作:上药都切成细片,以生绢袋盛之,用清酒25 kg,于瓮子中密封,浸泡7 d开。

用法用量:每次服1中盅,1 d可服2~3次。

功效:具有强筋骨、益肝肾、祛风湿、止痹痛的功效。适用于辅助治疗强直性脊柱炎风痹脚弱、腰胯冷痛等症状。

105. 西洋参

【别名】　西洋人参、西参、花旗参、广东人参。

【来源】　为五加科植物西洋参 *Panax quinquefolium* L. 的干燥根。

【资源概况】　人参属植物全世界有10种,该属植物主产于亚洲东部及北美。其中仅有西洋参1种分布于北美地区,其他全部分布在东亚,尤其是我国西南地区。我国共有 8 种,均是特产药用植物。

【产地、生境与分布】 原产北美(加拿大及美国),现我国华北(北京、河北、河南、山东)、东北三省有大量的栽培。浙江、安徽、江西、福建、湖北、湖南等地也有引种。

【采收加工】 秋季采挖,洗净,晒干或低温干燥。

【鉴别方法】

1. 性状鉴别 本品呈纺锤形、圆柱形或圆锥形,长 3 ~ 12 cm,直径 0.8 ~ 2.0 cm。表面浅黄褐色或黄白色,可见横向环纹和线形皮孔状突起,并有细密浅纵皱纹和须根痕。主根中下部有一至数条侧根,多已折断。有的上端有根茎(芦头),环节明显,茎痕(芦碗)圆形或半圆形,具不定根(芋)或已折断。体重,质坚实,不易折断,断面平坦,浅黄白色,略显粉性,皮部可见黄棕色点状树脂道,形成层环纹棕黄色,木部略呈放射状纹理。气微而特异,味微苦、甘。

2. 显微鉴别 西洋参茎横切:表皮由一列类方形细胞构成。其构成有皮层、绿皮层、维管束、形成层、簇晶。叶横切片可见叶中脉处向下呈明显的 U 字形突出,其构成有上表皮细胞、下表皮多由小型类方形薄壁细胞构成,其内侧有 1 ~ 2 层厚角细胞,偶见有簇晶。西洋参茎叶粉末可见多数导管,主要为孔纹、梯纹及螺纹导管。气孔常见,多为不定式或不等式,副卫细胞明显。草酸钙簇晶较少,有的棱角尖锐。树脂道不易察见。

3. 理化鉴别 取本品粉末 1 g,加甲醇 25 mL,加热回流 30 min,滤过,滤液蒸干。残渣加水 20 mL 使溶解,加水饱和的正丁醇振摇提取 2 次,每次 25 mL。合并正丁醇提取液,用水洗涤 2 次,每次 10 mL,分取正丁醇液,蒸干,残渣加甲醇 4 mL 使溶解,作为供试品溶液。另取西洋参对照药材 1 g,同法制成对照药材溶液。再取拟人参皂苷 F_{11} 对照品、人参皂苷 Rb_1 对照品、人参皂苷 Re 对照品、人参皂苷 Rg_1 对照品,加甲醇制成每 1 mL 各含 2 mg 的溶液,作为对照品溶液。照薄层色谱法试验,吸取上述 6 种溶液各 2 μL,分别点于同一硅胶 G 薄层板上,以三氯甲烷-乙酸乙酯-甲醇-水(15∶40∶22∶10)5 ~ 10 ℃ 放置 12 h 的下层溶液为展开剂,展开,取出,晾干,喷以 10% 硫酸乙醇溶液,在 105 ℃ 加热至斑点显色清晰,分别置日光和紫外光灯(365 nm)下检视。供试品色谱中,在与对照药材色谱和对照品色谱相应的位置上,分别显相同颜色的斑点或荧光斑点。

【炮制】 去芦,润透,切薄片,干燥或用时捣碎。

【化学成分】 含多种人参皂苷、多种挥发性成分、树脂、淀粉、糖类及氨基酸、无机盐等。

【性味与归经】 甘、微苦,凉。归心、肺、肾经。

【功能主治】 补气养阴,清热生津。用于气虚阴亏、虚热烦倦、咳喘痰血、内热消渴、口燥咽干。

【用法用量】 内服:煎汤(另煎汁和服),3 ~ 6 g;或入丸、散。食用:代茶饮、煲汤或作为保健品。

【注意事项】

1. 中焦脾胃虚寒或夹有寒湿者不宜服用。

2. 食用西洋参时应忌咖啡、浓茶。

3. 反铁器,忌藜芦。

【贮藏】 置阴凉干燥处。密封,防蛀。

【骨科应用】

1.药物功效

(1)促进骨折愈合:西洋参味甘、性凉,归脾经,具有益气养阴,清热生津,凉心脾,益肺肾的功效。损伤早期,气血受损,可以用补气摄血法;损伤后期,可用补气养血法。而西洋参属于补气药,其主要成分 Rb_1、Rg_1 对骨髓蛋白质的合成均有促进作用,还可以通过增加骨折愈合过程中成骨细胞数量,提高骨胶原纤维合成及提高骨痂灰度来促进骨折愈合。

(2)预防骨伤科术后并发症:骨伤科高龄病人术后气血两虚,应特别重视预防和控制肺部感染及深静脉血栓的形成。西洋参益气补中,不仅能够影响机体的全身功能,而且对局部的血液循环也有影响,可以增强免疫力、预防术后并发症。

2.食物功效 西洋参含有大量人体必需的蛋白质与氨基酸,还有一些维生素与矿物质,能够为人体提供足够的营养,是一种比较温凉的补品,适用于容易疲劳和需要增强记忆力的人;又可养胃,改善肠道的吸收功能,有助长消化的功效,对慢性胃病有一定的疗效,还能缓解人体的便秘症状,加快肠道的排毒速度。

【药膳举例】

1.西洋参龙眼饮

材料:西洋参 3 g,龙眼肉 30 g,冰糖 5 g。

制作:将 3 种原料同时放入蒸碗中,加水适量,上笼蒸 2 h,至稀稠状,起锅备饮。

用法用量:每日 1 次。

功效:具有养血、滋阴安神的作用,用于骨伤科术后或腰肌劳损气阴两虚、心脾不足所致的心悸失眠多梦等症。

2.大枣茯苓洋参粥

材料:西洋参 5 g,茯苓粉 30 g,大枣 10 枚,粳米 80 g,白糖适量。

制作:先将大枣去核,洗净,放入锅中,加入适量的水烧沸,再加入粳米、西洋参,煮成粥,粥熟时加入茯苓粉、白糖拌匀,稍煮即可。

用法用量:每日早晚分 2 次温热服用。

功效:利水渗湿,健脾补中。适用于滑膜炎、骨性关节炎等病人。

106. 黄芪

【别名】 黄耆、棉芪、独椹、百本、百药棉、黄参、血参、人衔等。

【来源】 为豆科植物蒙古黄芪 *Astragalus membranaceus*(Fisch.)Bge. *var. monghlicus*(Bge.)Hsiao 或膜荚黄芪 *Astragalus membranaceus*(Fisch.)Bge. 的干燥根。

【资源概况】 黄芪属植物全世界有 2000 多种,分布于北半球、南美洲及非洲,稀见于北美洲和大洋洲。我国有 278 种,2 亚种,35 变种,2 变型。南北各省区均产,但主要分布于西藏(喜马拉雅山区)、亚洲中部和东北等地。

【产地、生境与分布】 膜荚黄芪产于东北、华北及西北。生于林缘、灌丛或疏林下,亦见于山坡草地或草甸中,全国各地多有栽培。蒙古黄芪产于黑龙江、内蒙古、河北、山西。生于向阳草地及山坡上。

【采收加工】 春、秋二季采挖,除去须根和根头,晒干。

【鉴别方法】

1. 性状鉴别 本品呈圆柱形,有的有分枝,上端较粗,长 30 ~ 90 cm,直径 1.0 ~ 3.5 cm。表面淡棕黄色或淡棕褐色,有不整齐的纵皱纹或纵沟。质硬而韧,不易折断,断面纤维性强,并显粉性,皮部黄白色,木部淡黄色,有放射状纹理和裂隙,老根中心偶呈枯朽状,黑褐色或呈空洞。气微,味微甜,嚼之微有豆腥味。

2. 显微鉴别 本品横切面:木栓细胞多列;栓内层为 3 ~ 5 列厚角细胞。韧皮部射线外侧常弯曲,有裂隙;纤维成束,壁厚,木化或微木化,与筛管群交互排列,近栓内层处有时可见石细胞。形成层成环。木质部导管单个散在或 2 ~ 3 个相聚;导管间有木纤维;射线中有时可见单个或 2 ~ 4 个成群的石细胞。薄壁细胞含淀粉粒。粉末黄白色。纤维成束或散离,直径 8 ~ 30 μm,壁厚,表面有纵裂纹,初生壁常与次生壁分离,两端常断裂成须状,或较平截。具缘纹孔导管无色或橙黄色,具缘纹孔排列紧密。石细胞少见,圆形、长圆形或形状不规则,壁较厚。

3. 理化鉴别 取本品粉末 2 g,加乙醇 30 mL,加热回流 20 min,滤过,滤液蒸干。残渣加 0.3% 氢氧化钠溶液 15 mL 使溶解,滤过,滤液用稀盐酸调节 pH 至 5 ~ 6,用乙酸乙酯 15 mL 振摇提取,分取乙酸乙酯液,用铺有适量无水硫酸钠的滤纸滤过,滤液蒸干。残渣加乙酸乙酯 1 mL 使溶解,作为供试品溶液。另取黄芪对照药材 2 g,同法制成对照药材溶液。照薄层色谱法试验,吸取上述两种溶液 10 μL,分别点于同一硅胶 G 薄层板上,以三氯甲烷-甲醇(10∶1)为展开剂,展开,取出,晾干,置氨蒸气中熏后,置紫外光灯(365 nm)下检视。供试品色谱中,在与对照药材色谱相应的位置上,显相同颜色的荧光主斑点。

【炮制】 除去杂质,大小分开,洗净,润透,切厚片,干燥。

【化学成分】 黄芪含单糖、多糖、皂苷、黄酮、氨基酸、微量元素、蛋白质、核黄素、叶酸等多种成分。

【性味与归经】 甘,微温。归肺、脾经。

【功能主治】 补气升阳,固表止汗,利水消肿,生津养血,行滞通痹,托毒排脓,敛疮生肌。用于气虚乏力、食少便溏,中气下陷,久泻脱肛、便血崩漏,表虚自汗、气虚浮肿,内热消渴,血虚微黄,半身不遂,痹痛麻木,痈疽难溃,久溃不敛。

【用法用量】 内服:煎汤,9 ~ 30 g;或入散剂。食用:代茶饮,熬粥,煲汤,蒸鸡、乳鸽、鹌鹑等。

【注意事项】

1. 内火太盛或者阴虚阳亢等病人禁用。

2. 如辨证为实证,食积停滞、湿热蕴脾等症状的病人慎用。

【贮藏】 置通风干燥处,防潮,防蛀。

【骨科应用】

1. 药物功效

(1)促进伤口愈合:黄芪具有托毒排脓、敛疮生肌的作用,有助于伤口愈合。

(2)防治骨质疏松:黄芪益气补中,其所含的成分黄芪多糖、黄芪甲苷可以促进关节部位的血液循环,可以帮助钙质的吸收,改善骨质疏松症病人症状,提高骨密度,改善骨代谢,延缓骨骼衰老。

2. 食物功效 黄芪的营养成分较高,主要含黄芪多糖,黄酮类化合物,还有氨基酸、蛋白质、核黄素、叶酸、维生素等很多营养成分。黄芪多糖能促进 RNA 和蛋白质合成,使细胞生长旺盛,寿命延长,并能抗疲劳、抗流感病毒;黄芪多糖、皂苷对造血功能有保护和促进作用;黄芪总黄酮和皂苷能保护缺血缺氧心肌。

【药膳举例】

1. 黄芪红枣汤

材料:黄芪 20 g,红枣 5 只。

制作:将上二味煮汤代茶,或取汁代水煮饭烧粥均可。

用法用量:酌情食用。

功效:具有补虚益气、养血安神、健脾和胃的功效。适用于体质素虚的骨折迟缓愈合者。

2. 黄芪山药羹

材料:黄芪 20 g,鲜山药 100 g,红枣 6 枚,白糖适量。

制作:黄芪煎汁去渣,以汁代水,鲜山药去皮切小块,与黄芪汁、红枣共煮汤,待山药酥软时入适量白砂糖作点心或辅食。

用法用量:每日 1 次。

功效:具有补气固表、养血安神、健脾和胃的功效。适用于食欲减退、面眈气短之骨折延迟愈合者。

107. 灵芝

【别名】 三秀、茵、芝、灵芝草、木灵芝、菌灵芝。

【来源】 为多孔菌科真菌赤芝 *Ganoderma lucidum* (Leyss. ex Fr.) Karst. 或紫芝 *Ganoderma sinense* Zhao,Xu et Zhang 的干燥子实体。

【资源概况】 灵芝属中约有 80 种真菌,我国有 76 种,属下又分亚属(灵芝组、紫芝组等)。灵芝属中作为灵芝商品出售的,包括了各种各样的栽培品与野生品。

【产地、生境与分布】 赤芝在我国大部地区均产、主要产于长江以南各地。生于向阳的壳斗科和松科松属植物等根际或枯树桩上。紫芝多产于福建、江西、湖南、广东、海南、广西、贵州、云南等省区,多在长江以南高温多雨地带,海南省此类资源尤为丰富。

【采收加工】 全年采收,除去杂质,剪除附有朽木、泥沙或培养基质的下端菌柄,阴干或在40~50℃烘干。

【鉴别方法】

1. 性状鉴别　赤芝外形呈伞状,菌盖肾形、半圆形或近圆形,直径10~18 cm,厚1~2 cm。皮壳坚硬,黄褐色至红褐色,有光泽,具环状棱纹和辐射状皱纹,边缘薄而平,常稍内卷。菌肉白色至淡棕色。菌柄圆柱形,侧生,少偏生,长7~15 cm,直径1.0~3.5 cm,红褐色至紫褐色,光亮。孢子细小,黄褐色。气微香,味苦涩。

紫芝皮壳紫黑色,有漆样光泽。菌肉锈褐色。菌柄长17~23 cm。栽培品灵芝实体较粗壮、肥厚,直径12~22 cm,厚1.5~4.0 cm。皮壳外常被有大量粉尘样的黄褐色孢子。

2. 显微鉴别　本品粉末浅棕色、棕褐色至紫褐色。菌丝散在或黏结成团,无色或淡棕色,细长,稍弯曲,有分枝,直径2.5~6.5 μm。孢子褐色,卵形,顶端平截,外壁无色,内壁有疣状突起,长8~12 μm,宽5~8 μm。

3. 理化鉴别　取本品粉末2 g,加乙醇30 mL,加热回流30 min,滤过,滤液蒸干,残渣加甲醇2 mL使溶解作为供试品溶液。另取灵芝对照药材2 g,同法制成对照药材溶液。照薄层色谱法试验,吸取上述两种溶液各4 μL,分别点于同一硅胶G薄层板上,以石油醚(60~90℃)-甲酸乙酯-甲酸(15∶5∶1)的上层溶液为展开剂,展开,取出,晾干,置紫外光灯(365 nm)下检视。供试品色谱中,在与对照药材色谱相应的位置上,显相同颜色的荧光斑点。

【化学成分】　赤芝孢子粉含精氨酸、色氨酸、天冬氨酸、甘氨酸等,又含硬脂酸、棕榈酸、二十四烷酸、十九烷酸等。赤芝子实体、菌丝体、孢子粉中含三萜类成分、腺苷等。紫芝含麦角甾醇、海藻糖、氯化钾、顺蓖麻酸等。

【性味与归经】　甘,平。归心、肺、肝、肾经。

【功能主治】　补气安神,止咳平喘。用于心神不宁、失眠心悸、肺虚咳喘、虚劳短气、不思饮食。

【用法用量】　内服:煎汤,每次6~12 g;食用:煲汤、熬粥、代茶饮。

【注意事项】

1. 灵芝的滋补功效非常强,可能诱发流产。孕妇慎用。病人手术前后1周内,或者正在大出血的病人禁用灵芝。

2. 灵芝还有一点微毒性,不可以过量或过常服用。

3. 对灵芝过敏的人群,禁用灵芝。

4. 腹胀、便秘、高热这种实证病人,一般不建议使用灵芝。

【贮藏】　置干燥处,防霉,防蛀。

【骨科应用】

1. 药物功效

(1)调节免疫:灵芝补气、安神,可以扶正固本,增强机体主要器官的功能,减轻各种致病因素对机体的损害,提升机体免疫调节能力;灵芝多糖还能促进体外培养的鼠骨髓衍生的树突状细胞(DC)成熟,而且还促进由DC启动的免疫反应。对于一些骨肿瘤、骨髓瘤病人的有较好的辅助治疗效果。

（2）强筋骨：《神农本草经》把灵芝列为上品，谓紫芝"主耳聋,利关节,保神,益精气,坚筋骨,好颜色,久服轻身不老延年"。

2.食物功效 灵芝含有人体生命活动中不可缺少的蛋白质、氨基酸、糖类以及铜、镁、锌、钠、钾、钙、锰等13种微量元素,灵芝含有丰富的稀有元素锗,这种元素能使人体血液吸收氧的能力增加1.5倍,有促进新陈代谢、延缓老化以及增强皮肤修护功能的作用,可用于各种慢性病所致的面色黄萎等症。灵芝中的多糖还具有双向调节机体免疫力、抗肿瘤、抗衰老和护肝的作用。

【药膳举例】

1.灵芝枸杞子乳鸽汤

材料:乳鸽块300 g,灵芝4 g,枸杞子4 g,枣4 g,料酒4 mL,盐2 g,姜片各少许。

制作:锅中注水烧开,倒入乳鸽块,拌匀,淋入料酒,氽煮片刻后捞出。砂锅中注水烧开;倒入灵芝、枸杞子、枣、姜片、乳鸽块;淋入料酒,拌匀;加盖,大火煮开转小火煮1 h即可。

用法用量:食肉喝汤,佐餐食用,每日1次。

功效:具有保健脾胃及补气益血的功效。适用于头晕眼花及精神萎靡的病人。

2.灵芝莲子清鸡汤

材料:鸡1只,灵芝6 g,莲子50 g,陈皮适量。

制作:准备好莲子、陈皮及灵芝全部洗干净,鸡处理干净之后一起放在锅里面,大火烧开之后再用小火炖,一直到把鸡肉炖熟为止。

用法用量:食肉喝汤,佐餐食用,每日1次。

功效:具有保健身体及健脾开胃的功效。适用于气血不足的人群。

108. 天麻

【别名】 赤箭、神草、鬼督邮、明天麻、水洋芋、冬彭、定风草、独摇、自动草。

【来源】 为兰科植物天麻 *Gastrodiaelata* Bl. 的干燥块茎。

【资源概况】 天麻属植物全世界有20种,分布东亚、东南亚至大洋洲。我国有13种。

【产地、生境与分布】 生于疏林下,林中空地、林缘,灌丛边缘,海拔400～3200 m。尼泊尔、不丹、印度、日本、朝鲜半岛至西伯利亚也有分布。我国主产于吉林、辽宁、内蒙古、河北、山西、陕西、甘肃、江苏、安徽、浙江、江西、河南、湖北、湖南、四川、贵州、云南和西藏。

【采收加工】 立冬后至次年清明前采挖,立即洗净,蒸透,敞开低温干燥。

【鉴别方法】

1.性状鉴别 块茎呈椭圆形或长条形,略扁,皱缩而稍弯曲。长3～15 cm,宽1.5～6.0 cm,厚0.5～2.0 cm。表面黄白色至淡黄棕色,多不规则纵皱纹,有纵皱纹及由潜伏芽排列成的横环纹多轮,有时可见棕褐色菌素。顶端有红棕色至深棕色鹦嘴状的芽或残留茎基;另一端有圆脐形疤痕。质坚硬,不易折断,断面较平坦,黄白色至淡棕色,角质样。气微,味甘。

2. 显微鉴别　横切面:表皮有残留,下皮由 2~3 列切向延长的栓化细胞组成。皮层为 10 数列多角形细胞,有的含草酸钙针晶束。较老块茎皮层与下皮相接处有 2~3 列椭圆形厚壁细胞,木化,纹孔明显。中柱占绝大部分,有小型周韧维管束散在;薄壁细胞赤含草酸钙针晶束。粉末黄白色至黄棕色。厚壁细胞椭圆形或类多角形,直径 70~180 μm,壁厚 3~8 μm,木化,纹孔明显。草酸钙针晶成束或散在,长 25~75 μm。用醋酸甘油水装片观察含糊化多糖类物的薄壁细胞无色,有的细胞可见长卵形、长椭圆形或类圆形颗粒,遇碘液显棕色或淡棕紫色。螺纹导管、网纹导管及环纹导管直径 8~30 μm。

3. 理化鉴别　取本品粉末 1 g,加甲醇 10 mL,超声处理 30 min,滤过,滤液浓缩至干。残渣加甲醇 1 mL 使溶解,作为供试品溶液。另取天麻对照药材 1 g,同法制成对照药材溶液。再取天麻素对照品,加甲醇制成每 1 mL 含 1 mg 的溶液,作为对照品溶液。照薄层色谱法试验,吸取供试品溶液和对照药材溶液各 10 μL,对照品溶液 5 μL,分别点于同一硅胶 G 薄层板上,以二氯甲烷-乙酸乙酯-甲醇-水(2:4:2.5:1)为展开剂,展开,取出,晾干,喷以对羟基苯甲醛溶液(取对羟基苯甲醛 0.2 g,溶于乙醇 10 mL 中,加 50% 硫酸溶液 1 mL,混匀),在 120 ℃加热至斑点显色清晰,置日光下检视。供试品色谱中,在与对照药材色谱和对照品色谱相应的位置上,显相同颜色的斑点。

【炮制】　洗净,润透或蒸软,切薄片,干燥。

【化学成分】　天麻中含量较高的是天麻苷。此外,还有香荚兰醇、香荚兰醛类物质、微量生物碱、黏液质等。

【性味与归经】　甘、平。归肝经。

【功能主治】　息风止痉,平抑肝阳,祛风通络。用于小儿惊风、癫痫抽搐、破伤风、头痛眩晕、手足不遂、肢体麻木、风湿痹痛。

【用法用量】　内服:煎汤,每次 3~10 g。食用:煲汤、煮粥。

【注意事项】

1. 不能和羊肉同炖。

2. 牙痛病人慎用。

3. 儿童和孕妇忌用,哺乳期女性及年老体弱的人慎用。

4. 热痹者,关节肿痛发热、口干唇燥者忌用。

【贮藏】　置通风干燥处,防蛀。

【骨科应用】

1. 药物功效

(1)祛风止痛:天麻祛风通络、息风止痉。适用于风痰引起的眩晕、偏正头痛、肢体麻木、半身不遂等症。天麻泡酒后,祛风通络的功效将大大增强,特别对于一些风湿性疾病、腰肌劳损、关节炎及头痛治疗效果都非常不错。

(2)防止骨质疏松:天麻可平肝益气、利腰膝、强筋骨。主要成分天麻素对成骨细胞前体细胞无毒性作用,不影响细胞增殖;可以抑制骨吸收因子的表达;从而通过改善成骨细胞凋亡和分化抑制及间接抑制破骨细胞活化来对骨质疏松起保护作用。

2.食物功效 天麻富含天麻素、香荚兰素、天麻多糖、蛋白质、氨基酸、微量元素、黏液质等。长期服用,能够有效治疗高血压,还可以起到强健筋骨、保护膝腰及平肝益气的作用。天麻素能够保护心脏,改善机体心悸气短的症状,同时对于神经衰弱及其引发的综合征均具有较好的治疗效果,提高睡眠质量。

【药膳举例】

1.鲤鱼天麻汤

材料:乌鲤鱼1条,天麻9 g,花椒3 g,橘皮6 g,生姜5片,葱白5根,盐、味精各适量。

制作:将鲤鱼去鳞及内脏并洗净,将花椒、橘皮、姜、葱塞入鱼腹,加入适量水与天麻煨熟,稍加盐、味精调味即可。

用法用量:食鱼肉饮汤。

功效:具有平肝息风、通络止痛的功效。适用于颈椎病症见眩晕者。

2.天麻炖猪脑

材料:天麻10 g,猪脑1个,精盐适量。

制作:将天麻、猪脑洗净;将天麻切碎,与猪脑一并放入炖盅内,加清水,精盐适量,隔水炖熟。

用法用量:每日1次,连服3~4次。

功效:具有平肝养脑的功效。适用于颈椎病头痛眩晕、肢体麻木等症。

109. 山茱萸

【别名】 蜀枣、魆实、鼠矢、鸡足、山萸肉、实枣儿、肉枣、枣皮、药枣、红枣皮。

【来源】 为山茱萸科植物山茱萸 *Cornus officinalis* Sieb. et Zucc. 的干燥成熟果肉。

【资源概况】 山茱萸属植物全世界共有4种,其中欧洲和美洲各有1种,其余两种分布在亚洲东部。我国有华山茱萸和山茱萸2种。

【产地、生境与分布】 山茱萸较耐阴但又喜充足的光照,生于海拔400~1500 m,高达2100 m的林缘或森林中。产于中国山西、陕西、甘肃、山东、江苏、浙江、安徽、江西、河南、湖南等省。在中国四川有引种栽培。朝鲜、日本也有分布。

【采收加工】 秋末冬初果皮变红时采收果实,用文火烘或置沸水中略烫后,及时除去果核,干燥。

【鉴别方法】

1.性状鉴别 本品呈不规则的片状或囊状,长1.0~1.5 cm,宽0.5~1.0 cm。表面紫红色至紫黑色,皱缩,有光泽。顶端有的有圆形宿萼痕,基部有果梗痕。质柔软。气微,味酸、涩、微苦。

2.显微鉴别 本品粉末红褐色。果皮表皮细胞橙黄色,表面观多角形或类长方形,直径16~30 μm,垂周壁连珠状增厚,外平周壁颗粒状角质增厚,胞腔含淡橙黄色物。中果皮细胞橙棕色,多皱缩,草酸钙簇晶少数,直径12~32 μm,石细胞类方形、卵圆形或长方形,纹孔明显,胞腔大。

3. 理化鉴别 取本品粉末 0.5 g,加乙酸乙酯 10 mL,超声处理 15 min,滤过,滤液蒸干,残渣加无水乙醇 2 mL 使溶解,作为供试品溶液。另取熊果酸对照品,加无水乙醇制成每 1 mL 含 1 mg 的溶液,作为对照品溶液。照薄层色谱法试验,吸取上述两种溶液各 5 μL,分别点于同一硅胶 G 薄层板上,以甲苯-乙酸乙酯-甲酸(20:4:0.5)为展开剂,展开,取出,晾干,喷以 10% 硫酸乙醇溶液,在 105 ℃加热至斑点显色清晰。供试品色谱中,在与对照品色谱相应的位置上,显相同的紫红色斑点;置紫外光灯(365 nm)下检视,显相同的橙黄色荧光斑点。

【炮制】

1. 山萸肉:除去杂质和残留果核。

2. 酒萸肉:取净山萸肉,照酒炖法或酒蒸法炖或蒸至酒吸尽。

【化学成分】 果实含山茱萸苷、乌索酸、莫罗忍冬苷、7-O-甲基莫罗忍冬苷、獐牙菜苷、番木鳖苷。此外,还有没食子酸、苹果酸、酒石酸、维生素 A,以及皂苷、鞣质等。

【性味与归经】 酸、涩,微温。归肝、肾经。

【功能主治】 补益肝肾,收涩固脱。用于眩晕耳鸣,腰膝酸痛,阳痿遗精,遗尿尿频,崩漏带下,大汗虚脱,内热消渴。

【用法用量】 内服:煎汤,6～12 g;或入丸、散。食用:熬粥、做菜、泡水饮用。

【注意事项】

1. 命门火炽、素有湿热、小便淋涩者禁服。

2. 孕妇慎用。山茱萸泡水服用后会对胎儿以及动物的胚胎有一定的致畸作用。

3. 不可长期服用。山茱萸中所含有的一种物质会对动物产生致命反应,这主要是由于药材中含有一定的致命物质以及蛋白质。

【贮藏】 置干燥处,防蛀。

【骨科应用】

1. 药物功效

(1)抗骨质疏松:山茱萸酸、微温、质润,其性温而不燥,补而不峻,补益肝肾,既能益精,又可助阳,为平补阴阳之要药。治腰膝酸软,头晕耳鸣,阳痿,肝肾阴虚,头晕目眩、腰酸耳鸣者,配熟地黄、山药等,如六味地黄丸。现代药理作用研究表明,山茱萸总苷对去势后大鼠的骨代谢和骨密度有良性调整作用;山茱萸水提液能明显改善 SAM-P/6 小鼠的骨质疏松状况。

(2)抗风湿性关节炎:现代药理研究证实山萸肉具有免疫调节及抗炎作用,对关节炎有明显治疗作用;山茱萸新苷 I 可促进成骨和软骨细胞的增殖,抑制白细胞介素-6 介导的炎性反应。山茱萸总苷具有明显对抗大鼠佐剂性关节炎的作用。

2. 食物功效 山茱萸含有 16 种氨基酸,含有大量人体所必需的元素;含有生理活性较强的皂苷原糖、多糖、苹果酸、酒石酸、酚类、树脂、鞣质和维生素 A、维生素 C 等成分。能增强机体的抗应激能力,提高耐缺氧、抗疲劳能力,增强记忆力,提高红细胞中 SOD 活性,对抗脂质过氧化。

【药膳举例】

1. 龙牡汤

材料:龙骨、牡蛎各 30 g,山茱萸 10 g,大米 100 g。

制作:将龙骨、牡蛎打碎煮约 1 h,再加山茱萸煎半小时,用纱布过滤取药汁;再煎取液 2 次(每次约 40 min),把 3 次药汁合并在一起。大米淘净入锅,倒入药汁,加适量水煮粥。

用法用量:分成 2 份,早、晚食用,常服食。

功效:具有补益脾胃、壮骨敛汗、镇惊安神的功效。适用于佝偻病,症见面色无华、神疲消瘦、夜惊多梦、头方发稀、鸡胸龟背、筋骨酸软等。

2. 石斛山萸猪腱汤

材料:石斛 20 g,山茱萸 15 个,淮山药 20 g,枸杞子 15 g,水 4 碗,盐 1 茶匙,猪腱适量。

制作:石斛浸洗,将已洗净的石斛切碎,所有材料洗净后放入煲内煲滚,再改用文火煲 3.5 h,落盐即成。

用法用量:食肉喝汤,佐餐食用。

功效:具有补肝肾、滋阴明目的功效。适用于血气皆虚、精神不振者。

110. 杜仲叶

【别名】　思仲叶。

【来源】　为杜仲科植物杜仲 *Eucommia ulmoides* Oliv. 的干燥叶。

【资源概况】　杜仲属植物为我国特有,仅有 1 属 1 种。

【产地、生境与分布】　生于海拔 300 ~ 500 m 的低山、谷地疏林中。分布于湖南、陕西、甘肃、浙江、河南、湖北、四川、贵州、云南等地。现各地广泛栽种。

【采收加工】　夏、秋二季枝叶茂盛时采收,晒干或低温烘干。

【鉴别方法】

1. 性状鉴别　本品多破碎,完整叶片展平后呈椭圆形或卵形,长 7 ~ 15 cm,宽 3.5 ~ 7.0 cm。表面黄绿色或黄褐色,微有光泽,先端渐尖,基部圆形或广楔形,边缘有锯齿,具短叶柄。质脆,搓之易碎,折断面有少量银白色橡胶丝相连。气微,味微苦。

2. 显微鉴别　本品粉末棕褐色。橡胶丝较多,散在或贯穿于叶肉组织及叶脉组织碎片中,灰绿色,细长条状,多扭结成束,表面显颗粒性。上、下表皮细胞表面观呈类方形或多角形,垂周壁近平直或微弯曲,呈连珠状增厚,表面有角质条状纹理;下表皮可见气孔,不定式,较密,保卫细胞有环状纹理。非腺毛单细胞,直径 10 ~ 31 μm,有细小疣状突起,可见螺状纹理,胞腔内含黄棕色物。

3. 理化鉴别　取杜仲叶粉末(过三号筛)约 1 g,精密称定,置具塞锥形瓶中,精密加入 50% 甲醇 25 mL,称定重量,加热回流 30 min,放冷,再称定重量,用 50% 甲醇补足减失的重量,摇匀,滤过,取续滤液,即得供试品溶液。另取杜仲叶对照药材 1 g,加甲醇

25 mL,加热回流 1 h,放冷,滤过,滤液作为对照药材溶液。再取绿原酸对照品,加甲醇制成每 1 mL 含 1 mg 的溶液,作为对照品溶液。照薄层色谱法试验,吸取上述 3 种溶液各 5～10 μL,分别点于同一硅胶 H 薄层板上,以乙酸丁酯-甲酸-水(7∶2.5∶2.5)的上层溶液为展开剂,展开,取出,晾干,置紫外光灯(365 nm)下检视。供试品色谱中,在与对照药材色谱和对照品色谱相应的位置上,显相同颜色的荧光斑点。

【化学成分】 含都桷子苷酸,鹅掌楸苷,松脂酚双葡萄糖苷,杜仲醇等。又含有以 2-乙基呋喃基丙烯醛为主的挥发性成分,还含有以亚油酸(linoleic acid)为主的脂肪酸和以钙为主的无机元素等。

【性味与归经】 微辛,温。归肝、肾经。

【功能主治】 补肝肾,强筋骨。用于肝肾不足、头晕目眩、腰膝酸痛、筋骨痿软。

【用法用量】 内服:10～15 g,煎汤。食用:代茶饮。

【注意事项】

1. 阴虚火旺、口干舌燥以及小便黄赤等热性体质慎服。

2. 儿童、孕妇及患有基础疾病者慎用。

3. 不宜长期或大量食用。

【贮藏】 置干燥处。

【骨科应用】

1. 药物功效

(1)防治骨质疏松:杜仲叶归肝、肾经,具有补肝肾、强筋骨的功效。现代研究表明,杜仲叶具有明显的调节骨代谢的作用,且可以通过提高血清 ALP 含量,增加股骨重量,提高胫骨抗弯力等因素防治骨质疏松症。

(2)抗疲劳及愈伤:杜仲叶具有补肝肾的作用,有研究表明,杜仲叶能提高肌肉抗疲劳能力及促进伤口愈合进程。

2. 食物功效 杜仲叶中含有丰富的营养物质,包括维生素 B₁、维生素 E、β-胡萝卜素,17 种游离氨基酸,锗、硒等 15 种微量元素。杜仲叶中的粗蛋白质含量高于玉米、谷、高粱和薯类,与大麦、小麦等相当。必需脂肪酸是维持机体正常代谢所不可缺少的,杜仲叶中含有质量分数为 1.59% 的亚油酸和 45.85% 的亚麻酸。杜仲叶的活性成分包括黄酮类、环烯醚萜类、苯丙素类、木脂素类、多糖类以及杜仲橡胶等。常食可以降血压、降血脂、降血糖、抗炎抗病毒、抗疲劳、强筋健骨、抗衰老等。

【药膳举例】

1. 黄鳝豆腐羹

材料:黄鳝 300 g,豆腐 500 g,核桃仁 9 g,黑芝麻 4 g,枸杞子 5 g,熟地黄 4 g,杜仲叶 7 g,茯苓 6 g,肉苁蓉 3 g,八角茴香 4 g,花椒 3 g。

制作:将枸杞子、熟地黄、杜仲叶、茯苓、肉苁蓉、八角茴香、花椒置于砂锅内加水煎煮 30 min,用水量为原料药总重量的 3.5 倍,过滤得滤液;将黄鳝去头,去内脏,切成长 0.4～0.6 cm,宽 0.3～0.5 cm 的条,置于沸水中汆烫 1.5 min 捞出备用;加工好的黄鳝与药液混合,置于高压锅内隔水蒸炖 12 min 后,将所得混合物取出备用;将豆腐置于细网纱布内,用擀面杖按压推碾,制成豆腐泥;加入混合物中,搅拌均匀后,再次置于高压锅内隔水蒸炖4 min取出;加入核桃仁与黑芝麻,即可。

用法用量:佐餐食用,每日1次。

功效:具有补肾益气的功效,对肾虚引起的腰酸腰痛、怕冷等症状有很好的治疗效果。

2. 杜仲茶

材料:杜仲叶5~15 g。

制作:杜仲叶冲洗,85 ℃左右开水冲泡,以500 mL水为宜,加盖闷泡5 min,即可。

用法用量:保健量,15~25 g/d;治疗量:30 g/d以上。

功效:具有强筋壮骨、降血压的功效。适用于老年骨质疏松、腰肌劳损等症。

参考文献

[1]牟文荣,张童童,裴莉昕,等.药食同源类中药开发应用探讨[J].中医学报,2023,
  38(3):673-678.

[2]吕亚茹,朱瑞芳,张珺,等.药食同源理念下党参化学成分及临床干预研究进展[J].全
  科护理,2023,21(4):457-461.

[3]刘嘉宁,国旭祺,李明哲,等.基于药食同源的复方制剂抗疲劳效果评价[J].营养学
  报,2022,44(4):326-331.

[4]曹小敏,潘思轶.柑橘属药食同源植物次生代谢物及生物活性研究进展[J].食品科
  学,2022,43(23):305-315.

[5]陈丽华,单雅慧,管咏梅,等.药食同源物质改善胃肠道功能作用的研究进展[J].食品
  工业科技,2023,44(4):480-487.

[6]曾慧婷,戴迪,何小群,等.大健康背景下药食两用药渣的资源化利用研究实践与策
  略[J].中国中药杂志,2022,47(14):3968-3976.

[7]王光辉.骨折推荐食补药食同源食物的归纳[J].现代食品,2022,28(4):106-108.

[8]胡婷婷,陆艳,粟月萍,等.基于专利视角的全国药食同源品种研发分析[J].中国科技
  信息,2022(1):13-16.

[9]陈姣,游宇,廖婉,等.药食同源中药青果的保健功效及现代应用探析[J].中草药,
  2021,52(20):6442-6454.

[10]王茵,沈岚,汪晓凌,等.药食同源补益气血中药的保健功能及机制概述[J].食品与
  药品,2021,23(5):469-475.

[11]张楠,高珊.药食同源物质西红花及其主要活性成分的健康危害评估[J].毒理学杂
  志,2021,35(4):274-279.

[12]吕露阳,张志锋,王庆颖,等.全草类药食同源中药安全性评价研究进展[J].中草
  药,2021,52(15):4722-4730.

[13]付晨青,何立威,王秀萍,等.药食同源蒲公英的开发应用研究现状与展望[J].陕西
  农业科学,2021,67(5):86-88.

[14]王庆颖,张志锋,吕露阳,等.花类药食同源中药安全性评价的研究进展[J].中草
  药,2021,52(3):864-872.

[15]张艳,戴治稼.枸杞化学成分的医疗功能与实用配方精选[M].银川:阳光出版
  社,2020.

[16]吴玲,郑琴,张科楠,等.菜部类、谷部类和其他药食同源中药安全性评价研究进
  展[J].中草药,2019,50(16):3990-3996.

[17]吴玲,郑琴,张科楠,等.木部类、果部类和草部类药食同源中药安全性评价研究进
  展[J].中草药,2019,50(10):2505-2512.

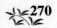

[18]丁燕,孙浩,徐飞飞,等.基于雌激素靶标的药食同源中药抗骨质疏松活性网络药理学初探[J].中国食品学报,2017,17(12):182-192.

[19]刘群.药食百种概要[M].杭州:浙江工商大学出版社,2015.

[20]周媛媛.药食同源中药资源的综合开发与利用[M].黑龙江:黑龙江北方文艺出版社,2013.

[21]赵福红,闫起,杨波,等.药食同源中药抗骨质疏松的研究进展[J].黑龙江科学,2021,12(22):48-49.

[22]龚幼波,张云飞,张琥.中药黄芪对骨代谢的影响及相关基础研究进展[J].中国骨质疏松杂志,2019,25(3):404-407.